AF721328

NICOLE LEPERA

Heile. Deine. Beziehungen.

arkana

Nicole LePera

Heile. Deine. Beziehungen.

Warum stabile Partnerschaften erst gelingen, wenn unsere inneren Wunden geheilt sind

Aus dem amerikanischen Englisch
von Elisabeth Liebl

arkana

Die amerikanische Originalausgabe erschien 2021 unter dem Titel
»How to Be the Love You Seek: Break Cycles, Find Peace,
and Heal Your Relationship« bei Harper Wave, New York, USA.
Published by Arrangement with Juniortine Productions LLC.
Dieses Werk wurde vermittelt durch die Literarische Agentur
Thomas Schlück GmbH, 30161 Hannover.

Der Verlag behält sich die Verwertung der urheberrechtlich
geschützten Inhalte dieses Werkes für Zwecke des Text- und
Data-Minings nach § 44 b UrhG ausdrücklich vor.
Jegliche unbefugte Nutzung ist hiermit ausgeschlossen.

FSC
www.fsc.org
MIX
Papier | Fördert gute Waldnutzung
FSC® C014496

Penguin Random House Verlagsgruppe FSC® N001967

1. Auflage
Originalausgabe März 2024
Copyright © 2024 Arkana, München
in der Penguin Random House Verlagsgruppe GmbH,
Neumarkter Straße 28, 81673 München
Copyright © 2023 Nicole LePera
Lektorat: Anne Nordmann
Umschlaggestaltung: ki 36 Editorial Design, München, Daniela Hofner
Umschlagmotiv: Daniela Hofner
Satz: Satzwerk Huber, Germering
Druck und Bindung: GGP Media GmbH, Pößneck
Printed in Germany
CC · CF
ISBN 978-3-442-34312-6

www.arkana-verlag.de

Heile. Deine. Beziehungen.

Warum stabile Partnerschaften erst gelingen, wenn unsere inneren Wunden geheilt sind

Dr. Nicole LePera

Ebenfalls von Nicole LePera:

Heile. Dich. Selbst. Warum auch kleinste seelische Verletzungen große Folgen haben – und wie du dich davon befreien kannst.

Erkenne. Dich. Selbst. Tägliche Mini-Schritte, die das Denken und Fühlen für immer verändern. Das Workbook zu Heile. Dich. Selbst.

Inhalt

Für meine Mutter und alle Menschen,
die uns vorausgegangen sind:
Mögen sie im grenzenlosen Frieden der Liebe ruhen.

Für uns alle, die geblieben sind:
Mögen wir unseren Schmerz verwandeln und
unsere Herzen heilen.

Einführung: Du bist der Wandel

Vermutlich liest du dieses Buch, weil es in deinem Leben eine Beziehung gibt, die dir Stress bereitet. Ob es nun um einen Liebespartner geht, um Vater oder Mutter, um Geschwister, Kinder, Freundinnen oder Kollegen: Du wünschst dir, dass sich die Dynamik zwischen dir und dieser Person verändert. Und wenn du so bist wie die meisten von uns, dann sollen sich die Dinge so schnell wie möglich ändern. Vielleicht bist du dir nicht mal sicher, ob du weiterhin an dieser Beziehung arbeiten möchtest, ob sie die Mühe wert und eine Heilung überhaupt möglich ist. Oder du hast ganz allgemein Schwierigkeiten damit, dauerhafte Beziehungen aufzubauen und hast Angst vor einer Zukunft in Isolation und Einsamkeit.

Ich verstehe das. In den mehr als zehn Jahren, die ich als klinische Psychologin tätig bin, habe ich mit vielen Klientinnen und Klienten gesprochen, die sich nach dauerhafter Liebe sehnen, wiederkehrende Konflikte lösen und hinderliche Gewohnheiten ablegen wollen. In unzähligen Einzel-, Paar- und Familientherapien begegnete mir immer wieder das gleiche Muster: Trotz bester Absichten und Bemühungen konnten die meisten Menschen die Beziehungen, die sie sich wünschten, weder eingehen noch aufrechterhalten, sodass sie am Ende frustriert und voller Groll waren.

Der Großteil der Menschen, die zu mir kommen, hatte Beziehungsratgeber gelesen und die neuesten Strategien ausprobiert in der Hoffnung, dass irgendetwas davon helfen würde.

Viele kannten das Konzept der »Sprachen der Liebe«, das zurückgeht auf Dr. Gary Chapmans Buch *Die fünf Sprachen der Liebe* (Marburg 1994). Chapman empfahl, die geliebte Person zu bitten, seine oder ihre Liebe auf andere Weise auszudrücken – durch Zärtlichkeit, Zeiten der Zweisamkeit, Geschenke, Worte der Anerkennung oder Hilfsbereitschaft (zum Beispiel, indem man das Bett macht oder das Abendessen zubereitet). Seiner Ansicht nach vertieft dies die Verbundenheit.

Dieser Ansatz, der auf äußere Veränderungen abzielt, also mit der Erwartung verbunden ist, dass eine andere Person ihr Verhalten ändert, um unsere Bedürfnisse zu erfüllen, ist Teil der meisten Paartherapien. Die Strategien, die zu diesem Zweck eingesetzt werden, variieren je nach Therapeuten, Büchern oder Ideologien, aber die grundlegende Botschaft bleibt dieselbe: Wir müssen uns ändern, um die Bedürfnisse unseres Gegenübers besser zu erfüllen, und umgekehrt.

Theoretisch scheint es ein guter Plan zu sein, den anderen zu bitten, sein Verhalten zu ändern, wenn wir uns in einer Beziehung nicht unterstützt oder verbunden fühlen. Im realen Leben aber geht dieser Schuss häufig nach hinten los. Wir können andere Menschen nicht verändern. Die Erwartung, dass sie unseretwegen tief verwurzelte Beziehungsmuster aufgeben, funktioniert für gewöhnlich nicht, zumindest nicht für lange. Äußere Veränderungen erreichen zu wollen, verstärkt oft noch die Spannungen und damit den Konflikt zwischen zwei Personen, was beiderseits zu Unzufriedenheit und negativen Reaktionen führt. Das ist ein Rezept für lebenslangen Groll und entsprechende Geringschätzung.

Jetzt fragst du dich vermutlich (und zu Recht), was du dann tun sollst. Wenn es nicht funktioniert, vom Gegenüber zu erwarten, dass er/sie ändert, wer er/sie ist, damit sein/ihr Verhalten besser zu dem passt, was wir sind, was dann? Diese Frage habe ich mir selbst jahrelang gestellt.

Als junge Erwachsene hatte ich Schwierigkeiten, die Beziehungen zu finden, nach denen ich mich sehnte. Obwohl mir viele therapeutische Instrumente zur Verfügung standen, war ich in den meisten Beziehungen unzufrieden. Und das, obwohl ich mir die größte Mühe gab, meine Selbstreflexion, mein Selbstgewahrsein und meine Kommunikation ständig zu verbessern. Ich fühlte mich immer allein, selbst wenn ich von Menschen umgeben war: an Feiertagen von der Familie, zu meinem Geburtstag von Freundinnen und Freunden oder von Liebespartnerinnen im Urlaub. In solchen Momenten wollte ich eine tiefe Verbundenheit spüren (oder erwartete sie sogar), fühlte mich aber trotzdem einsam und ungeliebt. Gleichgültig, was ich sagte, wie ich es sagte oder was andere Menschen für mich zu tun versuchten, ich fühlte mich immer noch von allen durch einen tiefen Graben getrennt und allein. Je verzweifelter ich versuchte, auf andere Menschen zuzugehen, desto ferner schienen sie mir und desto heftiger wurde mein Schmerz.

Bis dann jenes Weihnachtsfest kam, als ich zwar immer noch in diesen wenig erfüllenden, aber vertrauten Gewohnheiten feststeckte, aber endlich begriff, wie meine Beziehungsmuster aussahen. Ich war damals mit Sara liiert (von dieser Beziehung wirst du in Kapitel 1 noch mehr hören). Wir waren seit mehreren Jahren zusammen und teilten uns eine Wohnung im East Village. Da jede von uns den ersten Weihnachtsfeiertag normalerweise mit ihrer Familie verbrachte, hatten wir es uns zur Gewohnheit gemacht, Weihnachten zu zweit vorab zu feiern. In jenem Jahr hatte Sara den Wunsch geäußert, diesmal nur für uns zu feiern. Das widersprach unseren üblichen Gewohnheiten. Sara war ein ausgesprochen sozialer Mensch. Unsere Beziehung hatte sich jahrelang auf Partys und bei Essen mit Freunden abgespielt. Ich war tief berührt, dass sie diesen Tag nur mit mir allein verbringen wollte und hoffte, dass diese Geste unsere Bindung stärken würde.

An jenem Morgen wachten wir in unserem geschmückten Appartement auf, und ich bereitete ein fantastisches Frühstück zu, bevor wir unsere Geschenke austauschten. Ich war hingerissen, als ich den Umschlag öffnete, den Sara mir über den Tisch schob: zwei Karten für den Cirque du Soleil – den ich liebte –, eine Vorstellung für den gleichen Tag. »Sie will mehr Zeit mit mir allein verbringen! Sie hat sich erinnert, wie begeistert ich vom Cirque du Soleil bin. Sie liebt mich!« Dachte ich. Das war ein zutiefst romantisches Geschenk. Doch als wir uns fertig machten, um loszugehen, spürte ich wieder dieses nagende Gefühl der Unverbundenheit.

Einige Stunden später, als ich neben ihr in einem dunklen, voll besetzten Theater saß, war das Gefühl nicht verschwunden. Ich fühlte mich sogar noch einsamer als beim Frühstück. Wir unterhielten uns nicht miteinander, wir sahen uns nicht in die Augen. Statt das unsichtbare Band der Liebe zu spüren, das meiner Ansicht nach unausgesprochen zwischen uns hätte existieren sollen, hatte ich den Eindruck, neben einer Fremden zu sitzen. Um dieses unangenehme Gefühl zu überdecken, bestellte ich ein Bier. Ich trank während der ganzen Vorstellung, in der Hoffnung, dass dadurch die Wand verschwinden würde, die zwischen uns stand.

Zu jener Zeit war ich im zweiten Jahr meiner Arbeit als klinische Psychologin und war selbst in Therapie. Ich arbeitete an mir, um mir meiner selbst bewusster zu werden – zumindest dachte ich das – und meine gelernten Einsichten mit anderen Menschen zu teilen. Das stärkte nur meine Überzeugung, dass das Problem in meiner Beziehung zu Sara *ihre* mangelnde Bereitschaft oder Fähigkeit war, Verbundenheit zwischen uns herzustellen.

Je länger ich in meiner vertrauten Einsamkeit und dem Gefühl der Isolation vor mich hin schmorte, desto öfter fragte ich mich, ob mein Unglück nicht vielleicht etwas mit mir zu tun hatte. Möglicherweise fühlte ich mich mit Sara und vielen anderen Menschen vor ihr allein, weil ich – auf emotionaler Ebene – allein *war*. Es tat mir weh zu sehen, dass ich für mein schmerzlichstes Leid selbst verantwortlich war. Allerdings flammte so auch ein Funke Hoffnung auf, dass ich als Urheberin diese Zyklen auch durchbrechen konnte.

Wie viele der Beziehungsmuster, die wir als Erwachsene ständig wiederholen, nahm meine emotionale Einsamkeit ihren Anfang, als ich noch sehr jung war. Sie war das Ergebnis meiner frühesten Beziehungen zu meiner Familie. In der Kindheit hatte ich nicht gelernt, mich emotional auf andere Menschen einzulassen, weil das bei uns niemand tat. Auch die Menschen um mich herum hatten nie gelernt, wie das geht. Jahre später entdeckte ich dann, dass wir, um uns emotional auf andere Menschen einlassen zu können, zunächst einmal eine emotionale Verbindung zu uns selbst herstellen müssen. Und um emotional auf uns selbst eingehen zu können, müssen wir die Fähigkeit besitzen, unsere Gefühle authentisch zu spüren und auszudrücken. Wenn wir dazu in der Lage sind, werden wir von anderen Menschen gesehen, erkannt und unterstützt – was zu den grundlegenden Bedürfnissen gehört, die wir alle teilen.

Weil ich für meine Beziehungsprobleme immer andere verantwortlich machte und erwartete, dass sie sich für mich änderten, konnte ich die Rolle nicht sehen, die ich bei meinem Unglück selbst spielte. Ich hatte nicht erkannt, wie sehr ich von meinem Selbst getrennt war, von meinen Wünschen und Bedürfnissen. Ich arbeitete zwar schon lange daran, mich selbst besser zu verstehen, aber ich war mir nicht im Klaren darüber, wie ich in Beziehungen auftrat. Wie viele meiner Klientinnen und Klienten erwartete ich von anderen, dass sie sich auf meine Emotionen einstellten, damit ich mich besser fühlte. Ich wusste nicht, wie ich das für mich selbst tun konnte. Beseelt von dem Glauben, die »Richtige« würde irgendwie »einfach wissen«, wie sie meine tief verwurzelten Einsamkeitsgefühle lindern oder mich gar davon befreien konnte, war ich stets enttäuscht, gleichgültig was die Person tat oder wer sie war. Von anderen zu erwarten, meine Bedürfnisse zu erfüllen, würgte meine Zufriedenheit mit der Beziehung ab. Und doch behielt ich diese Verhaltensweisen bei, und zwar nicht nur in Liebesdingen, sondern auch in sämtlichen anderen Beziehungen.

Langsam gelangte ich zu der Einsicht, dass ich die einzige Konstante in meinen Beziehungen war. Und ich merkte, dass ich nie würde kontrollieren können, was andere taten oder nicht taten. Und schon gar nicht, wie schnell, effektiv oder umfassend sie meine Bedürfnisse unterstützen konnten oder wollten. Damit stellte sich auch die Erkenntnis ein, dass wir uns am Ende beide ungeliebt fühlen würden, wenn die eine ständig versuchte zu ändern, wer die andere war oder wie authentisch sie sich ausdrücken durfte. So geliebt zu werden, wie wir wirklich sind, ist ein universelles menschliches Grundbedürfnis – das ich meinen geliebten Menschen nicht verwehren wollte.

Was ich weder in meiner Familie noch in meiner Ausbildung zur Psychologin gelernt hatte, war: Um zu verändern, wie wir mit anderen Menschen in Beziehung treten und unsere Beziehungen erleben, müssen wir zuerst ändern, wie wir zu uns selbst in Kontakt treten und uns erleben. Die Beziehung zu unserem

Erwachsenenselbst aber wird geprägt von unseren frühesten Beziehungen. Waren unsere Bezugspersonen unberechenbar und launisch oder haben sie sich nicht zuverlässig um uns gekümmert, als wir noch klein waren, haben wir die Grundüberzeugung gewonnen, dass wir es nicht wert sind, richtig versorgt zu werden oder unsere Bedürfnisse erfüllt zu bekommen. Da wir uns also grundlegend wertlos fühlten, fingen wir an, unseren Selbstausdruck und die Art, wie wir auf andere Menschen zugehen, zu verändern. Mit der Zeit haben wir damit begonnen, anderen nur unsere »annehmbaren« Teile zu zeigen, indem wir bestimmte Rollen spielten: die ich hier in diesem Buch als *konditioniertes Selbst* bezeichnen werde. Wir haben so versucht, uns zu schützen und uns an unser frühes Umfeld anzupassen. Als Erwachsene treibt uns dann immer noch unsere tief verwurzelte Angst um, wertlos zu sein, weshalb wir diese Gewohnheitsmuster in unseren Beziehungen wiederholen.

Doch diese vertrauten Rollen halten uns fest in einem Zustand, in dem wir von unserer Einzigartigkeit, von unserer individuellen Art, mit anderen zu sein, getrennt sind. Und so fühlen wir uns in unseren Beziehungen immer nicht genügend wertgeschätzt. Um uns in Gegenwart anderer Menschen authentisch auszudrücken, müssen wir uns sicher fühlen. Um uns in Gegenwart anderer sicher zu fühlen, müssen wir zuallererst ein Gefühl der Sicherheit im eigenen Körper entwickeln. Bedauerlicherweise können viele Menschen dieses Gefühl nicht herstellen, weil ihr Körper keinen Zugang dazu findet. Deshalb bleiben unsere Bedürfnisse chronisch unerfüllt, was unser Nervensystem in einen dauerhaften Stresszustand versetzt. Dies wiederum hält uns im Überlebensmodus fest, in dem wir physiologisch nicht in der Lage sind, uns in Gegenwart anderer Menschen sicher zu *fühlen.*

Diese Erkenntnis öffnete mir die Augen. Wenn ich mich in meinem Körper nie wirklich sicher fühlte, woher sollte dann die Offenheit kommen, jene Augenblicke der Freude, Leichtigkeit und Verbundenheit zu spüren, die authentische Liebe mit sich bringt? Wenn ich mich ständig nur darauf konzentriere, wie ich die Maßstäbe anderer Menschen beziehungsweise der Gesellschaft erfüllen kann und dabei meine authentischen Bedürfnisse und Wünsche unterdrücke, wie sollen dann die Menschen in meinem Umfeld je Gelegenheit bekommen, mit meinem wahren *Ich* in Kontakt zu treten? Wenn ich selbst nicht alles an mir kenne und liebe, wie kann ich dann von jemand anderem erwarten, mich in meiner Gesamtheit zu sehen und zu lieben?

Ich erzähle hier meine Geschichte, weil sie recht verbreitet ist. Auch wenn allen Geschichten Aspekte eigen sind, die sie einzigartig machen, haben sie eines doch fast immer gemeinsam: Nur wenige Menschen fühlen sich wertvoll und liebenswert, ohne dafür die Bestätigung oder Anerkennung von anderen zu brauchen. So wie damals als Kinder blicken wir ständig zu anderen, damit sie uns ein Gefühl der Sicherheit geben. Wir unterdrücken jene Anteile unser selbst, die wir als beschämend erlebt haben, und das bestätigt unsere tief verwurzelten Ängste, dass diese Anteile tatsächlich so unwürdig sind, wie man uns das eingeredet hat. Wenn wir unseren authentischen Selbstausdruck vermeiden, leugnen oder verbiegen, steigt unser Stressniveau an, ebenso wie unser Ärger über andere Menschen. Davon überfordert, schreien wir schließlich irgendwann unsere Liebsten an, wenn sie nicht fragen, wie unser Tag war. Wir gehen schwierigen, aber wichtigen Gesprächen mit der Familie aus dem Weg oder machen dicht, wenn unsere Freunde versuchen, uns zu helfen. Das sind klassische Verhaltensmuster, die viele von uns ausbilden, weil wir ständig die Bewältigungsstrategien unserer

Kindheit wiederholen, obwohl sie uns heute Schmerz und Leid verursachen.

Wenn wir uns wieder mit unserem authentischen Selbst, dem uns innewohnenden Wert verbinden, passiert etwas Wunderbares – und nicht nur mit uns. Je sicherer wir in unserem Selbstausdruck werden, desto eher können wir auch anderen Menschen die Sicherheit geben, sich authentisch auszudrücken und ihre Verletzlichkeit zu zeigen. Erst als ich Zugang zu meinen eigenen Wünschen und Bedürfnissen fand, konnte ich mit anderen Menschen tatsächlich ich selbst *sein* und ihnen jene Liebe schenken, von der ich zuvor nur gedacht hatte, ich würde sie geben. Um meine Wünsche und Bedürfnisse zu erkennen, musste ich mich auf meinen Körper einlassen, erkunden, wie es ihm im jeweiligen Moment ging.

Als ich stärker in Kontakt mit meinem Körper kam und lernte, seine Empfindungen zu erkunden, konnte ich mit stressigen und belastenden Erfahrungen besser umgehen. Und ich konnte meine Gefühle offen zeigen, statt abzudriften oder dichtzumachen, wie ich das jahrelang getan hatte. Da ich mich besser auf meine Gefühle einlassen konnte und in meinem Selbstausdruck sicherer wurde, konnte ich das Unbehagen eher annehmen, wenn ich mich anderen gegenüber emotional verletzlich zeigte. Mit der Zeit merkte ich, wie ich mich anderen Menschen offener zeigen konnte, auch wenn ich sie gerade erst kennengelernt hatte. Und da ich in Beziehungen meine eigenen Empfindungen besser kannte, konnte ich angesichts der emotionalen Erfahrungen anderer präsent und mitfühlend reagieren.

Tatsächlich musste ich mir selbst erst beibringen, mich in meinem Körper so sicher zu fühlen, dass ich mein Herz öffnen und die Liebe, nach der ich mich sehnte, geben und empfangen konnte. Damit aber begann eine lebensverändernde Reise, auf der ich auch heute noch lerne, wie tief, erfüllend und umfassend Liebe sein kann. Eine Reise, die mir gezeigt hat, dass das Ziel nicht etwa ist, Liebe bei jemandem oder etwas außerhalb unser selbst zu finden. Es geht vielmehr darum, alle Schutzwälle zu beseitigen, die wir gegen die Liebe errichtet haben. Wie ich gelernt habe, heißt Liebe nicht, das wir uns auf eine bestimmte Weise geben, sondern dass wir dieses Gefühl in unserem gesamten Tun verkörpern und auch andere Menschen darin unterstützen, ganz sie selbst zu sein.

In diesem Buch werde ich all die Informationen und Werkzeuge mit dir teilen, die du auf deiner Reise zurück zu deinem Herzen brauchst. Du wirst entdecken, wie du dich mit allen Teilen von dir verbinden kannst: Körper, Geist und Seele. Und du wirst erfahren, wie du die verschiedenen Anteile deines konditionierten Selbst erkennst, die du in Beziehungen lebst. Und schließlich, wie du den Druck schwieriger Emotionen lindern kannst, sodass du Zugang findest zur angeborenen Fähigkeit deines Herzens, grenzenlos zu lieben. In diesem Buch geht es um deine Heilreise, darum, die Verbindung zu deinem eigenen Herzen ebenso wie zu den Herzen der Menschen um dich herum zu heilen. Wie auch du erfahren wirst, können wir keine echte Verbundenheit zu den Herzen anderer herstellen, wenn wir nie gelernt haben, uns um unser eigenes Herz zu kümmern.

Dich wieder mit der grenzenlosen Weisheit und Intuition zu verbinden, die in deinem Innersten lebt, wird dich Entscheidungen treffen lassen, die dir Freude und Erfüllung schenken, in deinen Beziehungen und darüber hinaus. Deine Reise wird dir helfen, Liebe um dich herum zu verbreiten. So kannst du in Verbindung treten mit deinem höchsten Potenzial als Mensch, als Teil eines Paares, einer Familie und einer Gemeinschaft, zum Segen des gesamten Planeten. Wie auch du erfahren wirst, ist das größte und heilsamste Geschenk, das wir uns selbst, unseren Mitmenschen und unserer gemeinsamen Welt machen können: die Liebe zu *sein*, die wir suchen.

Dein Herz hat die Kraft, deine Beziehungen zu verändern und mit ihnen alles um dich herum. Die Liebe, die in jedem von uns lebt, ist die wahre Quelle aller Heilung.

1
Die Macht deiner Beziehungen

Wir sehen Beziehungen meist als etwas, »das uns widerfährt«, und nicht als etwas, das *mit* uns oder sogar *wegen* uns geschieht. Wir »verlieren unser Herz« und lassen uns in die Leidenschaft oder Macht eines anderen Menschen hineinziehen. Wir entscheiden uns immer wieder für die falschen Menschen, übersehen ständig die Alarmsignale, auch wenn wir glauben, es mittlerweile besser zu wissen. Wenn die Beziehung dann scheitert oder auseinanderkracht, geben wir der anderen Person die Schuld und glauben, sie sei nicht willens oder nicht fähig gewesen, uns glücklich zu machen.

Häufig fällt es uns schwer zu erkennen, dass wir in unseren Beziehungen eine aktive Rolle spielen. Dazu gehört auch, dass wir unsere Liebsten instinktiv aus bestimmten Gründen auswählen. Viele von uns verlieben sich in jemanden, nicht weil diese Person die tiefsten Sehnsüchte unseres Herzens weckt, sondern weil sie Bedürfnisse erfüllt, die zu haben uns nicht einmal bewusst ist. Wir umgeben uns unbewusst mit Menschen, die es uns ermöglichen, vertraute zwischenmenschliche Verhaltensmuster auszuagieren, deren Wurzeln in unseren frühesten Beziehungen liegen.

Wir fühlen uns in Beziehungen häufig ohnmächtig, weil wir den Großteil unserer Zeit und Energie auf etwas konzentrieren, was wir nicht beeinflussen können: andere Menschen. Auch wenn du dich im Moment hilflos und hoffnungslos fühlst, was die Veränderung deiner Beziehungen angeht, so ist es doch ermutigend zu erkennen, dass du tatsächlich aktiv etwas bewirken kannst. Wir alle können das. Wir können gesunde und glückliche Beziehungen finden und aufbauen. Wir alle können die Liebe *sein*, die wir suchen, unabhängig davon, was andere Menschen tun oder was um uns herum vorgeht.

Meine Rolle in meinen Beziehungen

Bis in meine frühen Dreißiger habe ich mich in Liebesbeziehungen häufig ohnmächtig und passiv gefühlt. Ich flatterte von Partner zu Partnerin und gab jedem von ihnen die Schuld dafür, dass ich mit der Beziehung unweigerlich unzufrieden war. Ich glaubte, das Problem in den Griff zu bekommen, wenn ich nur jemanden fände, der oder die »besser zu mir passte«. Das ging schon los, als ich sechzehn war und mit Billy ausging. Er war mein erster Freund, und ich war unendlich verliebt – zumindest glaubte ich das.

Wie bei allen Teenagern bestand auch unsere Beziehung darin, am Wochenende gemeinsam fernzusehen, mit Freunden abzuhängen und ins Kino zu gehen. Meine Familie kannte Billy und fand es gut, dass wir zusammen waren. Trotzdem redete ich mit meiner Familie nie über ihn. Wenn meine Mutter oder meine Schwester nach ihm fragten, grummelte ich nur irgendetwas vor mich hin oder beschwerte mich, wenn er etwas getan hatte, was mich ärgerte. Ich redete auch mit meinen

Freundinnen nicht über diese Beziehung; nicht weil ich Billy nicht mochte oder keine starken Gefühle für ihn hatte, eher im Gegenteil: Ich dachte, ich sei total in ihn verliebt. Aber in meiner Familie sprach man nun mal nicht über Gefühle, Ärger oder Sorgen einmal ausgenommen. Und ich setzte dieses Muster fort: Ich sprach nur über Billy, wenn er mich verletzt oder geärgert hatte. (Eigentlich tat ich nichts anderes, als mich über ihn zu beschweren.)

Nach eineinhalb Jahren trennten Billy und ich uns. Ich war am Boden zerstört. Ein Grund für die Trennung war, dass wir im folgenden Herbst an zwei verschiedene Unis gehen würden, die mindestens dreizehn Autostunden voneinander entfernt lagen. Ein anderer Grund aber war, dass Billy meinte, ich sei »emotional nicht erreichbar«. Dieser Vorwurf hat sich bis heute in mein Gedächtnis eingebrannt. Damals war ich geschockt: Ich hatte nicht den Eindruck, emotional nicht erreichbar zu sein. Ich hatte im Gegenteil das Gefühl, Billy sehr zu lieben. Ich war sehr stolz darauf, mir schon als junges Mädchen Gedanken über andere Menschen zu machen und ein guter, fürsorglicher Mensch zu sein.

Nach einem Jahr an der Uni stellte ich zu meiner Überraschung fest, dass ich die Möglichkeit, Frauen zu daten, höchst aufregend fand. Mit einem Schlag sah ich die ganze Billy-Geschichte in einem anderen Licht. »Natürlich war ich emotional nicht erreichbar!«, dachte ich. »Ich bin schließlich gay!« Katie, meine erste Freundin, lernte ich beim Sport kennen. Wir hatten denselben Freundeskreis und die gleichen Interessen und waren viel zusammen, beim Training, auf der Fahrt zu unseren Spielen und beim Ausgehen mit den Mannschaftskameradinnen. Das war das Fundament unserer Beziehung: Nähe und Ähnlichkeit. Wir verbrachten viel Zeit mit gemeinsamen Aktivitäten, aber ich wurde das nagende Gefühl nicht los, dass etwas fehlte. Obwohl ich mir eine tiefere Verbundenheit wünschte, ließ ich Katie – oder andere Menschen – doch nicht so recht in meine Gefühlswelt ein. In Wahrheit war ich emotional nämlich tatsächlich nicht offen oder erreichbar. Doch da mir immer noch nicht klar war, was ich zu dieser mangelnden Verbundenheit beitrug, und ich den berühmten Funken vermisste, trennten wir uns nach eineinhalb Jahren, und ich begann, mich mit Sofia zu treffen.

Sofia und ich waren bis zum Ende des Studiums in einer On-Off-Beziehung. Nachdem wir unseren Abschluss gemacht hatten, beschlossen wir, in die gleiche Stadt zu ziehen. Sofia unterschied sich von Katie in vielerlei Hinsicht, aber die Beziehungsdynamik, die sich zwischen uns entwickelt hatte, erlaubte mir immer noch, emotional Distanz zu halten, um keine tiefe oder authentische Gefühlsverbindung eingehen zu müssen. Und ich wusste das. Oder vielmehr wusste es mein Unbewusstes – jener Teil des Gehirns, der all unsere instinktiven, automatischen Gedanken, Gefühle und Verhaltensweisen steuert. In diesem tief in uns eingebetteten Teil unserer Psyche speichern wir unsere Erinnerungen – auch jene, an die wir uns nicht explizit erinnern –, ebenso wie unsere unterdrückten Gefühle, schmerzlichen Kindheitserfahrungen und grundlegenden Überzeugungen.

Sofia war von einer emotional überreagierenden Mutter aufgezogen worden, die regelmäßig explodierte und Sofia angeschrien, kritisiert und niedergemacht hatte. Unsere Beziehung bestand noch nicht lange, da begann Sofia schon, mich auf die gleiche Weise zu behandeln: Sie schrie mich an, wenn sie nicht einverstanden war mit dem, was ich sagte oder tat. Sie beschimpfte oder verurteilte mich, wenn sie nicht mochte, wie ich mich verhielt oder zurechtgemacht hatte. Da ich wusste, was sie in der Kindheit erlebt hatte, entschuldigte ich ihr Verhalten, indem ich mir einredete, sie würde ja nicht meinen, was sie sagte oder wie sich mich behandelte, sondern nur frühere Verletzungen ausagieren. Und obwohl das stimmte, fand ich es unglaublich schwierig, klare Grenzen zu setzen im Hinblick darauf, was und wie viel ich mir von ihr bieten lassen wollte. Da ich weder für mich eintreten noch ihr klarmachen konnte, wie sehr sie mich immer wieder verletzte, verspürte ich ihr gegenüber bald einen wachsenden Groll.

Ich machte Sofia für mein Unglück verantwortlich, ohne zu merken, was wirklich falsch lief: dass ich wütend war auf mich selbst, weil ich meinen Schmerz wegerklärte und für ihr verletzendes Verhalten immer wieder Entschuldigungen fand.

Nachdem Sofia und ich uns endgültig getrennt hatten, lernte ich eine Frau namens Sara kennen, mit der ich die nächsten vier Jahre zusammen war. Sara war ein unbeschwerter Mensch. Sie liebte Partys und wollte Spaß haben, was mich unbewusst anzog. Mit Sara gab es so viel zu erleben, dass dadurch meine Aufmerksamkeit von allen negativen Gefühlen abgelenkt wurde. Da sie immer so sorglos war, schämte ich mich beinahe, wenn ich mich nicht fröhlich und unbekümmert fühlte. Ich fing an, mit ihr auf Partys zu gehen, und übernahm ihren von ständiger Geselligkeit ausgefüllten Terminkalender. Den stärker werdenden Schmerz und die Leere, die ich angesichts des Mangels an tieferer emotionaler Verbundenheit verspürte, versuchte ich zu betäuben. Mein Unbewusstes setzte weiter auf die eingefleischten Muster, und so hielt ich mich beschäftigt und konsumierte alles Mögliche, um so Trost zu finden. Obwohl Sara nie Unzufriedenheit über unsere Beziehung äußerte, war sie oft gemein zu mir, vor allem wenn sie trank, und das tat sie häufig. Doch wie bei Sofia fand ich auch für Saras Verhalten rationale Erklärungen. Ich sagte mir, dass sie eben zu viel getrunken hatte oder nicht wirklich meinte, was sie sagte oder tat. In diesen Augenblicken unterdrückte ich meine eigene emotionale Erfahrung, um sie zu besänftigen oder ihr zu gefallen. Ich nahm ihre Gefühle wichtiger als die meinen. Aus den gemeinsamen Monaten wurden Jahre, und wie mit Sofia verspürte ich einen wachsenden Groll Sara gegenüber. Wieder einmal gab ich Sara die Schuld, dass sie mir nicht genug Aufmerksamkeit widmete und dass meine Gefühle ihr gleichgültig waren. Schließlich war auch diese Beziehung am Ende.

Nachdem Sara und ich uns getrennt hatten, bezog ich mit einer Frau namens Vivienne eine gemeinsame Dreizimmerwohnung. Vivienne war älter als ich und so viel reifer als die Frauen, mit denen ich bisher eine Beziehung gehabt hatte. Wir wurden schnell Freundinnen und dann ein Paar. Ihre Unabhängigkeit und ihre emotionale Selbstgenügsamkeit faszinierten mich. Unsere Beziehung funktionierte über gemeinsame Interessen und Neigungen, und mit der Zeit teilten wir auch unsere Sorgen und Ängste miteinander, was unsere Verbindung vertiefte.

Wie meine anderen Partnerinnen war auch Vivienne in einer aufreibenden, instabilen Familie aufgewachsen, aus der sie schon als Teenager geflohen war. Vivienne war stolz darauf, dass sie niemanden brauchte und machte vom ersten Tag unserer Beziehung an klar, dass sie nicht der »Ehetyp« sei. Als sie einige Jahre später doch vom Heiraten sprach, fühlte ich mich als etwas ganz Besonderes: »Sie ist nicht der Typ für die Ehe, aber mich will sie trotzdem heiraten«, schwärmte ich. Wir buchten einen Flug nach Connecticut, wo unsere gleichgeschlechtliche Beziehung legal war, und kein Jahr später zogen wir als verheiratetes Paar zurück in meine Heimatstadt.

Bald nach unserem Umzug änderte sich meine Sicht auf Liebesbeziehungen. Ich hatte gerade an der New School for Social Research in New York meinen Doktor in Psychologie gemacht und sammelte die nötigen Stunden Praxiserfahrung, um meine Zulassung als Psychotherapeutin zu erhalten. Das war ein Vollzeitjob und reich an intensiven Erlebnissen. Zwei Jahre lang nahm ich an psychoanalytischen Einzel- und Gruppensitzungen teil. Im analytischen Zweig der Psychologie untersucht man die Art und Weise, wie unser Unbewusstes unsere Gedanken, Gefühle, Verhaltensweisen und Beziehungen beeinflusst.

Diese der Zulassung vorausgehende Phase ist sozusagen ein Durchlauferhitzer in Sachen Selbstanalyse und -beurteilung. In der Einzeltherapie erkundete ich meine unbewussten Gedanken und Gefühle – was ich vorher noch nie getan hatte, und in der Gruppentherapie spürte ich meiner Art nach, zu anderen Menschen (in diesem Fall den Mitlernenden) in Beziehung zu treten. Innerhalb weniger Wochen wurde mir klar, dass zwischen Vivienne und mir ein gewaltiger emotionaler Abgrund klaffte. Wir redeten nie über unsere tieferen Gefühle oder über das, was in unserer Beziehung passierte, während ich gleichzeitig mit völlig fremden Menschen in der Therapie darüber sprach. Bald stellte ich fest, dass ich in meiner Beziehung wieder einmal nicht glücklich war, dass sie mir nicht die emotionale Verbundenheit schenkte, nach der ich mich so sehr sehnte.

In unserer neuen Stadt hatten wir keinen großen Freundeskreis so wie zuvor, was hieß, dass unsere Welt sich jetzt nur auf uns zwei beschränkte. Ohne Ablenkung durch gesellschaftliche Ereignisse trat die Dynamik in unserer Beziehung stärker zutage. Sie blubberte an die Oberfläche wie Luftblasen von jemandem, der viel zu lange unter Wasser gelegen und den Atem angehalten hat.

Ich beschwerte mich regelmäßig bei Vivienne, dass ich mich nicht mit ihr verbunden fühlte, und fand, unserer Beziehung fehle es an der emotionalen Tiefe, die ich suchte und brauchte. Ich gab ihr die Schuld dafür, weil sie so unabhängig war. Ich sagte ihr, sie sei der Grund dafür, dass wir nicht auf einer tieferen Ebene in Verbindung treten könnten. Das war der Auftakt zu unseren Konflikten, die sich sodann zyklisch wiederholten. Wenn ich heute auf diese Beziehung zurückblicke, ist mir das äußerst unangenehm. Wie bei meinen früheren Beziehungen erkannte ich auch hier nicht, was ich dazu beitrug, dass unsere Partnerschaft so wenig zufriedenstellend und oberflächlich blieb. Ich stand meinen Gefühlen immer noch so fern, dass ich sie nicht würdigen konnte. Ich wusste ja noch nicht einmal, was ich empfand.

Während ich immer unglücklicher wurde, begann Vivienne, für unsere Ehe zu kämpfen. Ihre Entschlossenheit erschreckte mich. Und als ich merkte, dass ich die Scheidung wollte, war ich wie gelähmt: Zum ersten Mal in meinem Leben wollte ich etwas, was den Wünschen eines Menschen, der mir etwas bedeutete, entgegengesetzt war. Ich kämpfte monatelang mit mir, um einen Weg zu finden, wie ich sie um die Scheidung bitten konnte. Solange ich noch nicht wusste wie, stieß ich sie durch mein Verhalten von mir. Als ich dann endlich meine wahren Gefühle ausdrücken konnte, fühlte ich mich gleichzeitig panisch und stark: Ich hatte zum ersten Mal in einer Beziehung meine eigenen Wünsche wichtiger genommen als die meiner Partnerin.

Meine Scheidung war auch der Punkt, an dem ich anfing, meine aktive Rolle in einer Beziehungsdynamik zu erkennen, die weder mir noch meinen Partnerinnen dienlich war. Meine unbewusste Gewohnheit, meine Bedürfnisse zu ignorieren, meine Gefühle zu unterdrücken und den Wünschen anderer immer den Vorrang zu geben, hatte mich zu der Überzeugung verleitet, ich sei ein »guter« und »selbstloser« Mensch. Aber diese Gewohnheiten machten weder mich noch jemand anderen glücklich. In Wirklichkeit vergrößerte ich immer nur die emotionale Distanz zwischen mir und anderen, weil ich meine wahren Gefühle kaum je äußerte, ja mir meist nicht einmal erlaubte, sie zu haben. Andere Menschen wichtiger zu nehmen als mich selbst war nicht selbstlos – ich ließ mich vielmehr völlig im Stich. Zutiefst unzufrieden, war ich häufig wütend oder empört. Ich fing über alltägliche Kleinigkeiten an zu streiten, was die Verbitterung zwischen Vivienne und mir noch verstärkte.

Zu jener Zeit konnte ich meine Rolle in diesen sich wiederholenden Konflikten immer noch nicht klar erkennen, weil meine Beziehungsgewohnheiten seit Kindertagen in meinem Unbewussten verankert waren. Sie waren Teil meiner instinktiven Herangehensweise, wenn es darum ging, mich mit anderen Menschen zu verbinden. Ich hatte diese Gewohnheiten in meinen frühesten Beziehungen entwickelt: in denen mit meiner Familie.

Deine frühesten Beziehungen prägen deine Zukunft

Von außen betrachtet mag es so wirken, als wäre ich in einer glücklichen und gesunden Familie aufgewachsen. Und ich hätte dir dasselbe gesagt – als Kind ebenso wie während eines Großteils meines Erwachsenenlebens. Ich hatte immer genug zu essen. Man hielt mich dazu an, in Schule und Sport etwas zu leisten. Körperlichen oder seelischen Missbrauch gab es in meiner Familie nicht. Aber wie ich mittlerweile gelernt habe, heißt die Abwesenheit von offensichtlichem Missbrauch nicht, dass es keine emotionale Vernachlässigung und die damit einhergehenden Bindungstraumata geben kann.

Als Kind war ich umgeben von Stress und Krankheit. Meine ältere Schwester erlebte als Kind eine lebensbedrohliche gesundheitliche Krise, und meine Mutter litt jahrelang unter gesundheitlichen Problemen und chronischen Schmerzen, worüber in der Familie nicht offen gesprochen wurde. Auch über Gefühle redeten wir nicht, ob es nun um Glück oder Trauer ging oder darum, einem anderen Familienmitglied zu sagen, wenn man wütend oder verletzt war. Wir waren doch eigentlich glücklich, oder nicht? Warum sollten wir da groß diskutieren oder jemanden zur Rede stellen?

Statt auf einer emotionalen Ebene eine Verbindung einzugehen, war unser aller gemeinsamer Nenner Angst und Stress. Wenn es wieder mal eine gesundheitliche Krise gab oder der Alltag belastend war, dann hielten wir in aller Sorge zusammen, bis das Problem gelöst war. Jeder kümmerte sich um die »dringenden« Bedürfnisse desjenigen Familienmitglieds, das gerade krank beziehungsweise gestresst war oder sonst wie unter Druck stand, und vergaß darüber ganz die eigenen Bedürfnisse.

Diese Muster wurden ständig wiederholt. Dabei lernte ich, dass meine Bedürfnisse und Gefühle nicht so wichtig waren wie die der Menschen um mich herum. Ich *wusste* zwar, dass meine Familie mich liebte und ich ihr wichtig war, aber ich *fühlte* diese Liebe oder Aufmerksamkeit nie im emotionalen Sinn. Wenn mich irgendetwas belastete – was bei allen Kindern mal der Fall ist –, hätte ich es gebraucht, dass man mir zuhört und mich seelisch beruhigt oder tröstet. Da meine Eltern aber ihre ganze Aufmerksamkeit immer auf die gerade aktuelle Krise richteten, fing ich an, immer weniger von dem, was in mir vorging, mit ihnen zu teilen. Ich hatte Angst, dem ohnehin enormen Stresslevel der Familie noch zusätzlich etwas draufzupacken. Schließlich beherrschte ich die Kunst, meine Bedürfnisse überhaupt nicht mehr zu bemerken – zumindest versuchte ich, mir keinerlei Verletzlichkeit anmerken zu lassen, um das Gefühl der Enttäuschung darüber zu vermeiden, dass niemand für mich da war. Um mich in Sicherheit zu fühlen, koppelte ich mich von allem ab, unterdrückte meine Gefühle und zog um meine innerseelische Welt Mauern hoch. Diese Bewältigungsstrategien wurden mein Schild, mit dem ich mich auch in all den Beziehungen, die ich später führte, instinktiv davor schützte, verletzt zu werden.

Natürlich ist das meine ganz persönliche Geschichte. Deine wird anders lauten. Doch ungeachtet unserer individuellen Reise beeinflussen unsere frühesten Bindungen die Verhaltensmuster, die wir als Erwachsene mit anderen ausleben, vor allem in unseren Liebesbeziehungen. Diese Muster sind unseren Interessen meist nicht dienlich, aber sie fühlen sich vertraut, bequem und daher sicher an. Da sie in unserem Unbewussten abgespeichert sind und quasi täglich automatisch greifen, erkennen wir sie häufig nicht. Und so sehen wir auch nicht, dass wir in unserer Beziehungsdynamik eine aktive Rolle spielen.

Aber wir können lernen, diese Konditionierungen zu erkennen und neue Verhaltensweisen zu entwickeln, die unseren heutigen Bedürfnissen besser gerecht werden. Wenn wir begreifen, dass diese Konditionierung ein Überrest vergangener Erfahrungen ist, können wir die Scham ablegen, die wir deshalb empfinden. Unsere aktive Rolle zu sehen und anzuerkennen, befähigt uns dazu, unsere Beziehungsdynamik zu ändern. Denn letztlich müssen wir die Art und Weise, wie wir eine Beziehung führen, ändern, wenn es zu einem Wandel kommen soll.

Nachdem mir klar wurde, dass der rote Faden in meinen dysfunktionalen Beziehungen *ich* war, gab ich mir die Erlaubnis, mich im Umgang mit anderen Menschen anders zu verhalten. Ich erkannte, dass ich mich nur wohlfühlte, wenn ich meine Bedürfnisse opferte, um nicht das unangenehme Gefühl spüren zu müssen, das sich einstellte, sobald ich andere Menschen enttäuschte. Ich hatte keine klaren Grenzen – oder überhaupt je Grenzen gesetzt. Da ich keinen Zugang zu meinen authentischen Bedürfnissen und Wünschen hatte und ständig meine eigenen Grenzen missachtete, fühlte ich mich bald in jeder Beziehung emotional distanziert und voller Groll und beendete die Beziehung, um nach einer »perfekteren« Partnerin zu suchen. In Unkenntnis meiner eigenen unbewussten Gewohnheiten gab ich stets meiner Partnerin die Schuld an unseren Problemen und erwartete, dass sie sich änderte. Mit meiner eigenen Rolle in dieser wiederkehrenden Erfahrung befasste ich mich nicht.

Erst als ich begann, ehrlicher zu mir selbst zu sein, fingen meine Beziehungen an, sich zu entwickeln. Mir wurde klar, dass ich, um gesunde Beziehungen eingehen und aufrechterhalten zu können, zuerst einmal für meine eigene seelische Gesundheit sorgen musste.

Ich musste etwas tun, was sich anfangs sehr unangenehm anfühlte: für meine Bedürfnisse und Wünsche eintreten. Dazu gehörte, dass ich im Umgang mit anderen Menschen neue Grenzen zog und gleichzeitig lernte, dabei mit mir selbst geduldig und mitfühlend zu sein.

Wie frühkindliche Traumata dich heute beeinflussen

Die Wahrheit ist: In Beziehungen wiederholen wir das, was wir kennen. Wenn wir in einer belastenden oder chaotischen Umgebung aufgewachsen sind, uns keine gesunden Verhaltensweisen abschauen konnten oder emotional vernachlässigt beziehungsweise ignoriert wurden, dann wiederholen wir als Erwachsene diese Dynamik in unseren Beziehungen. Auch wenn wir uns dessen nicht bewusst sind, ist unsere Vergangenheit, vor allem die Bindung an unsere Elternfiguren, geistig und körperlich in uns abgespeichert. Das wiederum treibt uns dazu, als Erwachsene die gleiche Art von Beziehung zu suchen und zu wiederholen. Dies sind unsere *Traumabindungen*, unsere konditionierten Beziehungsmuster, die unsere früheste Bindung an unsere Bezugspersonen widerspiegeln.

Bevor wir tiefer in dieses Thema einsteigen, finde ich es sinnvoll, einige Konzepte zu erklären, mit denen ich in diesem Buch immer wieder arbeiten werde.

Beginnen wir mit dem Wort *Trauma*. Wenn Leute diesen Begriff hören, denken sie unwillkürlich an Menschen, die schlimme Erfahrungen durchleben wie Naturkatastrophen, Kriege, Vergewaltigung, Inzest oder Missbrauch.

Obwohl all diese Erlebnisse ein Trauma verursachen können, entsteht ein solches auch durch Belastungen, die unsere Fähigkeit übersteigen, diese zu verarbeiten, denn dies sorgt für eine dauerhafte Dysregulation im Nervensystem. Dazu gehört auch der unglaubliche Stress, der auftritt, wenn wir nicht das bekommen, was wir brauchen, um uns sicher zu fühlen, zum Beispiel emotionale Unterstützung. Wenn wir uns immer wieder nicht sicher und geborgen fühlen oder wenn die Menschen, die wir für unser Überleben brauchen, für uns nicht durchgängig verfügbar sind, erfahren wir dies als Mangel an Sicherheit und Kontrolle. Dadurch wird der Stress-Schaltkreis im Körper aktiviert, den wir auch als HHN-Achse kennen, die Hypothalamus-Hypophysen-Nebennierenrinde-Achse (von der wir auf Seite 117 noch mehr hören werden).[1] Sie beeinflusst die Fähigkeit unseres Körpers, mit der aktuellen Situation fertig zu werden.

Aber es kann auch zu Traumata kommen, wenn wir wegen unserer Gefühle dauerhafte Beschämung erfahren oder emotional vernachlässigt werden. Auch dies aktiviert den Stress-Schaltkreis und führt zu einer traumatischen emotionalen Überforderung. Das kann in einem Augenblick passieren (was bei einigen der oben aufgeführten Erlebnissen der Fall ist) oder sukzessive, sodass sich – meist ohne dass wir es bemerken – eine traumatische Erfahrung in uns aufbaut. Wenn wir unsere emotionalen Reaktionen nicht verarbeiten können, prägen sie sich unserem Geist und Körper ein und beeinflussen schließlich auf Jahre hinaus unser gesamtes Denken, Fühlen und Handeln.

Zu dem Stress, den wir innerhalb unserer Familie erleben, kommen noch systemische, kulturelle oder kollektive Traumata, die sehr viele von uns beeinträchtigen. Auch sie verhindern, dass wir die unterstützenden Beziehungen eingehen können, die wir für unsere emotionale Sicherheit bräuchten. Ein kollektives Trauma bildet sich, wenn ein Ereignis oder eine Reihe von Ereignissen bei einer Gruppe von Menschen, einer Gemeinschaft, in einem Land oder der Welt insgesamt einen Mangel an Sicherheit hervorruft. Das ist zum Beispiel bei Naturkatastrophen der Fall, bei einer wirtschaftlichen Rezession, bei finanziellen Unsicherheiten, Kriegen, Kolonialismus oder anderen Formen rassistischer und/oder systemischer Ungleichheit, kultureller oder geschlechtsbedingter Unterdrückung, aber auch bei Pandemien. Kollektive Traumata beeinflussen die Art, wie Menschen zu sich selbst und zu anderen in Beziehung treten. Sie wirken auf jeden Menschen anders, je nachdem, wie wir konditioniert wurden und welche Bewältigungsstrategien uns die Generationen vor uns vorgelebt haben.

So wie unsere emotionalen Erfahrungen einzigartig sind, so hat jeder von uns unterschiedliche Reaktionsmuster und erlernte Bewältigungsstrategien, abhängig von unserer Konditionierung in der Kindheit – und dies auch, wenn wir keine bewusste Erinnerung an diese Zeit haben. Wenn du je eine herkömmliche Therapie gemacht hast oder dich für Verhaltensforschung interessierst, kennst du vermutlich das Konzept der *Konditionierung*. Damit ist der Prozess gemeint, in dessen Verlauf Überzeugungen, Verhaltensweisen und Gewohnheiten durch ständige Wiederholung von Erfahrungen in unserem Unbewussten verankert werden, wo sie dann unsere automatischen Handlungen, Interessen und Beweggründe steuern.

Natürlich können wir als Erwachsene neue Gewohnheiten ausbilden, indem wir neue Entscheidungen treffen. Der Großteil unserer Konditionierungen aber entsteht in unseren frühen Lebensjahren und hängt von der Beziehung zu unseren Elternfiguren ab. Der Begriff *Elternfiguren* wird dir im Buch immer wieder begegnen. Er bezieht sich auf die unmittelbaren Bezugspersonen, die für die Erfüllung deiner körperlichen und emotionalen Bedürfnisse als Säugling oder Kleinkind verantwortlich waren. Für die meisten Menschen sind Elternfiguren die biologische Mutter, der biologische Vater oder beide. Aber der Begriff kann sich auch auf Großeltern, Stiefeltern, Pflegeeltern, Geschwister, Erzieher oder andere berufliche oder private Betreuer beziehen.

Als Kinder haben wir uns instinktiv an unseren Bezugspersonen orientiert, ganz egal, wer sie waren oder ob wir zu ihnen eine »gute« oder »schlechte« Beziehung hatten. Wir übernahmen von ihnen instinktiv Informationen über uns selbst und die Welt. Wir lernten, wie wir unsere Gefühle ausdrücken (oder unterdrücken) müssen, wie wir uns zu unserem Körper verhalten sollen, wie wir uns anpassen können und soziale Akzeptanz finden (das heißt, welche Verhaltensweisen richtig sind und welche nicht) und wie wir zu anderen in Beziehung treten sollen. Wir haben all diese Gewohnheiten und Überzeugungen erlernt, indem wir die Menschen um uns herum beobachtet und ihr Verhalten nachgeahmt haben.

Alle kleinen Kinder ahmen ihre Elternfiguren nach. Das hast du vermutlich schon mal beobachtet, wenn kleine Kinder lächeln oder die Zunge rausstrecken, weil Mutter oder Vater ihnen das vorgemacht haben. Kleine Kinder kopieren den Großteil dessen, was ihre Elternfiguren tun. Wenn unsere Bezugspersonen sich für ihre Gefühle schämten oder sie unterdrückten, tun wir vermutlich dasselbe. Wenn sie ihren Körper kritisierten oder den anderer Menschen, dann kritisieren wir auch unseren. Wenn sie auf belastende Situationen mit Geschrei reagierten, machen wir das vermutlich genauso. Zogen sie sich hingegen in so einer Situation zurück und ignorierten ihr Gegenüber, dann haben wahrscheinlich auch wir gelernt, uns emotional abzukoppeln.

Um zu lernen, wie wir uns in unserer emotionalen Welt bewegen können, müssen wir uns zuerst so sicher fühlen, dass wir auszudrücken wagen, was wir wirklich denken und fühlen. Gerade diese Fähigkeit aber wird massiv davon beeinflusst, wie wir uns in unseren frühesten Beziehungen gefühlt haben. Die *Bindungstheorie*, 1952 aufgestellt von dem Psychoanalytiker

John Bowlby, besagt, dass das Gefühl der Sicherheit, das wir im Umgang mit unseren Bezugspersonen entwickeln, für den Rest unseres Lebens bestimmt, welche Beziehungen zu anderen Menschen wir anstreben.[2] Wenn unsere frühkindliche Bindung zu unseren Elternfiguren sicher war und wenn unsere körperlichen und emotionalen Bedürfnisse grundsätzlich erfüllt wurden, dann nehmen wir höchstwahrscheinlich auch als Erwachsene unsere Bedürfnisse ernst. Menschen mit einem sicheren Bindungsstil vertrauen sich selbst und anderen eher. Sie sind emotional resilient, was bedeutet, dass sie unangenehme Gefühle besser verarbeiten und sich davon schneller erholen können. Vertrauen, also die Überzeugung, dass jemand oder etwas emotional verlässlich ist, baut sich mit der Zeit auf, wenn das Handeln unseres Gegenübers widerspruchsfrei, zuverlässig und vorhersagbar ist. In einer Beziehung ist dies das Gefühl, dass du dich darauf verlassen kannst, dass dein Partner oder deine Partnerin sich auf eine bestimmte Weise verhält.

Viele von uns aber wachsen nicht mit solchen sicheren Bindungen auf, weil bereits die Bedürfnisse ihrer Elternfiguren in deren frühkindlichen Beziehungen nicht erfüllt wurden. Mit dem Ergebnis, dass auch unsere körperlichen und/oder emotionalen Bedürfnisse in der frühkindlichen Phase nicht erkannt oder erfüllt wurden. Als Erwachsene können wir dann unsere Bedürfnisse nicht erkennen oder erfüllen, weil wir das als Kinder nicht gelernt haben. Wir trauen uns selbst und anderen Menschen nicht und reagieren häufig impulsiv, weil uns die emotionale Resilienz fehlt, um mit unangenehmen Gefühlen umzugehen, ob es sich nun um ganz bestimmte Emotionen wie Stress, Trauer oder Wut handelt oder um unangenehme Gefühle im Allgemeinen. Wir lassen uns selbst immer wieder im Stich, wenn wir unsere Zeit, Energie und emotionalen Ressourcen einsetzen, um andere dazu zu bringen, für uns zu sorgen. Oder wir koppeln uns ganz von der Unterstützung durch andere Menschen ab.

Ob unsere frühkindlichen Bindungen nun sicher oder unsicher waren: Diese gewohnheitsmäßigen Beziehungsmuster prägen sich unserem Unbewussten ein und bleiben dort verankert. Fortan laufen sie automatisch und instinktiv ab und ziehen uns auch als Erwachsene ständig in eine ähnliche Beziehungsdynamik hinein.

Wie die unerfüllten Bedürfnisse deiner Kindheit dich treiben

Bevor wir unsere Bindungsmuster erkunden, sollten wir uns ansehen, was unerfüllte kindliche Bedürfnisse sein können. Diese unerfüllten Bedürfnisse können auf körperlicher oder seelischer Ebene entstanden sein; erstere sind gewöhnlich leichter zu verstehen.

Rein physiologisch gesehen funktionieren unsere Körper alle gleich. Unsere Lungen reichern unser Blut mit Sauerstoff aus der uns umgebenden Luft an. Unsere Zellen liefern uns Energie, indem sie die Nährstoffe in unserer Nahrung verwerten. Unsere Muskeln bewegen uns und ermöglichen uns, schwere Dinge zu heben oder zu tragen. Diese strukturellen Gegebenheiten sind allen Menschen gemein, mit dem Ergebnis, dass wir alle die gleichen grundlegenden körperlichen Bedürfnisse haben: Wasser, Sauerstoff, Nährstoffe und ein ausgeglichenes Verhältnis von Ruhe und Bewegung.

Wurden deine körperlichen Bedürfnisse in der Kindheit nicht erfüllt, dann hattest du vielleicht nicht genug zu essen, keine angemessene Kleidung, nicht genug Platz für körperliche Bewegung oder keine Ruhe, um dich zu erholen. Oder du hast dich aus anderen Gründen nicht sicher gefühlt, vielleicht wegen finanzieller Probleme oder rassistischer Diskriminierung. Zu diesen unerfüllten physischen Bedürfnissen gehören auch subtilere Mangelzustände, zum Beispiel, dass du nie richtig im Arm gehalten oder getröstet wurdest, weil du oft allein warst oder deine Bezugspersonen sich mit Körperkontakt nicht wohlfühlten. Oder du hast nicht genug Schlaf bekommen, weil es bei dir zu Hause laut oder chaotisch zuging. Viele Menschen haben auch als Erwachsene unerfüllte körperliche Bedürfnisse, weil ihnen die finanziellen Mittel fehlen, um angemessen für ihren Körper zu sorgen oder sich in ihrer Haut sicher und wohlzufühlen. Was auch immer die Ursache sein mag: Wenn unsere körperlichen Bedürfnisse nicht verlässlich erfüllt werden, aktiviert unser Körper eine Reaktion des Nervensystems, die uns in den Überlebensmodus schaltet und unsere emotionalen Bedürfnisse aufs Abstellgleis schiebt.

Noch häufiger als physische Bedürfnisse werden nämlich emotionale Bedürfnisse nicht erfüllt. Fast jeder Mensch, den ich kenne, ist mit unerfüllten emotionalen Bedürfnissen aufgewachsen, selbst wenn er oder sie noch so wohlmeinende Elternfiguren hatte. Das ist auch nicht sonderlich überraschend angesichts der vielen Stunden, die unsere Eltern schuften mussten, um uns finanziell zu versorgen. Wie sollte jemand, der ständig Überstunden macht, kaum Schlaf findet, sich nicht gesund ernähren kann und mit dem eigenen Stress kaum fertig wird, einen anderen Menschen emotional angemessen versorgen? Das funktioniert einfach nicht.

Dieser sozialen Realität mit all ihrer Ungerechtigkeit zum Trotz haben wir alle grundlegende emotionale Bedürfnisse, um die wir uns kümmern müssen. Das stärkste Bedürfnis, das wir alle – ob Kind oder Erwachsener – in Beziehungen haben, ist, sich sicher genug zu fühlen, um ganz wir selbst zu sein, ohne die Verbindung zu den anderen und deren Unterstützung zu verlieren. Wenn wir uns sicher genug fühlen, um ehrlich zu äußern, was wir denken und wie wir die Dinge erleben, stellt dies emotionale Nähe her. Uns emotional verletzlich und ehrlich zeigen zu können, ganz egal, was wir empfinden, heißt, dass wir uns stärker öffnen können. Nimm dir doch bitte kurz Zeit, um über die folgenden Fragen nachzudenken. Sie zeigen dir, wie sicher du dich in deinen verschiedenen Beziehungen fühlst.

- Fühle ich mich auf körperlicher und emotionaler Ebene sicher mit dir verbunden?
- Habe ich das Gefühl, dass ich und/oder unsere Beziehung dir wichtig sind?
- Fühle ich mich von dir geliebt und gehalten, auch in Augenblicken der körperlichen oder emotionalen Distanz?

Wenn wir uns auf emotionaler Ebene sicher fühlen, können wir uns darauf verlassen, dass unser Gegenüber uns so sieht, akzeptiert und wertschätzt, wie wir sind. Dass er oder sie uns den Raum gibt, um uns zu verändern und zu entwickeln. Und dass ihm oder ihr unser Wohl am Herzen liegt. Erleben wir diese Sicherheit schon in unseren frühesten Bindungen, entwickeln wir die Fähigkeit, auf unsere physische Verbindung zum Körper zu vertrauen, auf seine Möglichkeiten, Stress und andere schwierige Emotionen zu bewältigen. Wir fühlen uns in unserer emotionalen Welt sicher verankert und können uns anderen Menschen gegenüber authentisch zeigen. Wir haben Vertrauen in unsere Beziehungen, weil wir wissen, dass wir nach einem Konflikt oder Zeiten mangelnder Verbundenheit trotz allem wieder eine Verbindung herstellen können.

Damit eine Elternfigur einem Kind helfen kann, sich dauerhaft wertgeschätzt (gesehen, gehört und gewürdigt) und geliebt zu fühlen, muss sie selbst in der Lage sein, diese Empfindungen konsequent zu fühlen. Doch die meisten Elternfiguren können das nicht, weil sie nie die Fähigkeit erworben haben, ihre Emotionen zu regulieren – aufgrund ihrer eigenen Kindheitstraumata (und der daraus resultierenden Dysregulation des Nervensystems, mit der wir uns weiter unten beschäftigen werden). Infolgedessen haben die meisten von uns in der Kindheit nicht die emotionale Sicherheit erlebt, die sie gebraucht hätten, um ganz sie selbst zu sein oder ihr authentisches Selbst mit anderen zu teilen. Was wiederum dazu führt, dass wir uns häufig zutiefst wertlos und emotional allein fühlen.

Haben unsere Elternfiguren keine emotionale Sicherheit erfahren, konnten sie kein Umfeld schaffen, in dem wir unser authentisches Selbst hätten erkunden und ausdrücken können. Mit dem Ergebnis, dass wir uns von ihnen emotional vernachlässigt oder überbeansprucht fühlten. Wir wurden alleingelassen mit der Frage, wie wir mit unseren belastenden Emotionen und Erfahrungen zurande kommen sollen. Emotionale Vernachlässigung in der Kindheit aktiviert dieselben Schaltkreise im Gehirn, die auch für die Schmerzerfahrung zuständig sind. Das heißt, dass Körper und Geist in eine Stressreaktion verfallen, die Traumata hervorrufen kann.

Mangelnde emotionale Sicherheit in der Kindheit kann viele Gesichter haben: Wir werden ignoriert, kritisiert oder angeschrien, wenn wir unterschiedliche Emotionen ausdrücken. All das führt häufig zu der Überzeugung, dass wir einfach »zu anstrengend« sind, was unseren Selbstausdruck erschwert. Vielleicht aber verbietet man uns auch, eine Leidenschaft oder ein Interesse zu verfolgen, weshalb wir uns verunsichert fühlen und nicht einmal als Erwachsene wissen, wer wir eigentlich sind.

In der Folge findest du ein paar Situationen beschrieben, die ein Indiz dafür sein könnten, dass deine emotionalen Bedürfnisse in der Kindheit nicht erfüllt wurden – wobei diese Auflistung beileibe nicht erschöpfend ist.

- Deine Elternfiguren konnten dich nicht als eigenständiges Wesen sehen und haben dich behandelt, als wärst du eine Fortsetzung ihrer selbst. Sie haben dir das Gefühl gegeben, in ihre Fußstapfen treten und ihre Überzeugungen, Emotionen, ihre äußere Erscheinung und sogar ihre berufliche Laufbahn übernehmen zu müssen. Folglich bist du als Erwachsene nie ganz sicher, wer du bist, woran du glaubst, was du empfindest oder wo deine Interessen liegen.
- Deine Bezugspersonen konnten dir nicht verlässlich Aufmerksamkeit widmen, entweder weil sie nicht wussten, wie sie das anstellen sollen, oder weil sie abgelenkt waren von ihrer Arbeit, ihren Beziehungen, finanziellen Belastungen oder unbewältigten Traumata. Dementsprechend legst du als Erwachsener großen Wert auf deine Unabhängigkeit, du koppelst dich von anderen ab und glaubst, keine Beziehungen oder Unterstützung von außen zu brauchen.
- Deine Elternfiguren nahmen vieles persönlich und wurden schnell defensiv oder ließen sich zu überschießenden emotionalen Reaktionen hinreißen. Die Schuld für ihre vielfältigen Probleme oder Konflikte gaben sie anderen Menschen, auch dir. Als Erwachsene machst du dir nun ständig Sorgen, ob auch alles in Ordnung ist. Du wendest dich anderen zu, um dich besser zu fühlen, weil du unfä-

hig zur Selbstregulierung bist. Meist versuchst du zu beschwichtigen oder dich einzuschmeicheln, um Konflikte zu vermeiden.

- Deine Bezugspersonen hatten zwei Persönlichkeiten: eine für zu Hause, die dir gegenüber kritisch, beschämend oder zurückweisend war; die andere für die Öffentlichkeit, wo sie sich dir gegenüber warm, liebevoll und zugewandt gaben. Als Erwachsener stehst du unter dauernder Anspannung und kannst die Absichten oder das Verhalten der Menschen in deiner Umgebung nicht deuten, was dich noch mehr verunsichert.
- Deine Elternfiguren prahlten vor anderen Menschen gerne mit deinen Leistungen, während sie dich ignorierten, wenn du kein Lob oder keine guten Noten nach Hause brachtest. Als Erwachsene fühlst du dich wertlos, nicht liebenswert oder leer, wenn du von außen keine Bestätigung bekommst.
- Deine Bezugspersonen haben deine Ansichten oder Gefühle regelmäßig abgelehnt, nicht ernst genommen oder ignoriert. Als Erwachsener siehst du die Welt fast immer schwarz-weiß (beziehungsweise als »richtig« oder »falsch«, »gut« oder »schlecht«). Bei Konflikten wertest du die Position deines Gegenübers gerne ab oder kannst sie erst gar nicht erkennen.
- Deine Elternfiguren haben sich hauptsächlich um sich selbst und ihre Bedürfnisse gekümmert. Sie haben dir immer wieder unter die Nase gerieben, was sie alles für dich getan haben und welche Opfer sie deinetwegen bringen mussten. Daher fühlst du dich als Erwachsene immer in der Schuld anderer Menschen und denkst, dass es Selbstsucht ist, wenn du eigene Bedürfnisse anmeldest.

Meine unerfüllten emotionalen Bedürfnisse

Obwohl mir das nicht bewusst war, bevor ich mit meiner inneren Arbeit begann, habe ich mich als Kind in meiner Umgebung nicht sicher, wertgeschätzt und um meiner selbst willen geliebt gefühlt. Meine Mutter war für mich emotional nicht erreichbar, weil sie unter chronischen Schmerzen litt. Das ging schon los, als ich noch klein war, und blieb so bis ins Erwachsenenalter. Da sie ständig im Überlebensmodus und entsprechend abgelenkt war, konnte sie nicht viele Gefühle zeigen – abgesehen von der Sorge um mein Wohlergehen und vom Lob, wenn ich wieder eine gute Leistung erbracht hatte. Später wurde mir erzählt, dass sie mit uns umging wie eine Sanitäterin. Sie fütterte und versorgte uns, ohne sich emotional auf uns einzustellen. Physisch gesehen war mein Vater sehr präsent in meinem Leben, er spielte mit mir und hielt meine rastlose Natur auf Trab, doch auch er war emotional distanziert und sprach nur selten über seine Gefühle, außer er hatte Stress oder Ärger mit anderen Leuten. Meine Schwester ist fünfzehn Jahre älter als ich und hat mich mit erzogen. Sie verbrachte Zeit mit mir, wenn meine Mutter nicht dazu in der Lage war. Aber auch sie hatte in der Beziehung zu unseren Eltern gelernt, sich emotional abzukapseln.

Alle Kinder haben geistig und emotional ein höchst aktives Innenleben. Ich war da nicht anders. Aber wann immer ich meine Gefühle zum Ausdruck brachte oder versuchte, emotionale Erfahrungen mit meiner Mutter zu teilen, zeigte sie sich besorgt und war bemüht, so schnell wie möglich das Problem zu lösen, das bei uns beiden unangenehme Gefühle verursachte. Oder sie versuchte, mein Verhalten zu kontrollieren, um ihre eigene Verwundbarkeit, ihre Wut, ihre Trauer oder Enttäuschung zu lindern. Dann sagte sie Dinge wie: »Ach, bitte, sage oder tu [x oder y] nicht, sonst bin ich traurig.« Oder: »Könntest du [x oder y] für mich tun, dann muss ich mir keine Sorgen machen.«

Da ich Angst hatte, das Band zu meiner Familie könnte reißen, fing ich schon bald an, die Wünsche und Bedürfnisse der anderen Familienmitglieder über meine eigenen zu stellen. Das ist die klassische Dynamik der Co-Abhängigkeit. Ich kannte keinen Unterschied zwischen meinen eigenen Ansichten und Gefühlen und denen der anderen, und so übernahm ich die Verantwortung für ihre emotionalen Erfahrungen. Gefangen in diesem verinnerlichten Zyklus der Selbstvorwürfe entwickelte ich die Gewohnheit, das Verhalten anderer rational wegzuerklären. Später machte ich das auch mit Sofia und in vielen anderen Beziehungen.

Bei mir zu Hause gab es keine emotionalen Grenzen, was mein ohnehin schon strapaziertes Umfeld noch mehr belastete. Wann immer ich intime Details mit einem Familienmitglied teilte, wurden diese an alle anderen weitergegeben, ohne dass man mich gefragt oder mir auch nur Bescheid gesagt hätte. Einfach aus der Überzeugung heraus, dass man mir so nur helfen würde. Diese Art von Vertrauensbruch bedingte, dass ich mich noch mehr hinter meinen Mauern verbarg und immer weniger Persönliches preisgab. Mit der Zeit lernte ich, dass es einfacher war, meine Emotionen ganz zu ignorieren und zu ersticken. Schließlich redete ich mir ein, dass ich keine Gefühle hätte, weil sich das immer noch sicherer anfühlte, als die Emotionen zu akzeptieren, die ich nicht zeigen wollte.

Die fehlenden Grenzen in meiner Familie bestärkten mich in dem Glauben, dass Beziehungen emotional nicht sicher waren. Da zwischen den Menschen, denen ich mich am nächsten fühlen sollte – nämlich meiner Familie –, und mir eine derart enorme Distanz lag, fürchtete ich, dass mit mir etwas nicht stimmte. Meine Mutter verstärkte diese Angst noch, indem sie mich als »heimlichtuerisch« bezeichnete. Ich erzählte ihr nicht gerne etwas aus meinem persönlichen Leben, weil sie ganz offensichtlich nicht in der Lage war, die innere Sicherheit oder emotionale Verbundenheit zu schaffen, die ich brauchte, um mich ihr authentisch zu zeigen. Mit dem Ergebnis, dass sie wenig über mein Leben wusste. Nicht weil ich von Natur aus geheimniskrämerisch war, wie sie meinte, sondern weil ich mich mit *ihr* nicht sicher genug fühlte, um zu sagen, was wirklich in mir vorging.

Als ich älter wurde, suchte ich instinktiv nach Beziehungen, in denen ich dieselbe emotionale Distanz aufrechterhalten konnte, die ich als Kind erlebt hatte. Da ich von meinen eigenen Bedürfnissen und Wünschen weitgehend abgeschnitten war, konzentrierte ich mich meist darauf, wie ich für andere da sein konnte. Ich ging jedem Konflikt aus dem Weg und hatte eine Heidenangst, allein zu bleiben oder verlassen zu werden. Manchmal schämte ich mich regelrecht, wenn ich einen Wunsch oder ein Gefühl hatte, die einen anderen Menschen vielleicht hätten enttäuschen oder verärgern können. Diese traumatischen Bindungsmuster brachte ich in meine Erwachsenenbeziehungen ein. Ich setzte immer wieder auf die gleichen Bewältigungsstrategien, die ich mir als Kind angeeignet hatte, um mich vor meinen heftigen und ungewollten Gefühlen zu schützen.

Die neurophysiologischen Einflüsse aus der Kindheit

Obwohl wir als Kinder auch Traumabindungen zu anderen Menschen haben können (beispielsweise zu Geschwistern, Großeltern, Freunden, Lehrerinnen und anderen Bezugspersonen), üben die frühesten Beziehungen zu unseren Elternfiguren doch den größten Einfluss auf unsere aktuellen Beziehungen aus. Warum ist das so? Die Antwort auf diese Frage zu kennen und zu verstehen ist der Schlüssel, um unsere Beziehungen heute ändern zu können – effektiv und nachhaltig.

Die Bindung an unsere Elternfiguren konditioniert nämlich nicht nur unser Verhalten. Unsere frühesten Beziehungen haben auch ganz konkret unser Nervensystem programmiert und bestimmen, wie wir denken, fühlen und handeln. Das liegt daran, dass unser Nervensystem unsere Gedanken, Gefühle und Handlungen ebenso prägt wie es viele unserer physiologischen Funktionen beeinflusst.

Unser Nervensystem ist zutiefst sozial, wie der Neurowissenschaftler Daniel Siegel schreibt, Professor für Psychiatrie an der University of California in Los Angeles. Er ist ein Pionier auf dem Gebiet der interpersonalen Neurobiologie, eines neuen Forschungszweigs, der das Wechselspiel zwischen unserem Gehirn und unseren Beziehungen erkundet. Wie Siegel zeigen konnte, braucht unser Gehirn andere Menschen, um funktionieren zu können.[3] Seit Beginn der Menschheitsgeschichte sind wir abhängig von der Sicherheit, die Familien und größere Gruppen bieten können. Wenn wir nicht in der Lage sind, uns mit anderen sicher verbunden zu fühlen, dann belasten die daraus resultierenden Einsamkeitsgefühle unser Wohlbefinden und unsere körperliche Sicherheit.[4]

Auch heute sind unser Körper und unser Gehirn noch so programmiert, dass wir ohne andere Menschen nicht auskommen. Ob uns das nun bewusst ist oder nicht – wir streben instinktiv nach Beziehungen, seien diese nun partnerschaftlicher oder freundschaftlicher Natur. Wenn auch unsere moderne westliche Kultur den Individualismus propagiert, die Idee, dass »jeder sich selbst der Nächste ist«, so ist doch kein Mensch eine Insel. Beziehungen einzugehen hilft uns nicht nur zu überleben, sondern trägt auch zu unserem Gedeihen bei. Wir alle haben Beziehungen zu Menschen *und* Dingen, zum Beispiel zu unserer Umwelt und zu der Erde, auf der wir leben. (Mehr darüber in Kapitel 10).

Und nicht nur, dass unser Gehirn Beziehungen zu anderen Menschen braucht, um überleben und funktionieren zu können, diese Beziehungen haben auch Einfluss auf die Arbeitsweise unseres Nervensystems. Siegel sagt, die »Verbindungen zwischen Menschen beeinflussen die neuronalen Verbindungen«.[5] Unsere Beziehungen zu anderen Menschen bestimmen, wie unsere Neuronen – unsere Gehirnzellen – sich verschalten oder miteinander kommunizieren. Wenn die gleichen neuronalen Pfade immer wieder aktiviert werden, wird diese neuronale Kommunikation zur Grundlage unserer Innenwelt. Sie ist der »Motor« unserer täglichen Gedanken, Gefühle und Handlungen.

Jede Beziehung kann neue neuronale Pfade anlegen, aber unsere frühesten Bindungen zu unseren Elternfiguren bilden die grundlegende Architektur unseres Gehirns. Menschenkinder kommen mit einem weitgehend unentwickelten Nervensystem zur Welt – daher sind wir in den ersten Lebensjahren so sehr von unseren Eltern abhängig, verglichen mit den wenigen Tagen, Wochen oder Monaten, die andere Säugetiere brauchen, um selbstständig überleben zu können. Während unserer ersten Jahre entwickelt sich unser Nervensystem und bildet Millionen neuer neuronaler Verbindungen aus.[6] Später werden diese Verbindungen zurechtgestutzt, trotzdem entsteht der größte Teil unserer neuronalen Infrastruktur in unseren Säuglings- und Kleinkindjahren.

Die Menschen, zu denen wir die frühesten Beziehungen haben – also unsere Elternfiguren –, prägen die Art und Weise, wie unser Nervensystem strukturiert ist und aktiviert wird. Was sie tun (oder unterlassen), wenn sie mit uns in Kontakt treten, und wie wir darauf reagieren, wird in unserem Gehirn festgeschrieben (Experten für kindliche Entwicklung nennen das die »Serve and return«-Interaktion). Diese Muster bestimmen die Arbeitsweise unseres Gehirns. Sie aktivieren und steuern lebenslang unsere automatischen beziehungsweise instinktiven Gedanken, Gefühle und Verhaltensweisen – so lange, bis wir uns die Neuroplastizität unseres Gehirns zunutze machen, das heißt: seine Fähigkeit zur Veränderung.

Deine konditionierten Stressreaktionen

Unser Nervensystem spielt in unserem Dasein eine entscheidende Rolle. Es steuert die Organe unseres Körpers und unsere physiologischen Funktionen. Es kontrolliert unsere automatischen Gedanken, Gefühle und unser gewohnheitsmäßiges Verhalten. Und es bestimmt, wie sicher wir uns körperlich, geistig und seelisch fühlen, nicht nur mit uns selbst, sondern auch mit anderen Menschen. Wann immer wir einer – realen oder vermuteten – Bedrohung begegnen, löst dies eine Stressreaktion aus, die dazu führt, dass wir uns entweder aus der Bindung lösen oder darin verharren.

Du weißt vermutlich schon einiges über den Kampf-oder-Fluchtreflex unseres Körpers, der vom Nervensystem gesteuert wird. Kampf- oder Fluchtverhalten stellt sich ein, wenn unser Nervensystem physiologische Reaktionen auslöst wie erweiterte Pupillen, erhöhte Herz- und Atemfrequenz, weil wir einer realen oder vermeintlichen Bedrohung gegenüberstehen. Diese Reaktionen liefern uns die Energie, die wir brauchen, um uns der Gefahr zu stellen (Kampf) oder vor ihr wegzulaufen (Flucht). Unser Nervensystem kann auch den »Erstarrungs-« oder »Totstellreflex« auslösen, bei dem alle physiologischen Funktionen heruntergefahren werden, was für gewöhnlich dann passiert, wenn die Bedrohung zu massiv ist oder zu lange andauert. Weniger bekannt ist die *fawn response*, die auf Deutsch als »Bambi-Reflex« bezeichnet wird. (*Fawn* ist auf Englisch das Rehkitz und *to fawn* heißt so etwas wie »katzbuckeln« oder »sich einschmeicheln«.) Unser Nervensystem ist in Alarmbereitschaft, wir scannen ständig unsere Umgebung, um etwaige Bedrohungen zu erkennen und möglichst schon im Vorfeld zu entschärfen.

Diese Reaktionen unseres Nervensystems laufen automatisch ab, meist bemerken wir sie nicht einmal. Sie sind normal, natürlich und sogar gesund. Wir brauchen sie, um einer Gefahr entgegenzutreten (Kampf), vor ihr zu fliehen (Flucht), zu erstarren oder uns totzustellen oder in Krisen Verbundenheit aufrechtzuerhalten (Unterwerfung). Würde unser Nervensystem nie Stressreaktionen aktivieren, könnten wir nicht lernen, wie wir unsere Gefühle regulieren oder die Resilienz aufbauen, die wir brauchen, um mit einer Gefahrensituation fertigzuwerden und danach schnell in das physiologische und emotionale Gleichgewicht des Ruhezustands zurückgleiten zu können.

Nun haben aber viele von uns das Problem, dass ihr Nervensystem eben nicht in diesen entspannten Ruhezustand zurückkehrt. Stattdessen bleibt unser Körper in der Stressreaktion stecken, aber nicht unbedingt, weil wir den ganzen Tag unter Stress stünden. Obwohl viele von uns ein stressiges und hektisches Leben führen, können wir doch zwischen Stressreaktion und Ruhe hin- und herschalten, sofern unser Nervensystem in Ordnung ist. Leider beherrschen viele dieses Umschalten nicht, weil unser Körper es in den ersten Lebensjahren nicht gelernt hat.

Wenn wir in einem dauerhaft stressigen Umfeld aufgewachsen sind oder Elternfiguren hatten, die unsere körperlichen und emotionalen Bedürfnisse nicht erfüllen konnten, dann signalisiert unser Nervensystem uns immer noch, dass es brennt, obwohl die Asche längst erkaltet ist. Da unser Gehirn damals noch in der Entwicklung begriffen war, wurden die Stressreaktionen in den Standard-Betriebsmodus unseres Nervensystems eingeschrieben.

Und so ist unser Nervensystem vermutlich auch heute noch entsprechend programmiert, auch wenn nirgends Gefahr lauert. Diese konditionierten Stressreaktionen sind für unser Gehirn vertraut und bequem, wie eine alte Babydecke für ein älteres Kind, und zwar gleichermaßen auf emotionaler wie auf biologischer Ebene. Biologisch hat unser Nervensystem Schwierigkeiten, die Stressreaktion physiologisch abzustellen, auch wenn das Leben unter Dauerstress alles andere als optimal ist. Emotional fühlen wir uns unwohl, erregt, unbehaglich oder gelangweilt, wenn wir nicht in den vertrauten Stressmodus gehen können. Wenn wir als Kinder nichts als Stress, Chaos oder Vernachlässigung erlebt haben, sind wir vielleicht gar nicht fähig, Ruhe und Frieden zu erfahren, wenn wir nicht lernen, unsere Neurobiologie bewusst neu zu programmieren.

Das Schlimme an konditionierten Stressreaktionen ist, dass sie uns physiologisch in der Traumabindung zu anderen Menschen festhalten, selbst wenn wir längst erwachsen sind. Wenn unser Nervensystem in den Kinderjahren auf Stress gepolt war, dann fühlen wir uns instinktiv von Menschen angezogen, die diese automatischen Reaktionen in uns auslösen. (Mehr dazu später.) Unser dysreguliertes Nervensystem veranlasst uns, im Zusammenspiel mit anderen Menschen Situationen zu suchen oder herbeizuführen, in denen unsere vorhersagbaren Stressreaktionen ablaufen können. Das gibt uns körperlich ein Gefühl der Sicherheit und Kontrolle, auch wenn es nicht der Wirklichkeit entspricht. Ob wir dieses falsche Sicherheitsgefühl erleben, wenn wir Streit anfangen (Kampf), andere mit Nichtbeachtung strafen (Flucht), uns hinter unsere Mauern zurückziehen (erstarren oder totstellen) oder die Bedürfnisse anderer wichtiger nehmen als unsere eigenen (unterwerfen): Wir wiederholen diese Gewohnheiten, auch wenn sie sich in unseren Beziehungen nachteilig für uns auswirken oder dem widersprechen, was wir uns auf bewusster Ebene wünschen. Wir haben mit anderen Worten gar keine Wahl: Unser Gehirn ist auf Stress programmiert, ob wir nun allein sind oder mit anderen Menschen zusammen. In Kapitel 3 werden wir uns genauer ansehen, wie wir erkennen, ob wir im Stressmodus sind und was wir tun können, um ihn abzustellen.

Verändere dein Gehirn, um deine Beziehungen zu verändern

Obwohl unsere Beziehungsgewohnheiten in unserem Gehirn verankert sind, lassen sie sich verändern. Und obwohl es immer noch so einiges gibt, was wir über unseren Körper nicht wissen, so hat doch die Wissenschaft in jüngerer Zeit entdeckt, dass unser Gehirn unglaublich formbar ist. Es kann sich im Laufe der Zeit verändern, gleichgültig wie alt wir sind oder wie viel Stress beziehungsweise Traumata wir erlebt haben.

Der Begriff *Neuroplastizität* bedeutet, dass unser Gehirn während unserer gesamten Lebenszeit neue Verbindungen zwischen den Neuronen bilden kann. Wenn wir solche neuen neuronalen Schaltkreise anlegen, geben wir unserem Nervensystem Gelegenheit, neue instinktive beziehungsweise automatische Gedanken, Gefühle und Verhaltensweisen zu generieren. Kurz gesagt: Wir verändern den Standard-Betriebsmodus unseres Gehirns. Jede neue Erfahrung, die wir machen, jeder Mensch, den wir kennenlernen, geht einher mit dem Potenzial, neue neuronale Verbindungen zu bilden. Aber das Neu-Sein an sich ist noch nicht der entscheidende Punkt. Denn wenn wir auf neue Menschen und Erfahrungen mit den gleichen konditionierten Gedanken, Gefühlen und Verhaltensweisen reagieren, wie wir sie schon seit Kindertagen pflegen, dann verlässt auch unser Nervensystem seine eingefahrenen Bahnen nicht, sondern spult dieselbe Dynamik und dieselben Muster ab wie eh und je. Wenn wir unsere Schaltkreise wirklich verändern wollen, müssen wir unser Unbewusstes verändern. Wir müssen ändern, wie wir instinktiv denken, fühlen und handeln, ob nun im Kontakt mit Menschen, die wir gerade erst kennengelernt haben, oder mit jenen, die schon seit jeher um uns sind.

Unsere instinktiven Muster zu verändern ist nicht leicht. Anfangs fühlt sich das unangenehm an, weil es uns nicht vertraut ist. Aber es ist möglich. Der erste Schritt ist, sich dieser unbewussten Gewohnheitsmuster und Stressreaktionen gewahr zu werden und zu erleben, wie sie unsere Traumabindungen erschaffen und aufrechterhalten. Haben wir dies erst einmal erkannt, können wir uns ans Werk machen und sinnvollere Wege finden, um mit Stress umzugehen, solche, die unsere Resilienz stärken und sowohl uns wie auch unseren Beziehungen besser dienen.

Ich hoffe, dass dir mittlerweile klar ist, dass du in deinen Beziehungen nicht passiv zuschaust. Der Versuch, andere Menschen dazu zu bringen, sich selbst und ihr Verhalten zu ändern, damit wir uns besser fühlen, wird unsere Beziehungsprobleme nicht lösen. Die neuen wissenschaftliche Erkenntnisse, die wir hier heranziehen, zeigen dir, dass du die Macht hast, deine Beziehungen zu verändern, ganz egal, was jemand anderes tut oder nicht tut. Du musst nicht warten, dass sich jemand ändert. Du kannst den Wandel selbst angehen. Und dieser Wandel kann sofort beginnen.

Um zu verändern, wie wir mit anderen umgehen (und letztlich auch mit uns selbst), müssen wir unser Gewahrsein über das Gehirn hinaus ausdehnen und uns unserem *verkörperten Selbst* zuwenden. Unser verkörpertes Selbst ist die wechselseitige Verbindung von Körper, Geist und Seele, mit der wir uns im nächsten Kapitel beschäftigen.

Checkliste für deine emotionale Sicherheit

Nimm dir ein wenig Zeit, um über deine Beziehung zu deinen Elternfiguren nachzudenken. Welche der folgenden Aussagen treffen am ehesten auf deine Kindheitserfahrungen zu.

- ○ Wenn ich durcheinander war, haben emotional präsente Erwachsene mich getröstet und unterstützt.
- ○ Mir wurde vorgelebt, wie gesunde Grenzen aussehen und wie sich diese respektvoll kommunizieren lassen, ohne furchterregende Drohungen oder strenge Disziplinarmaßnahmen.
- ○ Ich hatte ausreichend Raum, um mich zu entwickeln und angemessenes Verhalten zu lernen. Kein Erwachsener hat mich in eine Elternrolle gedrängt, hat mich seine emotionalen Probleme lösen lassen, mir die Betreuung meiner jüngeren Geschwister übertragen oder mich als Bauer im Schachspiel um die Kontrolle anderer Menschen benutzt.
- ○ Mir wurde beigebracht, wie ich meine emotionalen Bedürfnisse sicher ausdrücken kann. Ich hatte mit Erwachsenen zu tun, die das emotionale Klima in unserem Heim nicht mit ihren eigenen Gefühlen kontrolliert haben. Mit Menschen, die mich regelmäßig fragten, wie es mir geht und jene emotionalen Erfahrungen, die ich mit ihnen teilte, wertgeschätzt haben.
- ○ Man lebte mir vor, wie ich meine emotionalen Bedürfnisse direkt ausdrücken kann. Ich hatte mit Erwachsenen zu tun, die um Hilfe bitten konnten, ohne manipulative Techniken, wie andere mit Schweigen zu bestrafen oder zu beschämen, Schuldzuweisungen zu verteilen oder Wutausbrüche auszuagieren.

- ◯ Die Erwachsenen in meinem Umfeld übernahmen die Verantwortung für ihr Tun und entschuldigten sich für ihre Rolle in Konflikten und anderen emotional schwierigen Situationen.
- ◯ Ich hatte genug Raum, um meine Individualität zu entwickeln. Die Erwachsenen in meinem Umfeld erlaubten mir, meine eigenen Gedanken und Ideen zu erkunden. Sie übten keinen Druck auf mich aus, damit ich mich an die Überzeugungen anderer (oder einer ganzen Gruppe) anpasste.
- ◯ Man hat mich ermutigt, meinen Interessen und Leidenschaften nachzugehen. Die Erwachsenen stellten mir Fragen dazu und ließen erkennen, dass sie sich für mich und meine Neigungen interessierten. Ich hatte Zeit zum Spielen und für spontane Aktivitäten ohne Stundenplan.

Je öfter du hier mit Ja geantwortet hast, desto wahrscheinlicher ist es, dass du als Kind sichere Bindungen hattest. Wenn du hingegen wie ich keine oder fast keine der oben geschilderten Erfahrungen gemacht hast, dann ist die Wahrscheinlichkeit hoch, dass du nicht die Sicherheit hattest, um deine Emotionen zu erforschen und auszudrücken. Die gute Nachricht ist, dass die Werkzeuge, die ich dir in diesem Buch vorstelle, dir ermöglichen werden, Sicherheit für dich selbst zu schaffen, gleichgültig wie du aufgewachsen bist.

Wie du deine Erfahrungen und Überzeugungen in Beziehungen erkundest

Nimm dir Zeit, um über die verschiedenen Beziehungen in deinem Leben nachzudenken. Fang mit deinen frühesten Bezugspersonen, deinen Elternfiguren an. Gehe den folgenden Fragen nach und halte deine Überlegungen auf den Zeilen unten fest.

Alternativ kannst du dir dafür auch extra ein Notizbuch oder ein Tagebuch zulegen.

Wie oft und wann wurden deine (körperlichen und/oder emotionalen) Bedürfnisse in der Kindheit erfüllt?

Wie oft und wann blieben deine (körperlichen und/oder emotionalen) Bedürfnisse in der Kindheit unerfüllt?

Wie oft und bei welcher Gelegenheit hat man in der Kindheit von dir verlangt, auf die (körperlichen und/oder emotionalen) Bedürfnisse anderer Menschen (auch deiner Elternfiguren) zu achten beziehungsweise sie zu erfüllen?

Wie oft und bei welcher Gelegenheit konntest du dich als Kind an deine Elternfiguren wenden, damit sie dich beschützen oder trösten, sodass du gelernt hast, anderen Menschen/deiner Umwelt zu vertrauen?

Wie oft und bei welchem Anlass hast du als Kind das Bedürfnis gehabt, dich vor deinen Elternfiguren zu verstecken, um in Sicherheit zu sein oder Trost zu finden (weshalb du nie gelernt hast, anderen Menschen oder deiner Umwelt zu vertrauen)?

____

____

Wie oft und wann hast du als Kind ein Gefühl der Freude oder des Vergnügens erlebt?

____

____

Wie oft und bei welcher Gelegenheit hast du als Kind spielerische Spontaneität erlebt?

____

____

Wie oft und wann haben deine Eltern oder andere Bezugspersonen dir vorgelebt, wie man Probleme durch Verhandeln und partnerschaftliches Denken löst?

____

____

Zu guter Letzt möchte ich dich noch bitten, deine Beziehungen als Erwachsene genauer anzuschauen. Gehe der Antwort auf die folgenden Fragen nach und halte sie auf den untenstehenden Zeilen oder in einem eigenen Notizbuch fest.

Wenn ich heute über Liebe nachdenke, gehe ich davon aus, dass

---

Wenn ich Überlegungen in Bezug auf Beziehungen anstelle, denke ich …

Wenn ich über die Liebe nachdenke, fühle ich …

Wenn ich an Beziehungen denke, fühle ich …

2
Erkunde dein verkörpertes Selbst

Hätte mich jemand vor zehn Jahren nach der Verbindung zu meiner Seele gefragt, hätte ich vermutlich laut losgelacht. *Meine Seele?* Zu jener Zeit wusste ich nicht, was oder wo meine Seele ist oder ob es sie überhaupt gibt, von irgendeiner Verbindung ganz zu schweigen. Nach acht Jahren Studium der klinischen Psychologie und einem Abschluss als Doktorin derselben hatte ich eine sehr akademische und mechanistische Sicht auf die Welt entwickelt. Ich war fest davon überzeugt, dass sich alles mit den harten Fakten der Wissenschaft erklären ließe. Und was die Wissenschaft nicht erklären konnte, war nicht real oder gesichert.

Zum ersten Mal hörte ich von meiner »Seele«, als ich noch sehr jung war. Ich wurde katholisch erzogen, besuchte bis zum Abitur eine kirchliche Schule, wo man von mir erwartete, dass ich jeden Sonntag zur Messe ging, wogegen ich mich meist wehrte. Dort lernte ich, wie die Kirche die Seele sah – als etwas Übernatürliches, Unwirkliches, das ich nie richtig verstand. Je mehr ich mich für Wissenschaft und Psychologie interessierte, desto weltfremder und abergläubischer erschien mir die christliche Vorstellung von der Seele.

Mein Blick darauf änderte sich, nachdem ich jene emotionale Krise hinter mir hatte, die ich heute als meine »dunkle Nacht der Seele« bezeichne. Sie zog herauf – wenig überraschend –, nachdem ich die To-do-Liste meiner zu erbringenden Lebensleistungen abgearbeitet hatte: einen Doktortitel erlangen, eine feste Beziehung eingehen und meinen Lebensunterhalt mit einer erfolgreichen eigenen Praxis verdienen. Obwohl ich all das geschafft hatte, verspürte ich immer noch keine Erfüllung. Stattdessen wurde mir immer mehr bewusst, wie isoliert und unsicher ich mich fühlte. Ich wusste nicht, wer ich war oder was ich wollte. Und so erging es mir schon seit Jahren, wenn nicht Jahrzehnten, obwohl ich Schwierigkeiten hatte, mir das einzugestehen. Ich nehme mal an, einigen von euch geht es ebenso. Und obwohl es auf den ersten Blick nicht so aussieht, ist dies meist der Anfang zu einem tieferen Verständnis deiner selbst. Bei mir begann dies (auch wenn ich das damals nicht sehen konnte), als ich wie aus heiterem Himmel emotional abstürzte, während ich mit meiner Partnerin Lolly Urlaub machte.

Wer von euch mein erstes Buch *Heile. Dich. Selbst.* gelesen hat, erinnert sich vielleicht noch an die Geschichte: Ich saß im Schaukelstuhl und schaufelte Haferbrei in mich hinein, während ich in einem Buch über emotional nicht verfügbare Mütter herumblätterte. Da überfiel mich mit einem Mal ein unkontrollierter, heftiger Weinkrampf. Damals verstand ich nicht ganz, was mir da widerfuhr: dass mir endlich zu Bewusstsein kam, keinerlei emotionale Verbindung zu meiner Familie zu haben, vor allem nicht zu meiner Mutter. Dieses Buch verhalf mir zu der Einsicht, dass ich diesen Mangel an Verbundenheit kompensierte, indem ich meine eigenen Bedürfnisse unter den Teppich kehrte und mein authentisches Selbst im Stich ließ, um mit ihr und den Menschen, die ich am meisten liebte, eine »Verbindung« herzustellen. Jahrelang hatte ich immer alles stehen und liegen und gelassen, um allen möglichen Menschen behilflich zu sein – ohne vorher sicherzustellen, dass ich auch selbst versorgt war. Wenn eine Freundin mich bat, doch ins Kino mitzukommen, zum Essen oder auf eine Wanderung, sagte ich immer Ja, auch wenn ich weder Lust noch Energie dafür übrig hatte. Wenn ein geliebter Mensch emotionale Unterstützung brauchte, tat ich alles, um ihn oder sie zu trösten, auch wenn das hieß, dass ich dafür mein eigenes körperliches oder emotionales Wohlbefinden gefährdete. Ich hatte ständig Angst, selbstsüchtig zu sein, wenn ich meine eigenen Bedürfnisse zuerst erfüllte.

Es entbehrte nicht einer gewissen Ironie, dass es mir kein bisschen half, dass ich die Bedürfnisse der anderen über meine eigenen stellte: Ich fühlte mich in *keiner* meiner Beziehungen sicher, wertgeschätzt und geliebt. Stattdessen kam ich mir hohl vor, einsam und innerlich unerfüllt. Und diese Gefühle überrollten mich wie die hereinbrechende Flut, als ich in den Ferien lesend im Schaukelstuhl saß. Da meine Bedürfnisse chronisch unerfüllt blieben, fühlte mein Körper sich nie sicher genug, um den Überlebensmodus abzuschalten und mir genug Raum zu geben, um die tieferen Interessen und Wünsche meines authentischen Selbst zu erkunden.

In jenem Augenblick fing ich an zu erkennen, wie ich mich stets darum gedrückt hatte, mich mit diesen unangenehmen Gefühlen auseinanderzusetzen. Ich hatte immer von anderen erwartet, dass sie sie zum Verschwinden brachten, damit ich mich besser fühlte. Und wenn das meinen Angehörigen, Freunden oder Liebespartnerinnen nicht gelang, fühlte ich mich nur noch trauriger und leerer. Schließlich war ich frustriert und wütend, dass die anderen mich nicht »retten« konnten, indem sie das tiefe Loch in meinem Inneren ausfüllten.

Anders als uns dies in der Familie und in den Medien (Hallo, Disneyfilme und romantische Komödien) vermittelt wird, gibt es den perfekten Partner oder die perfekte Beziehung nicht. Und selbst wenn es sie gäbe, könnten sie uns doch nicht von unserem Schmerz befreien. Es ist nicht die Aufgabe anderer Menschen, uns zu retten oder ganz zu machen, weil wir das nur selbst können und weil wir ganz sind, so wie wir sind. Wir alle sind nur Menschen, die ihr Bestes tun, und romantisierende Vorstellungen von Beziehungen zu haben ist der sichere Weg in die Enttäuschung. Gleichzeitig müssen wir lernen, es auszuhalten, wenn wir andere Menschen enttäuschen. Viele von uns wurden mit idealisierten Moralvorstellungen erzogen, die uns vermitteln sollten, was aus uns einen »guten Menschen« macht. Wir waren umgeben von familiären, kulturellen, religiösen und gesellschaftlichen Botschaften, die uns dazu aufforderten, das Wohlbefinden anderer Menschen über unser eigenes zu stellen und uns dazu brachten, uns selbst zu vernachlässigen, um Schuldgefühle zu vermeiden.

Eine meiner deutlichsten Kindheitserinnerungen ist, wie ich mit meiner Mutter Entschuldigungen einstudierte, nachdem ich ihr gesagt hatte, dass ich keine Lust hätte auf die Party einer Freundin zu gehen. Sie erklärte mir, wie man eine glaubhafte Entschuldigung findet und vorbringt, und dann übten wir gemeinsam. Danach rief ich meine Freundin an und trug die Entschuldigung vor, die wir erfunden hatten, während gleichzeitig die Furcht meinen zehnjährigen Körper schüttelte. Natürlich meinte meine Mutter es nur gut, sie wollte nicht, dass ich unhöflich wirkte. So war sie schließlich selbst auch erzogen worden. Aber diese Konditionierung legte das Fundament für die Vorstellungen von einem »guten Menschen«, die ich heute noch in mir trage, vor allem wenn ich Schwierigkeiten habe, eine Einladung ohne »akzeptablen« Grund abzulehnen. Meist erkläre und rechtfertige ich mich dann viel zu viel. Ich wollte anderen unbedingt zu Gefallen sein, damit sie mich mochten und ich hatte eine Heidenangst, jemanden zu enttäuschen oder gegen mich aufzubringen.

In Wahrheit ist es so: Je eher wir uns von der Illusion verabschieden, wir selbst und unsere Beziehungen müssten perfekt sein, desto eher können wir uns auf die chaotische und verletzliche Reise einlassen, die die Liebe ist. Wir müssen nicht länger glauben, dass man uns verlassen wird, wenn wir nicht etwas Bestimmtes tun oder sagen, denn das ist nicht der Fall, auch wenn unser Geist uns das einreden will. Wirklich gesunde Beziehungen erfordern Engagement, damit man aus den Augenblicken der Differenz und Uneinigkeit lernen kann. Das geht mithilfe von emotionaler Regulierung, aktiver Kommunikation, Konfliktlösung, Wiedergutmachung (mehr darüber in den folgenden Kapiteln) und Kompromissen.

Das hört sich anstrengend an – was es für mich zu jener Zeit auch war. Doch die Bewusstheit, die ich mir in meiner dunklen Nacht der Seele erarbeitet habe, war das größte Geschenk, das ich je erhalten habe. Diese Klarheit führte unmittelbar an den Anfang meiner SelfHealing-Reise, weil ich damals begann, Verantwortung zu übernehmen und mich zu stärken, damit ich aktiv den Wandel herbeiführen konnte, den ich so sehr brauchte. Diese Verantwortung übertrug ich auch auf meine Beziehung zu anderen Menschen: Ich war die einzige Person, die realistischerweise sicherstellen konnte, dass all meine Bedürfnisse erkannt und erfüllt wurden. Und erst als meine Bedürfnisse erfüllt wurden, fühlte ich mich sicher genug, um die Menschen um mich herum meine naturgegebenen und authentischen Talente sehen zu lassen.

Zum ersten Mal überhaupt erkannte ich, dass die wichtigste Beziehung in meinem Leben die zu mir selbst ist. Mir wurde klar, dass ich, wenn ich mir meine tiefsten Wünsche und Bedürfnisse nicht ehrlich eingestehen konnte, niemals eine echte und authentische Bindung zu jemand anderem würde eingehen können. Ehrlich zu mir selbst zu sein war der erste Schritt zu authentischen Beziehungen mit anderen Menschen. Um einige meiner konditionierten Verhaltensweisen zu durchbrechen, gewöhnte ich mir an, eine kurze Pause einzulegen, wann immer ich merkte, dass ich darüber nachdachte, was ich tun »sollte« (oder nicht) oder wie ich reagieren »sollte« (oder nicht). Diese Empowerment-Pause ist eine Übung (die ich auf Seite 95 näher erläutere), die mir Gelegenheit gab festzustellen, ob ich eigentlich etwas anderes lieber hätte oder brauchte.

In den nächsten Jahren konzentrierte ich mich darauf, meine eigenen Wünsche und Bedürfnisse zu erforschen. Als ich deutlicher sah, was meine Wahrheit war, konnte ich mich aus Beziehungen verabschieden, die sich nicht länger richtig anfühlten. So entstand der Raum, den ich brauchte, um all meine Anteile zu akzeptieren und mich um sie zu kümmern – nicht nur um diejenigen, für die ich von außen Bestätigung bekam. Meine authentischen Bedürfnisse zu erkennen war alles andere als leicht. Es hieß, dass ich lange Jahre kindlicher Konditionierungen abschälen musste, die mich zu einer Art zu denken, zu fühlen und zu handeln getrieben hatten und meinen Interessen nicht dienlich waren. Je mehr ich diese tief verwurzelten Konditionierungsschichten ablegen konnte, desto klarer trat mein authentisches Selbst hervor: die Person, die ich im Innersten bin. Und mein authentisches Selbst war keineswegs nur ein Teil von mir. Es war *alles*, was ich bin. Endlich merkte ich, dass ich eine einmalige, einzigartige Art und Weise besaß, in dieser Welt zu leben: eine Essenz, die mich zu *mir selbst* machte.

Bis es mir schließlich dämmerte: Das ist meine Seele. Meine Seele ist meine Essenz. Sie ist es, die mich zu dem besonderen Individuum macht, das ich bin. Eine Energie, die nur mir eigen ist, die um die Menschen und Dinge herumwirbelt, die zu meinem Leben gehören. Eine Energie, die einen individuellen Ausdruck ermöglicht, den niemand sonst im Universum haben kann.

Je umfassender sich mein Erwachen vollzog, desto mehr Literatur fiel mir in die Hände, die mit der Verbindung zwischen Geist und Körper zu tun hatte. Dazu gehören zum Beispiel Forschungsarbeiten aus dem Bereich der Quantenmechanik, die uns wissenschaftliche Belege für die »Seele« liefert. Quantenmechanik ist das Studium der Welt, wie sie sich auf der subatomaren Ebene verhält. Oder wie John Horgan im *Scientific American* schreibt: »die präziseste und stärkste Theorie der Wirklichkeit, die die Wissenschaft liefern kann.«[7] Die Quantenmechanik verhilft uns zu der Erkenntnis, dass alles in unserer Welt, auch du und ich, Energie und Materie ist. Obwohl die meisten Menschen sich eher mit der materiellen Existenz ihres physischen Körpers identifizieren, sind wir doch auch unsichtbare Energie, die alle physikalischen Erfahrungen mit Leben erfüllt. In unserem Innersten haben wir eine einzigartige Schwingungsenergie – die wir als unsere Seele bezeichnen können. Diese interagiert mit der Welt um uns herum.

Dass ich das Konzept »Seele« wissenschaftlich verstehen konnte, war für mich ausschlaggebend. Zu jener Zeit hatte ich das Gefühl, eine wissenschaftliche Bestätigung für diesen lebendigsten Teil meines Daseins zu brauchen. Doch sobald ich diese Bestätigung hatte, war mir klar: Ich musste lernen, wie ich mit diesem innersten Bereich meiner selbst in Kontakt treten konnte, wenn ich all meine Bedürfnisse erfüllen und mein ganzes Sein heilen wollte – auch meine Beziehungen zu anderen Menschen.

Vielleicht glaubst du nicht an so etwas wie die Seele, wie ich früher ja auch nicht. Oder du glaubst zwar, dass es sie gibt, hast aber keine Vorstellung, wo sie sein könnte. Was immer du in puncto Seele auch glauben oder empfinden magst, dieses Buch wird dir helfen, Kontakt zu diesem tiefinnersten Bereich deiner selbst aufzunehmen. Das ist der nächste Schritt auf deiner Reise. Und er wird dich in die Lage versetzen, die Liebe zu sein, die du suchst.

Bevor du aber Verbindung zu deiner Seele aufnehmen kannst, musst du lernen, dich wieder mit deinem Körper zu verbinden und dein Unbewusstes erkunden. Auf diese Weise können wir unser verkörpertes Selbst integrieren und all unsere verkörperten Beziehungen zu anderen Menschen.

Dein verkörpertes Selbst verstehen

Wir sind, was wir denken. Das glauben zumindest viele Menschen – was wir dem französischen Philosophen René Descartes verdanken, der von sich sagte: »Ich denke, also bin ich.« Dabei sind wir deutlich komplexer als die Gedanken, die uns durch den Kopf gehen. Wenn wir eine Beziehung führen, dann tun wir das mit Körper, Geist und Seele. Aus eben diesem Grund können wir unser Leid nicht beenden oder unsere Beziehungen verändern, indem wir nur unsere bewussten Gedanken ändern.

Um wahrhaft Heilung zu finden, müssen wir unser verkörpertes Selbst verstehen. Unser verkörpertes Selbst ist der vernetzte Ausdruck unseres Körpers, unseres Geistes (sowohl des bewussten wie des unbewussten Teils) und unserer Seele beziehungsweise unseres authentischen Selbst. Unsere Seele und unser authentisches Selbst sind ein und dasselbe. Beide stehen für unsere Essenz, für das, was wir im tiefsten Inneren sind. Daher werde ich die beiden Begriffe in diesem Buch gleichbedeutend verwenden.

Wir können anfangen, unser authentisches Selbst zu verkörpern, indem wir sicherstellen, dass wir unsere Bedürfnisse erfüllen. Wir haben drei verschiedene Arten von Bedürfnissen:

- *Körperliche Bedürfnisse:* nährstoffreiche Lebensmittel, Sauerstoff und reines Wasser, ausreichend Ruhe und wohltuende Bewegung
- *Emotionale Bedürfnisse:* sich sicher genug zu fühlen, um sich authentisch auszudrücken und mit anderen Menschen in Verbindung zu treten
- *Spirituelle Bedürfnisse:* in Verbindung zu treten mit den uns innewohnenden Leidenschaften, unserer Kreativität, unserer Fantasie und unserem Lebenssinn

Wenn wir all diese Bedürfnisse erfüllen können, fühlen wir uns in dieser Welt sicher verankert und können bewusst auf sie reagieren. Wir fühlen uns sicher genug, um in unseren Beziehungen unser wahres Selbst zu zeigen, sodass wir authentische Bindungen zu anderen Menschen eingehen können.

Theoretisch haben wir alle in der Kindheit, durch die Interaktion mit unseren Bezugspersonen, gelernt, wie wir diese Bedürfnisse selbst erfüllen können. Wie viele Eltern nur zu gut wissen, sind Kleinkinder für die Bedürfniserfüllung vollständig von ihren Bezugspersonen abhängig. Angesichts der Tatsache, dass es mit einer enormen Verantwortung verbunden ist, für einen anderen Menschen zu sorgen, ist es niemals wichtiger, sich bestmöglich auch um die Erfüllung der eigenen Bedürfnisse zu kümmern. Wie du in diesem Buch immer wieder erfahren wirst, kannst du die belastenden Momente, wie sie die Verantwortung für einen anderen Menschen unweigerlich mit sich bringt, nur dann meistern, wenn dein Körper bekommt, was er braucht. Die Eltern unter euch haben verständlicherweise oft weder die Zeit noch die Energie oder die finanziellen Ressourcen für eine unterstützende Kindererziehung, vor allem wenn euer Kind noch klein ist oder ihr mehrere Kinder habt. Heutige Eltern haben meist keinen Kontakt zu den Nachbarn oder der Gemeinde. Daher fehlt es ihnen an der praktischen und emotionalen Unterstützung, die man für gewöhnlich auf dem Dorf hat. Derart überarbeitet können sie kaum ihre eigenen Bedürfnisse erfüllen und sind oft physiologisch außerstande, für die Bedürfnisse anderer Menschen zu sorgen.

Ich möchte alle Eltern unter euch ermutigen, euer Mitgefühl immer auch auf euch selbst auszudehnen. Vor allem, wenn ihr Scham oder andere unangenehme Gefühle verspürt, wenn ihr in diesem Buch über die Auswirkungen unerfüllter kindlicher Bedürfnisse lest. Meiner Ansicht nach gibt es keinen Faktor, der stärker auf die Gesellschaft einwirkt als die Rolle der Eltern. Als Menschen sollten und müssen wir uns einig darüber sein, dass die Elternschaft als der heilige Akt gewürdigt werden sollte, der sie ist. Dementsprechend sollte die Unterstützung von Eltern oberste Priorität haben.

Wenn du dir regelmäßig Zeit für kurze Momente der Selbstfürsorge nimmst, kannst du angesichts der überwältigend anstrengenden Erfahrung des Elternseins ruhig und geerdet bleiben. Regelmäßige Selbstfürsorge verändert, wie wir mit unseren Kindern umgehen, und gibt ihnen darüber hinaus ein Beispiel, wie sie auf gesunde Weise sich selbst an erste Stelle setzen können.

Als Erwachsene können wir lernen, wie wir unsere physischen Bedürfnisse erfüllen, indem wir auf unseren Körper hören. Wir müssen unseren körperlichen Empfindungen mehr Aufmerksamkeit entgegenbringen, da sie der eigentliche Ursprung unserer Gedanken und Gefühle sind. (Bleib dran, ich erkläre das gleich!) Des Weiteren müssen wir uns unseres Unbewussten und unserer konditionierten Gedanken, Gefühle und Gewohnheiten bewusst werden, die dort abgespeichert sind und den Großteil unserer Reaktionen im Alltag steuern. Und schließlich müssen wir lernen, wie wir Zugang zu unserer Intuition finden und Vertrauen in unsere Instinkte entwickeln, damit wir die einzigartige Essenz ausdrücken und verkörpern können, die uns zu den Menschen macht, *die wir sind*.

Was also heißt es, etwas zu verkörpern? Wenn wir etwas verkörpern, dann sind wir als ganze Person beteiligt: mit Körper, Geist und Seele. Dabei handelt es sich keineswegs um drei getrennte Einheiten, sondern um ein integriertes Selbst. Integration geschieht, wenn einzelne Teile sich zu einem Ganzen verbinden. Dabei lässt sich Integration eher mit einem Fruchtsalat vergleichen als mit einem Smoothie: Jede Zutat behält ihre individuellen Qualitäten, aber alle zusammen bilden etwas, das viel köstlicher ist als die einzelnen Teile. (Danke, Dr. Daniel Siegel für dieses schöne Bild.)

Wenn wir unser verkörpertes Selbst integrieren oder unsere Wünsche, Absichten und Handlungen in Einklang bringen, können wir uns in unseren Beziehungen sicher und vollständig zeigen. Ist dies der Fall, können wir anderen Menschen neugierig, einfühlsam und offen begegnen und auch ihnen die Sicherheit schenken, die sie brauchen, um ihr authentisches Selbst zu entwickeln.

Und wenn wir eine Verbindung zu unserem Körper und unseren Gefühlen haben, können wir eine sichere, authentischere Bindung zu einem anderen Menschen eingehen. Eine derart authentische emotionale Bindung bedeutet, dass wir uns auf diesen Menschen einstellen und nachvollziehen können, was dieser Mensch möglicherweise erlebt. Wir sind offen und aufnahmebereit, und wir reagieren auf Veränderungen in dessen emotionaler Welt. Wir registrieren emotionale Signale, auch wenn diese nicht ausgesprochen werden – was wiederum nicht bedeutet, dass wir ständig all unsere Antennen auf diesen Menschen ausrichten. Das ist gar nicht möglich, nicht einmal für die Wohlmeinendsten unter uns. Und an alle Eltern, die ihre früheren Reaktionen (ganz oder teilweise) bedauern: Ich hoffe sehr, dass ihr euch diese Augenblicke verständlicher Erregung oder mangelnder Verbundenheit verzeihen und mitfühlend damit umgehen könnt. Jeder einzelne von uns kann sich gratulieren, wann immer er oder sie es schafft, sich nach Augenblicken der inneren Trennung seinen Lieben wieder zuzuwenden, um die Sicherheit in dieser Beziehung zu verstärken.

Teilen wir diese tiefer gehende und sichere Verbundenheit zumindest gelegentlich, legen wir damit das Fundament für eine authentische, wahre emotionale Verbindung. Wenn zwei Menschen sich sicher genug fühlen, ganz *sie selbst* zu sein, können sie eine Beziehung wechselseitiger Abhängigkeit eingehen, in der ihre Verschiedenheit Raum hat, während sie gleichzeitig verbunden bleiben und partnerschaftlich handeln. Wir sind fähig, unsere einzigartige Energie, unsere Gaben auszudrücken, und können der anderen Person erlauben, dasselbe zu tun. Wechselseitige Abhängigkeit ist das Gegenteil von Co-Abhängigkeit. Bei der Co-Abhängigkeit sind einer oder mehrere Menschen in einer Beziehung vom anderen oder den anderen abhängig, was ihr Selbstbild angeht. Sie können ihre individuelle Verschiedenheit nicht beibehalten, während sie diese Beziehung führen. In einer wechselseitig abhängigen Beziehung können wir echte Diversität verkörpern und feiern, indem jede und jeder einzelne anders denkt, fühlt und handelt als die anderen Beteiligten.

Wenn wir solch eine Dynamik herstellen können, schaffen wir eine Bindung, die uns gemeinsam erfolgreicher werden lässt, als jeder der Beteiligten es alleine wäre. Wir bringen unsere natürlichen Stärken und Talente in die Beziehung ein, weshalb wir in der Gruppe mehr erreichen. (Mehr über dieses Phänomen, das man als »soziale Kohärenz« bezeichnet, in Kapitel 10.) Das ist wie bei einem Sportteam: Jede Spielerin ist an sich eine großartige Athletin, aber die Mannschaft erreicht mehr, wenn jede auf ihrer Position spielt und ihre speziellen Talente einbringt. So werden wir besser, als jede einzelne Spielerin es sein könnte. Wir werden ein Gewinnerteam.

Wir werden in den folgenden Kapiteln noch mehr über diesen dreischrittigen Prozess sprechen, der zum Ausdruck deines authentischen Selbst führt. Der erste Schritt ist für alle von uns derselbe: Wir beginnen damit, uns wieder mit unserem Körper zu verbinden. Obwohl jeder von uns unter einzigartigen Umständen lebt, möchte ich erzählen, wie ich mein authentisches Selbst entdecken und verkörpern lernte. Ich hoffe, dass dir dies auf deiner individuellen Reise hilft.

Wie ich anfing, meine körperlichen Bedürfnisse zu erfüllen

Vor meiner dunklen Nacht der Seele fühlte ich mich von den Menschen um mich herum immer stärker getrennt. Mit dem Ergebnis, dass ich immer einsamer wurde. Außenstehenden wäre dieses Gefühl der Einsamkeit, das ich damals empfand, vielleicht widersinnig erschienen. Ich lebte den Großteil meines Erwachsenendaseins als serielle Monogamistin; die Monate, die ich ohne Partnerin verbrachte, ließen sich an einer Hand abzählen. Ich hatte einen großen Freundeskreis, ständig irgendwelche Verabredungen und eine Familie, die mich sehen wollte, so oft es nur ging.

Obwohl ich all diese Menschen in meinem Leben hatte, war ich nach meinem Gefühl der Inbegriff des Klischees »allein in einem überfüllten Raum«. Im Innersten fühlte ich mich den Menschen in meiner Umgebung nicht verbunden und von ihnen nicht unterstützt, ja noch nicht einmal gesehen. Mit dem Ergebnis, dass ich mir einbildete, meine Beziehungen seien nicht gut genug. Ich erwartete von meinen Partnerinnen immer eine tiefe emotionale Beziehung. Wenn diese sich nicht einstellte, war ich enttäuscht, desillusioniert und entwickelte mit der Zeit eine unterdrückte Wut. Wenn ich mal ein Wochenende allein mit einer meiner Partnerinnen verbringen konnte, erhoffte ich mir davon stets eine sinnstiftende Verbundenheit. Blieb diese aus, gab ich meiner Partnerin die Schuld. Oder ich setzte große Hoffnungen auf ein Abendessen im Freundeskreis. Doch kaum war der Abend angebrochen, schien die Liebe und Verbundenheit, nach der ich mich sehnte, außer Reichweite. Dann fühlte ich mich verletzt, unbedeutend und klinkte mich vollkommen aus. Mein Groll wurde langsam immer größer, bis ich, je nachdem, die Freundschaft beendete oder mich von meinen Partnerinnen trennte.

In meinen Zwanzigern erklärte ich mir mein permanentes Unglück, indem ich mir sagte: »Du bist noch jung. Du lebst in New York. Du hast Spaß. Sich hin und wieder desillusioniert zu fühlen, ist normal.« Als ich dann in eine andere Stadt zog, weniger Freunde hatte und weniger gesellschaftlichen Aktivitäten nachging, wurde ich noch unzufriedener. Während meiner klinischen Ausbildung merkte ich, dass meine Kolleginnen ein Verhalten an den Tag legten, das ich bislang nicht oft gesehen hatte: Sie waren in Kontakt mit ihren Gefühlen und konnten sie viel offener mit anderen teilen als ich.

Als ich anfing, meine Gefühle zu erkunden und die Art, wie ich sie seit Jahren unterdrückte, erkannte ich allmählich, welche Rolle ich in all meinen Beziehungen spielte. Dadurch, dass ich mich selbst immer abkoppelte, erzeugte ich erst die Leere, Einsamkeit und Unzufriedenheit, die ich verspürte; diese Gefühle wurden nicht von anderen verursacht. Ich hatte den Kontakt zu mir selbst vollkommen verloren, erwartete aber immer von den Menschen in meiner Umgebung, dass sie meine Gefühle errieten und meinen Kummer linderten, indem sie mir sozusagen andere Emotionen implantierten. Ich verlangte von anderen, mich zu »kennen«, aber kannte mich selbst nicht einmal ansatzweise gut genug, um mich ausdrücken zu können. Die Wahrheit? Wenn ich mich selbst nicht in meiner Ganzheit kannte – Körper, Geist und Seele –, wie sollte ich mich da mit irgendwem um mich herum ganzheitlich verbinden?

Ich begann meine Reise der Heilung instinktiv bei meinem Körper, als mir bewusst wurde, wie massiv mein physischer Zustand aufgrund von Dauerstress dysreguliert war. Ich erfüllte meine körperlichen Bedürfnisse nicht, auch wenn ich genug zu essen und einen Platz zum Schlafen hatte. Ich stopfte in mich hinein, was gerade griffbereit war, auch wenn es sich um chemisch verarbeitete Produkte handelte, um Industriezucker, Gluten und Alkohol. All das heizte Entzündungsprozesse in meinem Körper und Gehirn an, weshalb ich mich nicht gut fühlte. Meine Schlafgewohnheiten waren chaotisch: Manchmal ging ich früh zu Bett, dann wieder blieb ich auf bis in die Puppen. Meist wachte ich müde und unausgeruht auf, selbst wenn ich acht Stunden geschlafen hatte. Auch an meiner Atmung zeigte sich, dass ich unter chronischem Stress litt: Ich atmete schnell und flach, nicht tief und ruhig, sodass auch die Atmung keine Entspannung brachte. Jahrzehntelang hatte ich Probleme mit dem Darm und konnte mich kaum konzentrieren. Immer wieder erlebte ich eine mentale Leere, bei der mein Geist sich einfach ausklinkte.

Als ich anfing, auf meinen Körper zu hören und seine Bedürfnisse wahrzunehmen, erkannte ich, dass ich zu wenig lebenswichtige Nährstoffe zu mir nahm und zu gestresst war, was schließlich zur vollständigen körperlichen und geistigen Erschöpfung geführt hatte. Mit der Zeit wurde mir bewusst, dass ich die Fürsorge für meinen Körper als weitere Pflicht betrachtete, die sich zwischen mich und das Bedürfnis meines Körpers nach »Entspannung« stellte. Dabei war die Fürsorge für meinen Körper das, was ich unbedingt brauchte, um echte Entspannung zu finden. Ohne äußere Motivation oder Bestätigung – zum Beispiel durch eine Trainerin, die mich anspornte, oder den Wunsch, etwas an meiner äußeren Erscheinung zu verändern – konnte ich mich einfach nicht aufraffen, etwas für mich zu tun. Die körperliche Dysregulation, die das Resultat meiner täglichen Selbstvernachlässigung war, schadete nicht nur mir selbst, sie beeinflusste auch, wie ich meine Beziehungen führte, die ein Spiegel meiner katastrophalen körperlichen

Situation waren. Ein schräger Blick, ein falsches Wort – oder nur meine verzerrte Wahrnehmung – und schon sorgte ich mich voller Panik, dass mein Gegenüber mich nicht liebte oder sauer auf mich war.

Kennst du das Gefühl, Hunger oder Fieber zu haben und nicht in der Lage zu sein, dich um etwas anderes zu kümmern als deine alles verzehrenden körperlichen Bedürfnisse? In diesen Zustand geraten wir, wenn wir zu wenig Vitalstoffe zu uns nehmen, nicht genug oder unruhig schlafen, uns nicht oder zu viel bewegen, permanent körperlich oder emotional mehr Stress erleben, als unser Körper verkraften kann. Diese unerfüllten körperlichen Bedürfnisse ziehen nicht unbedingt sofort akute Symptome nach sich. Aber der stete Tropfen solcher Momente der Vernachlässigung führt am Ende zu einer Regulationsstörung, die chronisch wird. Unser Körper fühlt sich nicht sicher, mit dem Ergebnis, dass unser Nervensystem sich nicht selbsttätig regulieren kann. Und so sind wir im Umgang mit anderen Menschen zornig, ängstlich, abwesend oder stehen unter Hochspannung.

Heute entscheide ich mich jeden Tag bewusst dafür, mein Nervensystem zu regulieren, indem ich mich um meinen Körper kümmere. Vermutlich unterscheiden sich deine körperlichen Bedürfnisse von meinen, dennoch möchte ich dir hier ein paar der Maßnahmen vorstellen, die ich ergriffen habe, um besser für meinen Körper zu sorgen. Mehr zu diesem Thema wirst du in Kapitel 5 erfahren.

- Ich reduzierte meinen Konsum von Gluten, Alkohol und industriell verarbeiteter Nahrung beziehungsweise Zucker stark, um die chronischen Entzündungen zurückzufahren, die durch diese Nahrungsmittel verursacht werden.

- Wann immer möglich, entschied ich mich für Vollwertkost, damit meine Körperzellen mehr Nährstoffe erhielten.
- Ich ging abends (wenn möglich) stets zur selben Zeit ins Bett, damit mein Schlafzyklus sich regulierte und die Cortisolspitzen zurückgingen, die ein unregelmäßiger Schlaf mit sich bringt.
- Ich legte Wert darauf, Morgenlicht zu erleben, um meinen Tag-und-Nacht-Rhythmus zu regeln, was bedeutete, dass ich immer acht bis neun Stunden Schlaf hatte, in denen mein Körper ruhen und seine Reparaturarbeiten ausführen konnte.
- Ich fing an, täglich die tiefe Bauchatmung zu üben, um meinen Körper mit dem nötigen Quantum Sauerstoff zu versorgen und meinem Nervensystem zu helfen, besser auf Stress zu reagieren.

Nach einigen Monaten, in denen ich auf diese Weise auf meinen Körper gehört und seine Bedürfnisse erfüllt hatte, fühlte ich mich ausgeruhter, energiegeladener und friedvoller. Ich fühlte mich stärker mit ihm in Verbindung und konnte ihn besser steuern.

Mein Unbewusstes beobachten

Mit wachsendem Vertrauen, dass ich meinem Körper etwas Gutes tun konnte, wandte ich meine Aufmerksamkeit meinen emotionalen Bedürfnissen zu. Ich fing an, mein Unbewusstes zu erkunden – jenen tiefliegenden Teil unserer Psyche, in dem alle kindlichen Konditionierungen gespeichert sind, zusammen mit unseren Erinnerungen, Überzeugungen, Interessen und Leidenschaften.

Lange Zeit dachte ich, mir dessen bewusst zu sein, was ich denke und fühle. Schließlich dachte ich doch dauernd über meine Gedanken nach und suhlte mich geradezu in meinen Gefühlen. Ich war ja nicht umsonst Psychologin! Erst mit der Zeit wurde mir klar, dass mein bewusstes Denken und Fühlen nur einen kleinen Teil dessen ausmachten, was ich tatsächlich dachte und empfand. Der Großteil meiner mentalen Welt lag unterhalb der Bewusstseinsschwelle und wurde vom Unbewussten gesteuert, das für etwa 95 Prozent unseres gewohnheitsmäßigen Denkens, Fühlens und Handelns verantwortlich ist. Um meine emotionalen Bedürfnisse besser zu verstehen, musste ich das Licht des Gewahrseins auf mein Unbewusstes richten. Und das ist keineswegs unmöglich.

Meine psychoanalytische Ausbildung und all das, was ich über die Macht des Bewusstseins gelernt hatte, half mir, meinem Unbewussten auf die Spur zu kommen. Ich registrierte die automatischen, konditionierten Verhaltensweisen, die ihm täglich entsprangen. Und ich merkte, dass es ein Unterschied war, ob ich Gewahrsein entwickelte oder mir meine Gedanken und Gefühle bewusst machte und mich dann in einen endlosen Zyklus übermäßigen Analysierens und Sorgens hineinziehen ließ, in dem mein Denken quasi Amok lief. Das hatte ich die letzten Jahrzehnte so getan. Gewahrsein hingegen heißt einfach wahrzunehmen oder zu beobachten, nicht zu denken. Mich darin zu üben, als neutrale Beobachterin in bewusstem Selbst-Gewahrsein meinen Geist zu erforschen, erlaubte mir, mich als getrennt von den gewohnheitsmäßigen Gedanken zu erleben, die mein Dasein – zusammen mit den sie begleitenden Gefühlen und Verhaltensweisen – jahrelang überwuchert hatten. Ich merkte recht schnell, dass die Art, wie ich mich in der Welt bewegte – meine ureigenste Art des Seins – hauptsächlich auf alten Kindheitswunden beruhte, auf Bewältigungsstrategien, die ich damals erlernt hatte.

Nachdem ich mir angewöhnt hatte, für mein körperliches Wohl zu sorgen, stellte ich fest, dass ich immer nur dann etwas aß, wenn es üblicherweise Zeit für Frühstück, Mittag- oder Abendessen war oder wenn andere Menschen um mich herum aßen. Hatte ich Hunger, wenn gerade keine Essenszeit war oder nicht schon jemand am Tisch saß, dann nahm ich nichts zu mir, auch wenn ich dadurch aus dem Gleichgewicht geriet. Manchmal wurde ich sogar wütend auf andere Leute, weil sie nichts aßen, während ich doch Hunger hatte. Bei anderer Gelegenheit stopfte ich sehr schnell irgendetwas in mich hinein, das weder nahrhaft war noch wichtige Nährstoffe enthielt. Das war keine bewusste Entscheidung. Es lag auch nicht daran, dass ich mir nichts anderes hätte machen oder besorgen können. Es war einfach eine Konditionierung aus der Kindheit, die die Essensgewohnheiten meiner Familie fortschrieb, wonach ich nur zur »Essenszeit« etwas zu mir nehmen »sollte«, und auch nur das, was andere auch aßen.

Je mehr Zeit verging, umso klarer wurde mir außerdem, dass meine rigiden Überzeugungen in puncto Arbeitsmoral meinem Körper ebenfalls schadeten. Als ich ein Kind war, schenkte meine Mutter mir stets Aufmerksamkeit, wenn ich etwas leistete: wenn ich in der Schule Einsen bekam oder als Star-Werferin ein Softballspiel für meine Mannschaft entschied. Angesichts der massiven Bestätigung, die ich für solche Erfolge erhielt, wurde ich zur Overachieverin. Letzteres ist einer der sieben Archetypen des inneren Kindes (die wir uns in Kapitel 4 genauer ansehen werden). Du kennst sie vermutlich, wenn du mein erstes Buch *Heile. Dich. Selbst.* gelesen hast. Overachiever bringen Leistung, um Aufmerksamkeit, Verbundenheit und Liebe zu bekommen.

Sie glauben, dass sie von anderen Menschen nur dann wertgeschätzt oder geliebt werden, wenn sie gewinnen, Erfolg haben oder in anderer Form die Erwartungen erfüllen beziehungsweise übertreffen.

Als Overachieverin gönnte ich mir kaum je eine Pause oder einfach nur Zeit zum Spielen, wenn andere das nicht ebenso taten. Ich achtete nicht darauf, wie lange oder intensiv ich schon gelernt hatte, was ich erreicht hatte und ob ich mich überhaupt noch aufs Lernen konzentrieren konnte, selbst wenn ich mir verzweifelt eine Pause wünschte. Bei allem, was ich tat, erlaubte ich mir kaum je, Fehler zu machen. Ich strich sogar in meinem Tagebuch Einträge durch oder fing eine neue Seite an, damit ich nicht an meine früheren Unzulänglichkeiten erinnert wurde. Selbst heute, nachdem ich drei Bücher geschrieben habe, ertappe ich mich immer noch dabei, nach »Perfektion« zu streben: Ich kritisiere mich selbst und korrigiere an meiner Arbeit herum, bis ich definitiv abgeben muss.

Je mehr ich mein Unbewusstes erforschte, desto klarer wurde mir, wie regelmäßig ich den Blick nach außen auf andere Menschen richtete, wenn es um mich ging. Alles, was ich dachte, fühlte und tat, siebte ich durch die Wahrnehmung dessen, was andere Menschen von mir dachten oder wollten. Dahinter standen weder Berechnung noch ein persönlicher »Defekt«. Die Sorge darüber, was andere von mir denken mochten, die Tatsache, dass ich deren Bedürfnisse immer über meine eigenen stellte, waren erlernte Strategien, die ich als Kind entwickelt hatte, um nicht übersehen zu werden, um der Nichtbeachtung oder Verletzung durch jene Menschen zu entgehen, die mir am nächsten standen. Und ich erkannte, dass diese Strategien meinen Interessen und Beziehungen nicht dienlich waren. Indem ich meine Entscheidungen immer auf das gründete, was andere meiner Ansicht nach von mir wollten oder dachten, ignorierte ich nicht nur meine eigenen Bedürfnisse – ich konnte auch anderen Menschen nicht die Unterstützung geben, von der ich lange geglaubt hatte, sie meisterhaft geben zu können. Aber wenn ich mich selbst nicht als würdig erachtete, meine Bedürfnisse erfüllt zu bekommen oder meinen Platz in der Welt einzunehmen, wie konnte ich da von anderen erwarten, mich oder meinen Selbstausdruck zu fördern?

Sobald ich lernte, mein Unbewusstes besser wahrzunehmen, konnte ich jene konditionierten Gewohnheiten verändern, die für mich nicht förderlich waren. Neue Gewohnheiten zu entwickeln ist nicht leicht. Ich merkte, dass es mir guttat, mehrmals am Tag kurz innezuhalten und mir der Gedanken, Gefühle und Verhaltensweisen bewusst zu werden, die in diesem Augenblick in mir präsent waren. Das dauerte höchstens eine Minute, aber ich hatte dadurch die Möglichkeit zu überlegen, ob ich weiter so denken, fühlen oder handeln wollte – oder ob ich diesen Augenblick dazu nutzen wollte, um eine neue Weise des Seins zu begründen. Merkte ich beispielsweise, dass ich von jemandem erwartete, mich zu mehr Bewegung zu animieren, konnte ich stattdessen bewusst entscheiden, auf die Bedürfnisse meines Körpers zu hören und selbst aktiv zu werden. Statt mich bei der Auswahl des gemeinsamen Essens auf andere zu verlassen, konnte ich in meinen Körper hineinhorchen, ob es etwas gab, was mich in diesem Moment optimal nähren würde.

Zurück zu meiner Seele

Mich Tag für Tag um meine körperlichen und emotionalen Bedürfnisse zu kümmern, eröffnete mir buchstäblich eine neue Welt. Statt ständig den Blick nach außen zu richten, merkte ich immer mehr, dass ich nach innen schauen und mir selbst mehr vertrauen konnte als jeder äußeren Quelle. Ich entdeckte tief in meinem Inneren einen Ort der Intuition – einen inneren Kompass, auf den ich mich verlassen konnte, wenn ich Entscheidungen treffen musste, die mein Wohlergehen und meine Beziehungen betrafen.

Die Verbindung mit dieser inneren Führung half mir herauszufinden, was *ich* wirklich brauchte, wollte und glaubte. Sie versetzte mich in die Lage, zurück zu meinem authentischen Selbst, zu meiner Seele zu finden – jenem Teil meiner selbst, der nicht einfach nur in mir existierte, sondern der eine leidenschaftliche Energie entfaltete, die sich auf die gesamte mich umgebende Welt auswirkte.

So wie wir alle körperliche und emotionale Bedürfnisse haben, hat unsere Seele spirituelle Bedürfnisse. Dazu gehört, dass wir …

- unsere einzigartige Identität, unseren Platz in der Welt annehmen. Wir können uns über das freuen, worin wir gut sind, ohne uns für jene Dinge zu schämen, die für uns nicht selbstverständlich sind.
- uns zutiefst verbunden fühlen. Wir können uns anderen Menschen gegenüber verletzlich zeigen, sodass sie unser authentisches Selbst ebenso spüren wie wir das ihre.
- frei von Druck oder Zwang entscheiden, was unseren Interessen am besten dient. Wir sind fähig, unsere Bedürf-

nisse und Wünsche zu respektieren, und können anderen den Raum geben, dasselbe für sich zu tun.
- Neues sehen, lernen und erfahren. Wir können unserer einzigartigen Wissbegier, unseren Interessen und Wünschen nachgehen, die uns selbst und den Menschen in unserem Umfeld neue Welten erschließen.
- uns selbst in aller Fülle ausdrücken, weil wir darauf vertrauen können, in unseren Beziehungen und Bindungen sicher zu sein. Wir sind fähig, uns mit anderen Menschen verbunden zu fühlen, ja mit der ganzen Schöpfung. (Gerade die Verbindung zu unserer Erde kann uns stärken. Doch dazu später mehr.)

Um meine spirituellen Bedürfnisse zu erfüllen, verbrachte ich mehr und mehr Zeit damit, nach innen zu schauen. Ich nahm mir kurze Auszeiten, um den Blick auf meine innere Welt zu richten und die Verbindung zu mir selbst zu stärken. Dann verabschiedete ich mich aus den Sozialen Medien und arbeitete daran, das unangenehme Gefühl zu meistern, freie Zeit zu haben, in der ich mich ohne Ablenkung entspannen und bei mir selbst *sein* konnte. Und nach und nach konnte ich immer länger bei mir verweilen. Ich verabredete mich sozusagen mit mir selbst und genoss Dinge, die ich nur für mich unternahm – neues Essen entdecken, unbekannte Orte erkunden und mich auf die freie Natur einlassen.

Wegweiser zurück zu deinem authentischen Selbst

Deine Reise zurück zu deinem authentischen Selbst wird anders verlaufen als meine. Du hast, als du klein warst, ganz eigene Konditionierungen erfahren und entsprechende Bewältigungsstrategien entwickelt, die von den Ereignissen und Beziehungen geprägt sind, die du seit deinen Kindertagen erlebt hast. Du besitzt eine einmalige, individuelle Schwingungsenergie, die mit deiner Umwelt in Beziehung tritt. Du hast deine ureigene Essenz – deine Seele –, die einzigartig ist.

Obwohl deine Reise zur Heilung also einmalig ist, wirst du dabei an den gleichen Wegmarken vorbeikommen wie ich und jeder Mensch, der dieses Buch liest. Wir sind alle Menschen, wir haben alle die gleichen universellen Bedürfnisse, die wir in derselben Reihenfolge erfüllen müssen, eines nach dem anderen.

1. Wir können lernen, auf unseren Körper zu hören und unsere physischen Bedürfnisse zu erfüllen.
2. Wir können lernen, uns unserer konditionierten, gewohnheitsmäßigen Gedanken, Gefühle und Verhaltensweisen gewahr zu werden, sodass wir andere Entscheidungen treffen können, die unserem authentischen Selbst eher dienlich sind.
3. Und schließlich können wir unsere Intuition erspüren und lernen, ihr zu vertrauen. Wir können zurückkehren zu unserer Seele und unsere einzigartige Essenz oder Energie mit der Welt teilen.

Wie du deine authentischen Bedürfnisse erfüllst

Warum aber ist es so wichtig, dass deine Reise zur Heilung in dieser Reihenfolge verläuft? Weil wir unsere Beziehungen nicht heilen und uns als Individuen entwickeln können, wenn sich unser Körper nicht sowohl auf physischer wie auch auf emotionaler Ebene in Sicherheit fühlt. Wenn du chronisch zu wenig trinkst oder schläfst, wenn du nicht genug Nährstoffe zu dir nimmst oder andere körperliche Bedürfnisse hast, die nicht erfüllt werden, hast du auch nicht genug Energie, um an dir selbst oder deinen Beziehungen zu arbeiten. Fühlst du dich nicht sicher genug, um deine Emotionen auszudrücken, kannst du auch keine authentische Beziehung zu anderen Menschen eingehen. Und ohne authentische Beziehungen kannst du nicht ganz du selbst sein, frei und spielerisch zu deiner Kreativität finden, deinen Lebenssinn entdecken und wahre Erfüllung finden.

Wovon ich hier rede, ist die »Hierarchie unserer Bedürfnisse«, ein Konzept, das zuerst 1943 von dem Psychologen Abraham Maslow aufgestellt wurde. Es hilft uns zu verstehen, was uns als Menschen motiviert und wie wir als Individuen wachsen können. Maslows Bedürfnispyramide umfasst fünf Stufen: physiologische (körperliche) Bedürfnisse, Sicherheit (persönlich, gesundheitlich und beruflich), Liebe und Zugehörigkeit (Freunde, Familie, Intimität), Anerkennung (Selbstachtung, Status) und das Bedürfnis, das Maslow als »Selbstverwirklichung« bezeichnete (unser volles Potenzial ausleben). Ich habe dieses System vereinfacht. Meine Bedürfnispyramide des authentischen Selbst besteht aus drei Stufen. Vielleicht erinnerst du dich noch daran, wenn du mein zweites Buch *Erkenne. Dich. Selbst.* gelesen hast.

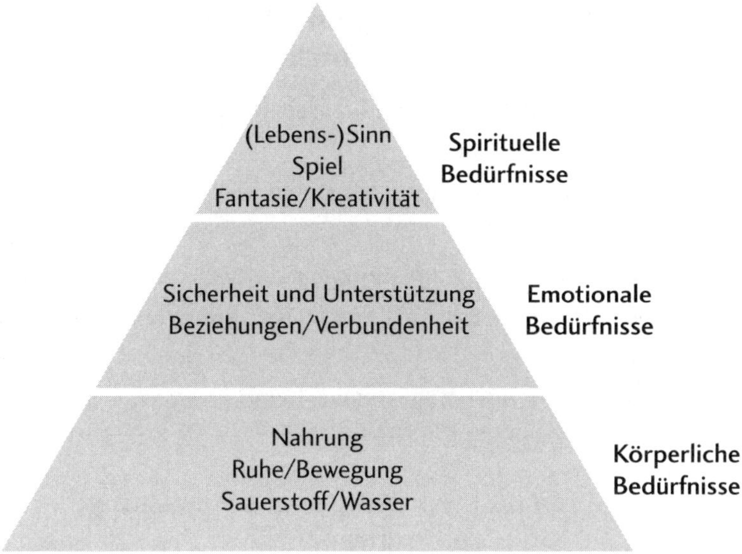
(Lebens-)Sinn
Spiel
Fantasie/Kreativität
Spirituelle Bedürfnisse
Sicherheit und Unterstützung
Beziehungen/Verbundenheit
Emotionale Bedürfnisse
Nahrung
Ruhe/Bewegung
Sauerstoff/Wasser
Körperliche Bedürfnisse

Checkliste für deine authentischen Bedürfnisse

Die meisten Menschen haben durch ihre Erziehung den Kontakt zu ihren physischen, emotionalen und spirituellen Bedürfnissen verloren.

Bevor wir also unsere authentischen Bedürfnisse erfüllen können, müssen wir erst einmal feststellen, woran es uns eigentlich mangelt. Nimm dir einen Augenblick Zeit, um die folgende Checkliste durchzugehen. Sei dabei so ehrlich und objektiv wie nur möglich. Lies dir die folgenden Fragen durch und kreuze an, was am meisten auf deine aktuelle Erfahrung zutrifft.

Gebe ich meinem Körper die Nahrungsmittel, die er braucht?

- ○ Ich höre auf meinen Körper und esse, wenn er Hunger hat. Ich höre auf, wenn er satt ist.
- ○ Wann immer möglich, esse ich Dinge, die mich sättigen und mir Energie schenken.
- ○ Ich weiß, nach welchen Nahrungsmitteln ich mich müde, nervös oder sonst wie unwohl fühle. Daher vermeide ich sie, wann immer ich kann.
- ○ Normalerweise bin ich geistig wach und konzentriert.

Gebe ich meinem Körper die Bewegung, die er braucht?

- ○ Ich finde Mittel und Wege, meinem Körper jeden Tag ein wenig Bewegung zu verschaffen.
- ○ Ich weiß, wann mein Körper Ruhe oder eine Pause braucht und erlaube mir diese Erholung.
- ○ Ich spüre, wie meine Muskeln sich zusammenziehen und wieder dehnen.
- ○ Ich nehme wahr, wie mein Körper und seine Energie sich verändern, wenn ich in Bewegung bin – im Gegensatz dazu, wenn ich mich nicht bewege.

Gönne ich meinem Körper ausreichend Erholung?

- ○ Wenn ich ins Bett gehe, schlafe ich schnell ein.
- ○ Ich schlafe die ganze Nacht durch, ohne aufzuwachen. (Und wenn ich doch einmal aufwache, schlafe ich gleich wieder ein.)

- ◯ Ich erwache frisch und ausgeruht.
- ◯ Ich merke, wenn Schlafmangel sich auf meine Stimmung und mein Verhalten auswirkt.

Kann ich mit Stress umgehen?

- ◯ Ich nehme wahr, wie die Menschen in meinem Leben sich auf mein Stressniveau auswirken.
- ◯ Ich merke, wie die Informationen, die ich täglich aufnehme (Soziale Medien, Nachrichten, Unterhaltung), mein Stressniveau beeinflussen.
- ◯ Ich merke, wenn ich übermäßig gestresst bin, und nehme mir dann, wann immer es möglich ist, Zeit, um wieder »runterzukommen«.
- ◯ Ich erlebe jeden Tag Augenblicke des Alleinseins, der Stille, der Ruhe, häufig in der freien Natur.

Fühle ich mich emotional sicher?

- ◯ Ich fühle mich sicher und frei, sodass ich mich in meiner Beziehung authentisch ausdrücken und meine Gefühle zeigen kann.
- ◯ Ich weiß, was mich interessiert und meine Leidenschaft weckt.
- ◯ Ich bin offen für neue Erfahrungen und nehme mir Zeit, um meine Kreativität auszuleben.
- ◯ Ich gönne mir jeden Tag den Raum für spontane, spielerische Aktivitäten ohne Stundenplan.

Wenn du hier nicht so viele Punkte ankreuzen kannst, wie du gerne möchtest, gehe liebevoll und mitfühlend mit dir um. In den nächsten Kapiteln wirst du erfahren, wie du diese grundlegenden

Bedürfnisse erfüllen und die Beziehung zu deinem Körper stärken kannst.

Heile deinen Körper

Wir glauben nur allzu leicht, dass unsere körperlichen Bedürfnisse erfüllt sind, wenn wir genug zu essen, einen sicheren Platz zum Schlafen, Zugang zu sauberem Wasser, passender Kleidung und gesundheitlicher Versorgung haben. Doch selbst wenn wir über diese Privilegien verfügen, ist es wahrscheinlich, dass unsere grundlegenden physiologischen Bedürfnisse zu kurz kommen: Weil wir Dinge essen, die stille Entzündungen im Körper fördern, weil unser hochtouriger Lebensstil unser Nervensystem stresst und weil wir nicht ausreichend Ruhe bekommen, damit unser Körper Stimmungen und Emotionen angemessen regulieren kann. Viele von uns – zum Beispiel 75 Prozent der amerikanischen Bevölkerung[8] – sind chronisch dehydriert, weil sie zu wenig trinken. Und nur wenige Menschen gönnen sich Zeit zur Selbstfürsorge, und vor allem nicht die Ruhe, die wir alle brauchen. Diese »Kleinigkeiten« häufen sich mit der Zeit und werden zu ernsthaften Problemen, die unsere Beziehungen sabotieren können, weil wir immer müde, gestresst, schlapp oder falsch ernährt sind. Da hilft uns auch keine Therapie weiter oder dass wir unsere Gefühle kommunizieren können. Und auch nicht, was unsere Liebsten für uns tun oder nicht.

Da die körperliche Sicherheit die Grundlage für alles Weitere ist, werden wir den Weg hin zu unserem authentischen Selbst damit beginnen, unseren körperlichen Bedürfnissen oberste Priorität einzuräumen. Zu diesem Zweck möchte ich dir die von mir entwickelte Übung namens *Körpergewahrsein* vorstellen. Sie hilft dabei, dir deiner körperlichen Bedürfnisse bewusst zu werden. Du wirst deinen körperlichen Zustand wahrnehmen, deine Herzfrequenz, dein Atemmuster und deine Muskelspannung. Sie sind die zentralen Indikatoren, die dir sagen, ob du deine physischen Bedürfnisse erfüllst oder nicht. Außerdem lernst du bei dieser Übung, die verschiedenen Signale zu erkennen, die dein Körper dir gibt: Ein Grummeln im Magen ist vielleicht ein Hinweis, dass du hungrig bist. Muskuläre Anspannung heißt, dass deine Energie blockiert ist. Erschöpfung kann bedeuten, dass du deinen Körper auf die ein oder andere Weise überstrapazierst. Es zeigt sich, dass die Empfindungen in unserem Körper eine bedeutende Rolle bei der Entstehung unserer Gedanken und Gefühle spielen. Dieses erstaunliche Phänomen möchte ich hier kurz erklären.

Entgegen der landläufigen Annahme, dass das, was wir denken und fühlen, seinen Ursprung in unserem Gehirn hat, sind es unsere körperlichen Empfindungen, die dafür verantwortlich sind. Unser Unbewusstes bedient sich unserer physischen Empfindungen, um einzuschätzen, wie wir uns fühlen. Dabei stützt es sich auf die emotionalen Erfahrungen, die in der Vergangenheit ähnliche physische Empfindungen begleitet haben. Diese Entdeckung ist Teil der Theorie der konstruierten Emotionen, die von der Neurowissenschaftlerin Lisa Feldman Barrett, Professorin für Psychologie an der Northeastern University, aufgestellt wurde.[9] In Kapitel 5 wirst du darüber mehr erfahren. Vereinfacht bedeutet es, dass wir in den Erfahrungen der Vergangenheit feststecken, wenn wir nicht anfangen, jene physischen Empfindungen aufzuspüren und zu verändern, die diese sich wiederholenden Gedanken und Gefühle verursachen. Wenn wir uns in *Körpergewahrsein* üben, finden wir Zugang zu diesen Empfindungen und können lernen, damit besser umzugehen. Auf diese Weise können wir unsere Gedanken und Gefühle beeinflussen. Uns unserer körperlichen Empfindungen gewahr zu werden, versetzt uns in die Lage, unser Denken und Fühlen zu verändern und damit auch die Art, wie wir in unseren Beziehungen auftreten.

Check dein Körpergewahrsein

Um dein Körpergewahrsein zu stärken, kannst du jeden Tag Pausen einlegen und nachspüren, wie sich dein Körper anfühlt. Regelmäßig innezuhalten, um sich auf den Körper zu konzentrieren, hilft dir, die Denkmaschine in deinem Kopf abzuschalten, sodass du spüren kannst, wie du deinen Körper jetzt, in diesem Augenblick erlebst. Tust du das außerdem auch dann, wenn du eine Entscheidung über dein körperliches Wohlergehen treffen musst (Essen, Ruhen oder Bewegen), dann stärkst du dadurch die Verbundenheit mit deinem Körper und seinen verschiedenen Bedürfnissen. Vielleicht hilft es dir, auf deinem Handy oder deiner Smartwatch einen Alarm einzustellen, der dich dreimal täglich daran erinnert nachzuspüren, wie es deinem Körper geht. In diesen Auszeiten kannst du dich voll darauf einlassen, wie du dich in deinem Körper fühlst, und erforschen, was du im Moment empfindest.

Beim ersten Mal kannst du deine Erfahrungen auf den Leerzeilen unten schriftlich festhalten. Es ist sinnvoll, diese Liste in dein Tage- oder Notizbuch zu übertragen (oder an einen anderen Ort, an dem du den ganzen Tag darauf Zugriff hast).

Täglicher Check des Körpergewahrseins

Pause um (Uhrzeit):
Körperliche Empfindungen:

____

____

Stärke deinen Geist

Sobald die Übung des Körpergewahrseins dir in Fleisch und Blut übergegangen ist, kannst du anfangen, an deinem *geistigen Gewahrsein* zu arbeiten. Wenn du dir deines Geistes gewahr wirst, dann heißt das, dass du bemerkst, welche Gedanken, Gefühle und Verhaltensweisen du ständig reflexhaft wiederholst. Sie zeigen, wie dein Unbewusstes arbeitet. Es handelt sich bei ihnen um die instinktiven, konditionierten Reaktionen, die unser Gehirn abgespeichert hat, als wir Kinder waren, einfach weil wir sie brauchten, um uns sicher und von unseren Elternfiguren wertgeschätzt und geliebt zu fühlen. Jetzt, wo wir erwachsen sind, führen die wenigsten dieser Reaktionen dazu, dass wir uns wohl in unserer Haut fühlen. Sie blockieren unser authentisches Selbst und sabotieren häufig einen guten Umgang mit anderen Menschen. Diese konditionierten Reaktionsweisen geben uns oft das Gefühl, körperlich und emotional dysreguliert und unsicher zu sein.

Auf unserer Erkundungsreise können wir lernen, diese automatischen Gewohnheiten offenzulegen, die weder uns noch unseren Beziehungen dienlich sind. Wir können neue Wege finden, um uns zu beruhigen, wenn wir aufgeregt sind, ohne in unsere konditionierten Teufelskreise zurückzufallen. Wenn wir uns dieses konditionierten Selbst gewahr werden und ebenso der Rollen, die wir in unseren Erwachsenenbeziehungen spielen und die uns in dysfunktionalen Beziehungen festhalten (mehr darüber in Kapitel 4), dann können wir unsere Bedürfnisse ganz gezielt würdigen. Dabei entsteht dann jenes Gefühl der Sicherheit, das wir brauchen, um in der Gegenwart anderer unser authentisches Selbst zu leben.

Check dein geistiges Gewahrsein

Wie du siehst, spielt das Gewahrsein eine zentrale Rolle auf unserem Weg zur Verkörperung unseres authentischen Selbst. Um mein eigenes geistiges Gewahrsein zu steigern, die Fähigkeit, meine unbewussten Konditionierungen zu erkennen, habe ich eine Übung entwickelt, die ich *Check des geistigen Gewahrseins* nenne. Diese Praxis wird dir helfen, dir des Autopiloten in deinem Leben gewahr zu werden. Sei geduldig mit dir selbst, wenn du zu üben beginnst. Unser Gehirn läuft nun mal gerne auf Autopilot, um Energie zu sparen. Daher kann es physisch ermüdend sein, wenn wir unser Gehirn in den bewussten Zustand des Gewahrseins versetzen.

Die Schritte zur Steigerung des geistigen Gewahrseins sind die gleichen, die du für das Körpergewahrsein angewendet hast. Nimm dir vor, im Laufe des Tages dreimal innezuhalten, um zwei Dinge zu überprüfen: was du in diesem Augenblick tust und wo du mit deiner Aufmerksamkeit bist.

Weiter unten findest du zwei Tipps, wie du dir diesen täglichen Check zur Gewohnheit machen kannst. Beide Methoden kannst du so lange anwenden, bis du dich ganz von selbst an diese Momente des geistigen Gewahrseins erinnerst.

- Lege fest, zu welchen Zeiten du dein Gewahrsein prüfen willst: zum Beispiel um 11.00 Uhr, 16.00 Uhr und 21.00 Uhr. Richte dir eine Erinnerung auf dem Handy ein oder stell dir einen Wecker.
- Nimm dir vor, innerlich einzuchecken, während du bestimmte Dinge tust: Kaffee trinken am Morgen, Kochen am Abend oder die Vorbereitungen zum Schlafengehen.

Die Check-Fragen lauten so:

1. Was tue ich gerade? (Zum Beispiel abwaschen, fernsehen, mich mit einem lieben Menschen unterhalten.)
2. Worauf richtet sich meine Aufmerksamkeit? Bin ich ganz bei dem, was ich tue, beziehungsweise bei der Person, die bei mir ist? Oder denke ich an andere Dinge? Wenn ja, worüber denke ich nach? (Zum Beispiel über ein Gespräch, das ich früher am Tag geführt habe, über meine Kreditkartenabrechnung, ein bevorstehendes Ereignis oder meine Schwierigkeiten in der Arbeit.)

Ziel dieser Praxis ist ganz einfach, im jetzigen Augenblick präsent zu sein. Beobachte deine Gedanken wie Wolken, die am Himmel vorüberziehen. Es ist empfehlenswert, die Übung in dein Notiz- oder Tagebuch zu kopieren, damit du für jeden Check die Ergebnisse festhalten kannst. Achte darauf, dass du dieses Buch an einem Ort aufbewahrst, an dem niemand es findet und lesen kann. Dann hast du die Freiheit, wirklich alles aufzuschreiben, was dir durch den Kopf geht. Mit der Zeit entdeckst du vielleicht ein Muster in der Art, wie du deine Aufmerksamkeit lenkst.

Täglicher Check des geistigen Gewahrseins

____

____

Praktiziere diese Übung so oft, wie sie dir guttut. Ich übe immer noch täglich.

Wie du dich mit deiner Seele wiederverbindest

Aus biologischer Sicht ist der Sitz deiner Seele, deines authentischen Selbst, das Herz – nicht nur, weil fast jede Kultur auf dieser Welt das menschliche Herz als spirituelles oder emotionales Zentrum des Körpers betrachtet. Das Herz gilt als das »kleine Gehirn« des Körpers, weil es mehr als 40 000 Neuronen umfasst. Von ihm gehen mehr Botschaften ans Nervensystem als umgekehrt, und das beeinflusst die Gesundheit und das Sicherheitsgefühl von Körper und Geist. Außerdem ist es für unsere emotionalen Reaktionen auf andere Menschen verantwortlich.[10] Das Herz ist der Sitz unserer Intuition und unseres inneren Wissens. Das belegen jedenfalls die Forschungsarbeiten des HeartMath-Institutes, die wir in den folgenden Kapiteln noch kennenlernen werden.[11]

Wenn wir guten Kontakt zu unserem Herzen haben, steigt die Wahrscheinlichkeit, dass wir Entscheidungen treffen, die auf unseren authentischen Bedürfnissen und Wünschen beruhen. Eine enge Verbindung zu unserem eigenen Herzen hilft uns auch, uns auf Herzensebene mit anderen Menschen zu verbinden. Häufig »fühlen« wir dann Ereignisse, bevor sie eintreten: Menschen, die eine gute physische und emotionale Beziehung zu ihrem Herzen haben, spüren Veränderungen in ihrer Brust, noch bevor etwas passiert ist. Forschungsarbeiten zum Thema »Intuition« zeigen, dass »herzbetonte« Menschen fühlen, was in ihrer Welt »richtig« oder »falsch« ist.[12] Die Beziehung zwischen Herz und Seele sowie deren Auswirkung auf unsere Beziehungen werden wir uns in Kapitel 7 noch einmal ansehen.

Check des Herzens

Viele von uns wissen zwar, was sie wollen oder nicht wollen, aber wir kehren diese instinktiven Bedürfnisse unter den Teppich, weil wir Angst haben, die sichere Bindung zu anderen Menschen oder der Welt um uns herum zu verlieren. Damit du dich authentisch ausdrücken kannst, ist es hilfreich, die unterschiedlichen Ängste und Befürchtungen zu erforschen, die deinen authentischen Selbstausdruck behindern.

Nimm dir einen Augenblick Zeit, um dich an ein Erlebnis zu erinnern, bei dem du deinem Gegenüber eben nicht gezeigt hast, was du wirklich gedacht, gefühlt oder geglaubt hast. Wie würdest du vor diesem Hintergrund folgende Fragen beantworten?

Was denke oder fühle ich wirklich? Was würde ich gerne tun?

____

____

Was befürchte ich, würde geschehen, wenn ich meine Gedanken, Ideen oder Gefühle offen ausdrückte?

Wie würde es mir gehen, wenn ich tatsächlich klarmachte, was ich denke und empfinde?

Mithilfe dieser Fragen kannst du dich in den nächsten Wochen immer wieder deinem authentischen Selbst zuwenden und sehen, wie du in deinen verschiedenen Beziehungen auftrittst. Achte auf die Muster, die sich zeigen, wenn du deine ehrlichen Gedanken, Vorstellungen und Gefühle zurückhältst.

Gerade bei dieser Praxis kann es anfangs schwierig sein, den Kontakt zum Herzen herzustellen, zu dem, was du tatsächlich denkst, fühlst oder gerne tun würdest. Das liegt daran, dass die gedanklichen Automatismen in deinem Geist dich ablenken. Hier ist Mitgefühl mit dir selbst angebracht, vor allem, wenn du dir solche Fragen noch nie gestellt hast. Wenn du täglich innehältst, um dein körperliches und geistiges Gewahrsein zu prüfen, wird es dir leichter fallen, deine Aufmerksamkeit von deinen Gedanken abzuziehen und sie auf deinen Körper zu richten. Dann kannst du die Botschaften deines Herzens leichter hören. Richte im Laufe des Tages die Aufmerksamkeit immer wieder auf dein Herz, vor allem vor wichtigen Entscheidungen. So stärkst du die Verbindung zu deiner Seele, deinem authentischen Selbst.

Sobald du Klarheit gewinnst, was dein Herz will oder braucht, sei weiter geduldig mit dir, während du beginnst, diese authentischen Wünsche mit anderen Menschen zu teilen. Zunächst einmal solltest du darauf achten, in welchen Momenten du Ja sagst oder Dingen zustimmst, die nicht wahr sind oder dich nicht interessieren. Lädt man dich beispielsweise ein und du weißt, dass du die Einladung nicht annehmen willst, dann sag nicht sofort Ja. Halte kurz inne, bevor du antwortest. So kannst du dich bewusst für das entscheiden, was dein authentisches Selbst möchte. Nimm dir Zeit, dich kennenzulernen, herauszufinden, was für dich nicht passt oder was du nicht willst.

* * *

Das verkörperte Selbst zu verstehen, die Verbundenheit von Körper, Geist und Seele, ermöglicht uns zu erkennen, welcher Weg vor uns liegt. Dieser Weg ist spannend, und das stellt eine gewisse Versuchung dar: Vielleicht würdest du jetzt am liebsten das ein oder andere Kapitel überspringen, aber es ist wirklich wichtig, dass du schrittweise vorgehst. Wahre Heilung findet stufenweise statt. Sie ist ein lebendiger Prozess, der sich langsam entfaltet. Was dir deine Reise Schritt für Schritt bringt, ist ein ganzheitliches, geerdetes und lebendiges Dasein. Ein »Ich«, das mehr so ist, wie *du* wirklich bist. Wenn du so oft wie möglich im Einklang mit deinen tatsächlichen Wünschen und Bedürfnissen handelst – mit Körper, Geist und Seele –, dann kannst du jene liebevollen und erfüllenden Beziehungen erschaffen, die du suchst. Auf dem Weg zu diesen authentischen Beziehungen aber müssen wir zuerst ein Verständnis entwickeln für die Neurobiologie unserer Traumabindungen.

3
Die Neurobiologie von Traumabindungen

In meiner klinischen Praxis habe ich das wieder und wieder gehört: Die Klagen von Klienten, die meinten, sie würden in Beziehungen stets an die falsche Person geraten oder immer wieder die gleichen Konflikte austragen. Viele erzählten, dass sie sich gegenseitig beschämten, beschuldigten, kritisierten und sich voneinander abwandten oder überreagierten. Andere beschrieben eine Art Tauziehen in der Partnerschaft: Den Versuch, ihre Liebsten enger an sich zu binden, nur um zu erleben, dass der oder die andere sie dann umso heftiger zurückstieß. Das führte zu einem schmerzlichen Hin und Her, das nie zu enden schien.

Zu jener Zeit arbeitete ich in meiner Praxis hauptsächlich mit Paaren, die in ihrer Beziehung unglücklich waren. Meine Klienten erzählten mir, dass sie seit Monaten oder Jahren in einer wenig liebevollen und befriedigenden Beziehung festsaßen, die keine Therapie und keine sinnvolleren Kommunikationsstrategien je verbessern konnten. Meine Single-Klienten hingegen berichteten, dass sie sich zwar eine dauerhafte Partnerschaft wünschten, eine solche aber weder finden noch aufrechterhalten konnten. Und wenn sie tatsächlich eine Beziehung eingingen, endete diese regelmäßig auf dieselbe Weise. Ganz egal, was sie getan hatten, wie sehr sie es versucht hatten oder für wen sie sich entschieden hatten. Irgendwie kam mir das alles sehr bekannt vor.

All diesen Klienten war gemeinsam, dass sie ständig Verhaltensmuster und Gewohnheiten wiederholten, die sie nicht durchbrechen konnten. Sie waren fest davon überzeugt, dass mit ihnen etwas nicht stimmte – dass sie »nicht liebenswert«, »nicht attraktiv« oder »innerlich gebrochen« seien. Oder dass sie das Opfer ihres Partners oder ihrer Partnerin seien, die nicht kompromissfähig waren, keine Gefühle zeigten oder selbst nicht lieben konnten. Einige meiner Klienten fragten sich gar, ob all ihre Partnerschaften verflucht waren.

Wenn dir das bekannt vorkommt, kann ich dir versichern: Mit dir und deinen Lieben ist alles in Ordnung, und authentische Liebesbeziehungen *sind* möglich. Die unglücklichen Beziehungsbahnen, in denen sich so viele Menschen unfreiwillig bewegen, sind nicht deine Schuld und auch nicht die deiner Partnerin oder deines Partners. Die Beziehungen, die wir als Erwachsene eingehen, sind für gewöhnlich nicht das Ergebnis bewusster Entscheidungen. Unser Nervensystem ist einfach so verschaltet, dass wir automatisch jene Beziehungsmuster nachstellen, die unseren frühesten Bindungen mit unseren Elternfiguren entsprechen. Diese sich ständig wiederholende Dynamik ist unseren Interessen nicht dienlich. Meist handelt es sich noch nicht einmal um authentische Beziehungen, sondern eher um Traumabindungen.

In den ersten beiden Kapiteln hast du schon kurz von der Arbeit des Neurowissenschaftler Daniel Siegel gehört, die sich darauf konzentriert, wie unsere frühesten Bindungen unser Nervensystem prägen. Sie diktieren, wie wir für den Rest unseres Lebens in Beziehungen denken, fühlen und handeln.

In diesem Kapitel werden wir uns mit den wissenschaftlichen Grundlagen dafür beschäftigen, damit wir die Schritte besser verstehen, die wir – körperlich, emotional und spirituell – unternehmen können, um die Traumabindungen zu durchbrechen, die wir mit Freunden, Angehörigen, Kollegen oder in der Liebe eingehen.

Die Traumabindungen, die uns fesseln: die Geschichte von Dominik und Monique

Als ich damals mit Paaren arbeitete, hatte ich die Natur von Traumabindungen noch nicht richtig verstanden. Wenn ich heute so zurückblicke: Hätte ich damals schon gewusst, dass unser Nervensystem uns dazu treibt, instinktiv auf eine bestimmte Weise zu handeln, hätte ich meine Klienten besser bei der Veränderung ihrer Beziehungen unterstützen können. Stattdessen musste auch ich ohnmächtig zusehen, wie konventionelle Therapien oder Selbsthilfe-Tools ins Leere liefen, weil sie ohne Wirkung auf die Beziehungsmuster der Klienten blieben. Meine Klienten wiederholten diese beinahe so, als würde man sie mit physischer Gewalt dazu zwingen oder als wären sie süchtig nach diesen Mustern, die ihnen gleichwohl viel Leid verursachten.

Heute ist mir klar, dass das Phänomen der Traumabindung bei fast jedem Menschen, der mir in meiner Praxis gegenübersaß, eine Rolle spielte. Dazu gehörten auch Dominik und Monique, die zu mir kamen, weil es in ihrer Ehe zu viel Groll und zu wenig Verbundenheit gab.

Die beiden hatten sich vor acht Jahren bei einem Konzert kennengelernt und waren, eigenen Aussagen zufolge, sofort ineinander verknallt gewesen. Sie hatten denselben Musikgeschmack, und zusammen zu sein, so sagten sie, fühlte sich »leicht« und »natürlich« an. Doch schon wenige Jahre nach ihrer Hochzeit gab es massive Probleme. Dominik war selbstständiger Bauunternehmer und bekam immer weniger Aufträge. Monique, eine erfolgreiche Akademikerin, meinte, er bemühe sich einfach nicht genug. Dann entdeckte Monique, dass Dominik das Geld, das er verdiente, auch noch verspielte, was hieß, dass das Paar allmählich finanzielle Probleme bekam. Von da an beobachtete Monique genau, was Dominik trieb. (Oder wie Dominik meinte: »Sie nervt mich ständig.«) Sie machte ihm immer öfter Vorschriften, was er zu tun hatte. Mit dem Ergebnis, dass Dominik seine reale Auftragslage und sein Glücksspiel immer mehr verheimlichte.

Während der Therapiesitzungen sahen wir uns die Kindheit der beiden an, um herauszufinden, welche Auswirkungen sie wohl auf die Schwierigkeiten des Paares hatte. Wir sprachen aber nicht darüber, wie sich die Kindheit der beiden auf ihre körperliche Befindlichkeit auswirkte, genauer gesagt auf ihr Nervensystem. Und auch nicht darüber, wie ihr Gehirn sie instinktiv dazu verlockte, in ungesunden Beziehungsmustern zu verharren.

Dominik war als kleiner Junge adoptiert worden und hatte eine übermäßig wachsame Adoptivmutter gehabt. Solche hyperwachsamen Eltern ähneln den »Helikopter-Eltern«, von denen du vielleicht schon gehört hast: Getrieben von der Angst ihres eigenen dysregulierten Nervensystems kreisen sie ständig über ihrem Kind und greifen kontrollierend in sein Leben ein. Obwohl sie es gut meinen und davon ausgehen, dass solche Wachsamkeit ihrem Kind dienlich ist, sind sie doch nicht fähig, die Grenzen des Kindes zu sehen und zu akzeptieren. Sie analysieren die Gedanken, Stimmungen und Verhaltensweisen ihres Kindes bis ins Kleinste und nötigen es zu ganz bestimmten Aktivitäten oder Interessen. All das traf auf Dominiks Mutter zu.

Dominiks Vater hingegen war in der Familie meist nicht anwesend. Er machte häufig Überstunden und ging hinterher noch mit Kollegen etwas trinken. Den Kontakt zur Familie reduzierte er auf ein Minimum. Dominik musste sich daher allein gegen die übergriffige Art seiner Mutter wehren, die auch nicht davor zurückschreckte, den Jungen massiv zu beschämen.

Als er klein war, hatte Dominik häufig mit Widerwillen auf die ständige Überwachung durch seine Mutter reagiert. Ständig schrie sie, er solle aufpassen, auch wenn nicht die geringste Gefahr am Horizont lauerte. Dauernd sagte sie ihm, was er essen, wie er sich fühlen und was er tun sollte. Auch als er die ersten Freundschaften knüpfte, mischte sie sich immer ein. Wenn er ihr erzählte, was er erlebt hatte, sagte sie ihm, wie er damit umgehen sollte. Sie meinte es nur gut, aber ihre ständige Überwachung verursachte bei Dominik das Gefühl, zutiefst wertlos und peinlich zu sein. Das passiert übrigens häufig bei Kindern solcher Eltern: Wenn jemand dauernd versucht, dich zu ändern und zu kontrollieren, signalisiert diese Person dir unbewusst, dass deine Art zu sein – dein authentisches Selbst – nicht gut genug ist.

Weil seine Mutter nicht aufhörte, ihn zu kontrollieren und herumzukommandieren, bildete Dominik die unbewusste Überzeugung heraus, dass »Liebe« heißt, zum »eigenen Wohl« kontrolliert und herumgeschoben zu werden. Seine frühkindliche Bindung an seine Adoptivmutter brachte ihn dazu zu glauben, dass Liebe und Zuneigung immer mit Überwachung einhergingen, obwohl er – wie die meisten Menschen – es nicht leiden konnte, dauernd kontrolliert zu werden.

Die ständige Kontrolle seiner Mutter ließ Dominik keinen Raum, seine Gedanken, Gefühle oder Vorstellungen offen zu zeigen. Und da seine Grenzen ständig verletzt wurden, verspürte er auch nicht die Sicherheit, die er gebraucht hätte, um sich so zu zeigen, wie er wirklich war, oder sich von anderen deshalb geliebt zu fühlen. Dieser dauerhafte Mangel an emotionaler Sicherheit bedeutete eine permanente Belastung für Dominiks Nervensystem. Es war ständig in Habachtstellung, weil es ja sicher bald wieder ein Problem oder eine Bedrohung geben würde.

Wenn unser Nervensystem durch Stress ständig aktiviert ist, schaltet unser Körper in den Kampf-oder–Flucht-Modus. Das gibt uns die nötige Energie, um uns der Bedrohung zu stellen oder davor wegzulaufen. In Dominiks Fall war die Bedrohung das übergriffige Verhalten seiner Mutter. Dadurch fühlte er sich fast ununterbrochen überfordert. Körperlich konnte er sich seiner Mutter nicht entziehen, weil er ja für sein Überleben von ihr abhängig war. Also zog er sich ganz in sich selbst zurück, wie es viele Kinder tun. Sie fliehen in ihre Innenwelten und lenken sich mit ihren Gedanken ab. Da Dominik sich nie sicher fühlte, verharrte sein Nervensystem in der Stressreaktion. Diese Daueraktivierung wurde in den Schaltkreisen seines Gehirns abgespeichert. Wie bei vielen kleinen Kindern wurden diese frühen neuronalen Pfade zur dauerhaften Architektur seines Gehirns.

Als er heranwuchs, war Dominik immer noch daran gewöhnt, sich in sich selbst zurückzuziehen. Er lenkte sich zuerst mit seinen Gedanken, später mit dem Glücksspiel ab. Viele zwanghafte Verhaltensweisen, viele Süchte wie Spiel-, Sex-, Arbeits- oder Drogensucht sind in Wirklichkeit ein Mittel, einen tief verwurzelten Schmerz oder nicht bewältigte Emotionen zu vermeiden. Da dieser Schaltkreis in seinem Gehirn von Kindesbeinen an verankert war, fühlte dieses Verhalten sich vertraut an. Es wurde die Basis des Traumabindungsmusters, das er bis ins Erwachsenenalter wiederholte. Sein gewohnheitsmäßiger Fluchtreflex war die Ablenkung. Das ist eines der vier Reaktionsmuster, die der Körper bei Stress zeigt: der Kampf-, Flucht-, Erstarrungs- oder Totstellreflex und der Bambi-Reflex. Wir werden uns weiter unten mit diesen Mustern beschäftigen und herausfinden, zu welchem du neigst beziehungsweise wie die Menschen in deiner Umgebung auf Stress reagieren.

Als Dominik Monique kennenlernte, fühlte sich alles an ihr vertraut und sicher an. Sie war in vielfacher Hinsicht anders als Dominiks Mutter, aber sie legte die gleichen grundlegenden Verhaltensweisen an den Tag, die Dominik instinktiv als »Liebe« betrachtete: Sie überwachte ihn, mischte sich überall ein und kontrollierte ihn. Anfangs lief das ganz subtil ab. So riet sie ihm beispielsweise, was er bei Essenseinladungen anziehen sollte oder was er tun könnte, um sein Geschäft in Schwung zu bringen. Mit der Zeit aber wurden ihre Anweisungen deutlicher. Sie hatte ganz bestimmte Ansichten, was seine täglichen Entscheidungen anging. Obwohl es Dominik nervte, derart überwacht zu werden, und er sich auch darüber beschwerte, fühlte sich Moniques Verhalten wie jene »Liebe« an, die er kannte.

Um sich ein wenig Raum und Sicherheit zu schaffen, versuchte er, vor Monique wegzulaufen. Er zog sich emotional aus der Beziehung zurück, indem er sich ablenkte oder distanzierte, wie er es in der Kindheit schon getan hatte. Diese konditionierten Verhaltensweisen zeigten sich bei Dominik instinktiv. Bei Monique allerdings verstärkten sie das Bedürfnis nach Kontrolle nur noch. Da sie sich bedroht fühlte, wann immer Dominik sich von ihr abwandte, fing sie an, ihn noch intensiver zu überwachen. Ständig fragte sie, was denn zwischen ihnen nicht stimme, und sie versuchte verzweifelt, ihn ins Hier und Jetzt zurückzuholen, damit er sich in die Beziehung einbrachte. Je weniger er arbeitete und je mehr Geld er beim Glücksspiel verlor, desto engmaschiger kontrollierte sie ihn, was die automatischen Reaktionszyklen zwischen ihnen weiter anheizte.

Dabei wollte sich Monique gar nicht in Dominiks Leben einmischen. Doch auch sie hatte eine Traumageschichte, die zu bestimmten konditionierten Verhaltensmustern führte. Moniques Mutter hatte an Depressionen gelitten. Sie konnte sich emotional nicht auf ihre Tochter einstellen, ja war des Öfteren noch nicht mal in der Lage gewesen, für ihr körperliches Wohl zu sorgen. Moniques Vater hatte zwei Jobs, um die Familie über Wasser zu halten und war dementsprechend selten zu Hause. Wenn er Zeit für die Familie hatte und nicht gerade den Haushalt oder etwas anderes erledigen musste, war er sehr zugewandt und liebevoll. Aber Monique konnte sich nicht dauerhaft auf seine Aufmerksamkeit verlassen, sodass sie sich ebenfalls nicht sicher fühlte.

Als Kind fühlte Monique sich sehr allein, daher entwickelte sie unbewusst die Vorstellung, sie sei es nicht wert, Eltern zu haben, die sich richtig um sie kümmerten. Weil ihre Eltern ihr nicht zeigen konnten, wie man seine Gefühle reguliert, musste sie das für sich selbst lernen, womit jedes Kind überfordert ist. Sie fühlte sich zwar körperlich sicher, aber emotionale Sicherheit konnten ihr weder ihr Vater noch ihre Mutter geben. Um mit dieser bedrohlichen Gefühlslage fertigzuwerden, versuchte sie, ihren Alltag so weit wie möglich unter Kontrolle zu bekommen. Sie überwachte ihre Mutter, damit nichts geschah, was sie aufregen oder in eine depressive Episode führen konnte. Bevor ihr Vater abends nach Hause kam, machte sie innerlich eine Liste all der Dinge, die sie tun oder sagen konnte, damit er sich nicht wieder von der Arbeit verschlucken ließ.

Angesichts des ständigen Mangels an emotionaler Sicherheit aktivierte Moniques Nervensystem den Bambi-Reflex. Sind wir in diesem Modus, gehen wir mit wahrgenommenen Bedrohungen häufig so um, dass wir andere überwachen, ob nun im Innenleben oder im äußeren Verhalten. Dieses Mikromanagement anderer Menschen oder unserer Umgebung dient dazu, die nächste Bedrohung schon im Vorfeld abzufangen und ihr aus dem Weg zu gehen. Monique zum Beispiel, die aus dem Bambi-Reflex nicht herausfand, schrie ihren Bruder an, wenn er etwas getan hatte, das ihre Mutter aufregte. Sie kochte innerlich, wenn ihr Vater sich nach dem Abendessen wieder einmal irgendeiner Arbeit zuwandte. Da Moniques Körper diese Reaktion ständig wiederholte, weil er ja Sicherheit für sie herstellen wollte, wurde sie neurobiologisch hyperwachsam. Als sie älter war, fühlte sie sich buchstäblich unwohl, wenn sie emotional nicht extrem aktiviert war und nicht obsessiv versuchte, ihre Umgebung zu kontrollieren. Sie schaltete immer wieder in den Gefallmodus um, zeigte aber nach außen hin stets Dominanzverhalten. Daher fühlten sich die Menschen in ihrem Umfeld genauso unsicher wie sie selbst.

Monique hatte sich ursprünglich von Dominik angezogen gefühlt, weil er ihren Eltern in einer Hinsicht stark ähnelte: Er verhielt sich völlig unberechenbar. Sie war nie sicher, ob er präsent sein würde oder in seine Gedanken verloren. Genauso war Moniques Vater gewesen. Manchmal war er glücklich, dann wieder genauso traurig wie ihre Mutter. Selbst Dominiks Arbeit als selbstständiger Bauunternehmer war nicht kalkulierbar: Monatelang hatte er unglaublich viel Arbeit, dann wieder wochenlang nichts zu tun. Obwohl gerade dies ihre emotionale und finanzielle Sicherheit bedrohte, fühlte sich diese Situation für Monique vertraut und daher sicher an. Der Umgang mit dem Unvorhersehbaren war ihre Art, »Liebe« und Zuneigung zu fühlen.

Die unerfüllten emotionalen Bedürfnisse aus der Kindheit der beiden und die daraus entstandenen neurobiologischen Anpassungen führten zu ihrem anfänglichen Gefühl der »Verknalltheit«. Gleichzeitig waren es diese Reaktionszyklen, die irgendwann ihre Beziehung bedrohten. Diese war eine Traumabindung, im Rahmen derer beide unbewusst ausagierten, was sie erlernt hatten, um ihre emotionalen Bedürfnisse in der Kindheit erfüllt zu bekommen. Wie viele von uns hatten die beiden nur zwei Möglichkeiten: Entweder sie lösten sich aus den konditionierten Stressreaktionen, indem sie lernten, diese Zyklen zu durchbrechen und ihr Nervensystem zu regulieren. Oder einer von beiden beziehungsweise beide beschlossen, die Beziehung zu beenden.

Zur Wiederholung der eigenen Kindheit getrieben

Monique und Dominik haben sich nicht bewusst dafür entschieden, die Konditionierungen ihrer Kindheit zu wiederholen, die ihnen die gleichen Stresserfahrungen bescherten und die zugehörigen Bewältigungsstrategien hervorriefen, an die sie sich damals gewöhnt hatten.

Über eine Traumabindung haben wir keine Kontrolle, solange wir uns ihrer nicht bewusst werden. Unsere konditionierte Art, mit anderen Menschen in Beziehung zu treten, wird zum Instinkt, gesteuert von den neuronalen Netzwerken, die wir als Kinder entwickelt haben, um mit belastenden Gefühlen fertig zu werden.

Wie wir in Kapitel 1 erfahren haben, entstehen Traumata nicht nur durch katastrophale Erlebnisse wie Gewalterfahrungen, Inzest, Verwahrlosung, Vergewaltigung und andere lebensverändernde Ereignisse, die man für gewöhnlich mit diesem Begriff in Verbindung bringt. Bei vielen von uns sind Traumata in der Kindheit auf subtilerer Weise entstanden. Kindheitstraumata können durch alle Stresssituationen ausgelöst worden sein, die regelmäßig unsere Fähigkeit, damit umzugehen, übersteigen. Dazu gehören Momente, in denen unsere Bezugspersonen abwesend oder nicht ansprechbar waren, sodass wir allein mit unseren starken Gefühlen fertig werden mussten. Wenn wir uns immer wieder emotional nicht ausreichend sicher, geliebt und wertgeschätzt fühlten, wenn wir bei schlimmen Erfahrungen keine Unterstützung erhielten, dann ist wahrscheinlich irgendwo in unserem Körper ein Kindheitstrauma abgespeichert, selbst wenn unsere Elternfiguren es gut mit uns meinten.

Welches Trauma wir als Kinder auch erlitten haben mögen, die überwältigende Stresserfahrung hat sich auf die Entwicklung unseres Nervensystems ausgewirkt. Wir kommen nämlich mit einem unterentwickelten Nervensystem zur Welt. Danach wächst unser Gehirn schnell und erreicht 90 Prozent seines Erwachsenenvolumens noch bevor wir sechs Jahre alt sind. Gleichzeitig verfeinert es seine Funktionen, bis wir etwa Mitte zwanzig sind.[13]

Das menschliche Nervensystem ist so angelegt, dass es andere Menschen zu seiner Entwicklung braucht. Das beginnt schon bei der Empfängnis. Unsere frühesten Beziehungen schaffen neuronale Verbindungen, die uns unter Umständen ein Leben lang erhalten bleiben. Wie unsere Elternfiguren mit uns umgehen, wie sie Stress und schwierige Erfahrungen bewältigen, beeinflusst die neuronalen Netzwerke, die sich in unserem Gehirn bilden. Durch einen Prozess namens *Co-Regulation* wirkt sich der Sicherheitslevel im Nervensystem eines Menschen unmittelbar auf das Nervensystem eines anderen Menschen aus, obwohl beide in ihrem eigenen Körper sind.

Das bedeutet: Wenn wir mit einer Elternfigur aufwuchsen, die in ihrer Stressreaktion regelmäßig dysreguliert war, funktionierte die Co-Regulation mit ihr nicht, und sie konnte uns nicht beruhigen. Stattdessen haben wir ihren Stress ebenfalls empfunden. Dies wiederum hat in unserem eigenen Nervensystem eine Stressreaktion ausgelöst, sodass wir uns unsicher fühlten. Wenn sich diese Reaktionen dann gerade in der kritischen Entwicklungsphase ständig wiederholten, wurden die entsprechenden neuronalen Pfade verstärkt. So entsteht sozusagen ein Highway, den unser Gehirn nahezu instinktiv nimmt. Wir werden in späteren Kapiteln noch mehr zum Prozess der Co-Regulation hören und erfahren, wie wir sie bewusst einsetzen können, um auf konstruktive Weise unsere Beziehungen sicher zu machen.

Die Grundlagen unseres Nervensystems

Um besser zu verstehen, weshalb unsere frühesten Beziehungen uns so stark beeinflussen, werden wir uns jetzt ansehen, was die Wissenschaft über unser Autonomes Nervensystem (ANS) zu sagen weiß. Unser ANS ist verantwortlich für alle unwillkürlich ablaufenden körperlichen Funktionen wie zum Beispiel die Herzfrequenz, die Atmung, den Blutdruck oder die Verdauung. Seine Hauptaufgabe ist es, Energie zu speichern und freizusetzen. Das hilft uns, mit dem von uns wahrgenommenen Stress umzugehen. Es erledigt diese Aufgabe, indem es physiologische Funktionen beschleunigt oder verlangsamt, was unterhalb der Bewusstseinsschwelle stattfindet: Es regelt unsere Atmung, unseren Energiehaushalt, ja es kann sogar unsere Pupillen erweitern.

Wurde in der Kindheit ein Großteil deiner Bedürfnisse erfüllt, dann ist dein Nervensystem vermutlich reguliert. Das bedeutet: Selbst wenn dein ANS eine Stressreaktion zeigt, kehrt es schnell wieder zur *Homöostase* zurück. Die Homöostase ist der von unserem Körper bevorzugte Zustand, in dem unsere inneren Funktionen im Gleichgewicht sind. Im Zustand der Homöostase fühlen wir uns sicher und ruhig und können bewusst mit unseren Gefühlen und der Welt um uns herum umgehen. Ist unser Nervensystem reguliert, dann können wir schnell und angemessen auf eine wahrgenommene Bedrohung reagieren. Gleichzeitig bleiben wir mit unseren Gefühlen verbunden und können bewusst handeln, auch wenn wir schwierige Gefühle oder Situationen erleben. Vereinfacht ausgedrückt haben wir es unter Kontrolle, wie wir auf das reagieren, was sich um uns herum abspielt. Wir können bewusst entscheiden, was wir als Nächstes tun wollen.

Viele Menschen haben aber kein reguliertes Nervensystem. Dann fällt es unserem Körper schwer, die Stressreaktion wieder abzustellen. Wir bleiben im Überlebensmodus, weil wir uns immer noch bedroht fühlen, und kehren nicht in die Homöostase zurück. Mit dem Ergebnis, dass wir nicht wirklich feststellen können, ob wir gerade gefährdet sind oder nicht. Wir fühlen uns nicht sicher, sind ständig übererregt und können unsere Emotionen nicht beruhigen. Diese permanente Stressreaktion erlaubt unserem Körper nicht, in ein friedvolles Gleichgewicht zurückzukehren. Wir sind ständig gereizt, haben eine niedrige Frustrationstoleranz und fahren wegen jeder Kleinigkeit aus der Haut. Da unser Körper es als seine Hauptaufgabe betrachtet, unser Überleben zu sichern, kreisen in diesem Zustand unsere Gedanken nur um uns selbst, sodass wir nur unsere eigenen Interessen im Blick haben. Wenn wir im Überlebensmodus feststecken oder mit einem Menschen zusammen sind, auf den das zutrifft, fühlen wir uns allein – schlicht deswegen, weil wir es *auf emotionaler Ebene auch sind*. Andere Menschen sind für uns eine potenzielle Bedrohung, daher fühlen wir uns nicht sicher genug, um uns für eine Beziehung zu einem anderen Menschen und für dessen Unterstützung zu öffnen.

Diese Dysregulationsmuster des Nervensystems nehmen ihren Anfang in der Kindheit, wenn unser Gehirn noch in der Entwicklung begriffen ist. Als Kinder lernen wir durch unsere Erfahrungen und die Augenblicke der Co-Regulation, wie wir uns selbst regulieren können, das heißt, wie wir mit Stress und anderen unangenehmen Gefühlen fertig werden. Wenn unser ANS jedoch nie die Möglichkeit hatte, zwischen Stress und Homöostase hin- und herzuwechseln, kann uns die Stressreaktion erhalten bleiben. Mit dem Ergebnis, dass wir physiologisch gesehen gar nicht in der Lage sind, uns leicht oder schnell zu beruhigen.

Vermutlich hast du schon mal erlebt, was passiert, wenn Kleinkinder aus ihrer Stressreaktion nicht mehr herausfinden. Sie schreien und treten und zeigen damit typische Kampfreflexe. Andere klinken sich aus dem Geschehen aus und starren ins Leere, was dem Erstarrungs- oder Totstellreflex entspricht. Wieder andere beobachten extrem wachsam ihre Umwelt und zeigen, vor allem in Anwesenheit anderer Menschen, Symptome einer chronischen Ängstlichkeit, was bei der *fawn response* üblich ist.

Gleichgültig, an welche Stressreaktion sich unser Körper in der Kindheit gewöhnt, wir werden eben diese Reaktion als Erwachsene wiederholen, weil unser Nervensystem entsprechend vernetzt ist. Wenn wir als Kinder um uns traten und losbrüllten, werden wir auch als Erwachsene explodieren. Wenn wir uns als Kinder ausgeklinkt haben, koppeln wir uns auch als Erwachsene von unseren Mitmenschen ab. Wenn unsere kindliche Sicherheit und Verbundenheit davon abhingen, dass wir uns um andere gekümmert haben, werden wir das auch heute noch tun: Wir bleiben ängstlich und stellen die Bedürfnisse anderer immer über unsere eigenen.

Eine solche Dysregulation des Nervensystems bringt selbst die gewissenhaftesten Menschen dazu, auf eine Weise zu handeln, die sogar die »beste« Beziehung sabotiert. Ist unser Nervensystem dysreguliert, haben wir keine Kontrolle darüber, wie intensiv wir belastende Emotionen erfahren. Aus diesem Grund verhalten wir uns anderen Menschen gegenüber häufig wütend oder mit Abwehr. Unser ANS ist biologisch darauf geeicht, auf Stress überschießend zu reagieren. Und selbst wenn wir gerade keine belastende Erfahrung machen, ist es nur eine Frage der Zeit, bis wir uns wieder unter Druck fühlen.

Chronischer Stress ist weder körperlich noch emotional gesund. Bei einer Dysregulation aber fühlt sich Stress für unseren Körper vertraut und damit in gewisser Weise auch angenehm an. Unser Unbewusstes zieht das Vertraute dem Unbekannten stets vor, auch wenn es Bedrohliches in sich birgt. Unser Nervensystem erlebt das Vertraute wieder und wieder, weil das Ergebnis vorhersagbar ist – und genau danach lechzt unser Gehirn im Kampf ums Überleben.

Hängt unser Körper in der Stressreaktion fest, wird die HHN-Achse (Hypothalamus-Hypophyse-Nebennierenrinde) aktiviert, die auch als »Stresshormon-System« des Körpers bekannt ist. Es flutet den Blutstrom mit Stress-Botenstoffen wie

Cortisol, Dopamin, Endorphinen und Adrenalin. Obwohl die Ausschüttung von Stresshormonen ein sehr belastendes Geschehen ist, kann es sein, dass wir danach regelrecht süchtig werden. Wir sind gelangweilt und es fühlt sich unangenehm an, wenn wir diesen vertrauten Cocktail nicht spüren.

Gewöhnt sich der Körper an diese Stressreaktion, dann findet das Unbewusste Mittel und Wege, entsprechende Situationen herbeizuführen. Wir erleben den gleichen biochemischen Hochbetrieb und fühlen uns endlich wieder ganz wie »wir selbst«. Wer als Kind in einem chaotischen Umfeld mit unsicheren Bindungen aufgewachsen ist, verirrt sich leicht in diese emotionale Sucht und lechzt als Erwachsener nach den gleichen unvorhersehbaren Erfahrungen mit anderen Menschen, der gleichen Unsicherheit.

Der gestresste Körper sendet dann Gefahrensignale an den Geist, in dem dann ein verstörender Gedanke den nächsten jagt. Das wiederum heizt den biochemischen Hochbetrieb weiter an. Diese Suchtzyklen treiben – für Außenstehende völlig unverständlich – viele Menschen dazu, sich auf Klatsch, Drama, unberechenbare Beziehungen oder andere Situationen einzulassen, die ihren Adrenalinspiegel in die Höhe treiben. Und selbst wenn das Drama und der Stress sich eigentlich nicht gut anfühlen, erlauben sie uns doch, zumindest *etwas* zu fühlen – was für viele Menschen die einzige Möglichkeit ist, überhaupt Gefühle zu spüren. Führt die Belastung dazu, dass wir uns passiv-aggressiv verhalten, uns emotional von unseren Liebsten abkoppeln, sie mit eisigem Schweigen bestrafen oder ihre Grenzen auf andere Weise verletzen, sind wir hinterher häufig entsetzt über unsere Reaktionen. Und da unsere Neurobiologie darauf geeicht ist, das Vertraute vorzuziehen, verstricken wir uns immer wieder in diese Zyklen. Wir suchen uns unbewusst immer Menschen, die uns diese Erfahrungen ermöglichen, nur um uns danach für uns und unser Handeln zu schämen.

Wie du dich zur Sicherheit durchfühlst

Unser ANS besteht aus zwei Zweigen: dem sympathischen Nervensystem und dem parasympathischen Nervensystem. Unser sympathisches Nervensystem aktiviert den Kampf-oder-Flucht-Reflex, indem es unsere Herz- und Atemfrequenz erhöht sowie unseren Blutdruck und die Muskelspannung ansteigen lässt. Das liefert uns die Energie, um uns der Gefahr zu stellen oder vor ihr wegzulaufen. Sobald wir die von uns wahrgenommene Bedrohung überwunden haben, beruhigt sich unser Körper wieder, und zwar, indem er das parasympathische Nervensystem aktiviert. Dieses ist verantwortlich für den Zustand der »Ruhe und Verdauung« beziehungsweise der »Sicherheit und sozialen Verbundenheit«. Es senkt unsere Herzfrequenz, unsere Atmung wird tiefer und wir fühlen uns emotional wieder sicher. Vereinfacht gesagt sorgt das parasympathische Nervensystem dafür, dass unser Körper sich entspannen kann.

Obwohl es gut ist, wenn wir den Großteil unserer Zeit im parasympathischen Modus verbringen, kann dieser sich zum Erstarrungs- oder Totstellmodus verselbstständigen. Beim Erstarren sind Kampf oder Flucht keine Alternativen, weil wir die Bedrohung als zu unmittelbar, zu massiv oder zu lange andauernd empfinden. Dabei weist das sympathische Nervensystem immer noch eine geringe Aktivität auf, während der Körper sich darauf einrichtet, sich durch Anspannung gegen die Bedrohung zu wappnen. Wenn der Totstellreflex aktiv wird, schaltet das parasympathische Nervensystem Herz- und Atemfrequenz so weit herunter, dass wir zwar physisch noch präsent sind, nicht aber emotional oder mental. Dabei erschlafft nicht selten auch die willkürliche Muskulatur. Entwicklungsgeschichtlich betrachtet half dieser Zustand unseren Vorfahren insofern, als sie sich einfach tot stellen konnten, wenn es keine Chance gab, einer Bedrohung zu entkommen. Heute bleiben viele Menschen in einem Zustand chronischer Dissoziation stecken, bei dem man sich der Realität gegenüber taub stellt, um sich andauernden Gefährdungen in der Umwelt zu entziehen.

Der Bambi-Reflex ist eine entwicklungsgeschichtlich später entwickelte Stressreaktion: Hier versuchen wir, einer angenommenen Bedrohung durch Deeskalation aus dem Weg zu gehen, indem wir die Bedürfnisse unserer Mitmenschen erfüllen und uns um sie kümmern. Wir haben gelernt, dass wir Stress, den wir vermutlich abbekommen hätten, vermeiden können, wenn es uns gelingt, unser Gegenüber zu beruhigen. Der Bambi-Reflex, also die *fawn response*, ist ein sozialer Zustand, weil er sich immer auf andere Menschen bezieht.

Wenn wir lernen, wie wir bewusst zwischen sympathischen und parasympathischen Zuständen umschalten können, dann unterstützen wir unser Nervensystem bei der Selbstregulation. Mit der Zeit sorgt diese Flexibilität dafür, dass wir öfter im sicheren und sozialen Zustand verweilen und auf unsere Gefühle und die Welt um uns herum ruhig und bewusst reagieren können. Wenn wir uns in unseren Beziehungen sicher genug fühlen, um emotionale Unterstützung geben und annehmen zu können, entsteht eine tiefe, dauerhafte Liebe.

Deine fehlerhafte Wahrnehmung

Obwohl Sicherheit der Idealzustand für unseren Körper ist, fühlen sich nur wenige Menschen durchgehend geerdet oder mit sich selbst, anderen Menschen beziehungsweise ihrer Erfahrung verbunden, wenn überhaupt. Warum das so ist, erklärt uns die »Polyvagal-Theorie«. Sie macht deutlich, wie wir Signale für Sicherheit beziehungsweise Bedrohung in unserer Umwelt wahrnehmen, interpretieren und schließlich darauf reagieren. Vor allem aber hilft sie uns zu verstehen, warum wir unbewusst das Verhalten anderer häufig missdeuten, sodass wir uns auf sozialer Ebene eben nicht sicher genug fühlen, um eine wirkliche Verbindung einzugehen, selbst wenn wir uns dies innig wünschen.

Kernstück der 1994 von Stephen Porges aufgestellten »Polyvagal-Theorie« ist der Vagusnerv, der zu den zentralen Kommunikationswegen zwischen Gehirn und Körper gehört. Der Vagusnerv ist der wichtigste Nerv des parasympathischen Nervensystems und gleichzeitig der längste Hirnnerv: Er verbindet unser Gehirn mit unserem Herzen und dem Rest des Körpers.

Der Vagusnerv wiederum teilt sich in zwei Zweige: den ventralen und den dorsalen Zweig. Der ventrale Vagusnerv kontrolliert die Körperfunktionen oberhalb des Zwerchfells wie zum Beispiel die Herzfrequenz, die Atmung, den Tonfall, das Gehör und den Gesichtsausdruck. Der dorsale Zweig hingegen ist für Körperfunktionen unterhalb des Zwerchfells verantwortlich wie beispielsweise die Verdauung.

Der ventrale Zweig ist es, der uns ein Gefühl von Sicherheit und Offenheit für soziale Kontakte vermittelt. Stephen Porges nennt dies das »System des sozialen Engagements«. Wenn es aktiv ist, ist unsere Herzfrequenz normal, unsere Atmung ist tief und erholsam, und wenn wir uns mit anderen Menschen unterhalten, hat unsere Stimme einen angenehmen Klang. Gleichzeitig können wir die verbalen und nonverbalen Äußerungen anderer genau deuten, und unser Gesicht ist entspannt und ausdrucksvoll. Wenn wir uns im ventral-vagalen Zustand befinden, können wir ganz wir selbst sein und bieten auch anderen diese Möglichkeit. Wir sind an der Welt um uns herum interessiert und gehen mit Neugier, Freude, Humor und einer spielerischen Haltung an sie heran.

Leider verbringen die meisten Menschen nicht allzu viel Zeit in diesem Zustand. Massive Stressreaktionen aktivieren vielmehr den dorsal-vagalen Ast, der zum Erstarrungs- oder Totstellreflex führt. Dabei wird unsere Verdauung blockiert (wir leiden häufig unter Verstopfung) und unsere Muskelaktivität wird heruntergefahren. (Unsere Muskeln fühlen sich schwach oder erschöpft an.) Unser Tonfall wird dumpf, und unsere anderen physiologischen Reaktionen werden gedämpft. Wir werden vollständig immobilisiert und koppeln uns von der Realität ab. (Unser Geist wird leer, wir sind gedanklich ganz woanders.)

Wenn wir in diesem dorsal-vagalen Zustand sind, kann der ventral-vagale Zweig weiter »online« bleiben. Das erlaubt uns, wenigstens so weit aktiv und engagiert zu sein, dass wir uns auf die vermuteten Bedürfnisse anderer einstellen können. Gleichzeitig aber schaltet die dorsal-vagale Reaktion uns »offline«, und wir sind abgekoppelt von unseren eigenen Bedürfnissen. Dies führt in einen Zustand der Unterwerfung, bei dem wir das Gefühl von Sicherheit dadurch herstellen, dass wir unsere eigenen Bedürfnisse den Wünschen anderer unterordnen. In diesem Zustand sind wir ständig in Alarmbereitschaft, hyperwachsam, weil wir schon im Voraus versuchen, die Wünsche unseres Gegenübers zu erraten. Oder wir sind hypersensibel, weil wir uns ständig über die andere Person Gedanken machen. (Was uns dann meist zu der Annahme verleitet, dass wir »einfühlsam« auf unsere Umwelt reagieren.) Indem wir unsere Antennen auf die emotionalen Umschwünge anderer Menschen ausrichten, versuchen wir, deren Reaktionen vorwegzunehmen und belastende und letztlich für uns bedrohliche Erfahrungen zu vermeiden. Die Illustration unten zeigt dir, wie diese verschiedenen Zustände des Nervensystems zusammenspielen.

Die Polyvagal-Theorie: die autonome Leiter
Das Nervensystem verstehen

Der Verbundenheitsmodus (sicher und sozial offen):
Ich fühle mich sicher (körperlich und emotional).
Ich bin mit anderen und der Welt verbunden.

Der Explosions- oder Ablenkungsmodus
(sympathischer Zustand):
Ich fühle mich nicht sicher (körperlich oder emotional).
Ich muss entweder kämpfen oder weglaufen.

Der Bambi-Reflex (fawn response):
Ich fühle mich nicht sicher (körperlich oder emotional).
Ich bin gegenüber anderen Menschen und der Welt
um mich herum extrem wachsam.

Der Abkopplungsmodus (Erstarrungsreaktion):
Ich fühle mich nicht sicher (körperlich und
emotional).
Ich kann damit nicht fertig werden,
daher schalte ich einfach ab.

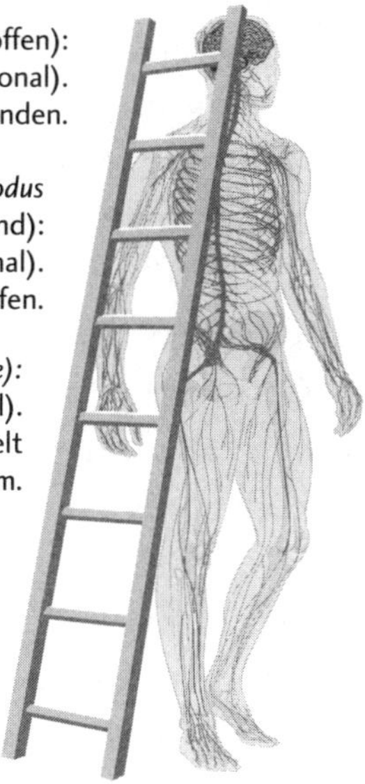

(Von Deb Dana übernommen)

Der Zustand unseres Nervensystems hängt von den Signalen ab, die wir ununterbrochen aus der Umwelt aufnehmen. Unser Unbewusstes scannt unsere Umgebung ständig auf Hinweise, ob wir sicher sind oder Gefahr droht. Man nennt dies auch *Neurozeption*. Da unser Überleben entwicklungsgeschichtlich vom Leben in Gruppen abhing, sucht das Unbewusste vorzugsweise bei anderen Menschen nach solchen Signalen. Dazu gehören zum Beispiel deren Gesichtsausdruck, ihr Tonfall und ihre Gesten. Wirkt ihr Verhalten so, als fühlten sie sich sicher, fühlen auch wir uns sicher. Fehlen solche versichernden Signale von anderen beziehungsweise empfinden wir die empfangenen Signale als bedrohlich, schaltet unser Nervensystem in den Kampf-, Flucht-, Erstarrungs-, Totstell- oder Unterwerfungsmodus.

Wenn du je in einem Flugzeug gesessen hast, das von Turbulenzen durchgerüttelt wurde, weißt du, wie Neurozeption funktioniert. Wenn das Flugzeug anfängt, Bocksprünge zu machen, schauen die meisten Passagiere erst einmal, wie denn ihre Mitreisenden reagieren. Erscheinen die Menschen um uns herum ruhig – sitzen offen und entspannt da, zeigen einen gelassenen Gesichtsausdruck und atmen regelmäßig –, dann bleiben auch wir ruhig. Signalisieren sie jedoch Nervosität oder ein sichtbares Gefühl des Bedrohtseins, dann fühlen auch wir uns nicht sicher und schalten in den Kampf-oder-Flucht-Modus. Geht dann wirklich etwas schief (zum Beispiel, dass die Turbulenzen nicht aufhören oder sogar stärker werden), dann aktiviert unser ANS den Erstarrungs- oder Totstellmodus. Es fährt unsere physiologischen Funktionen herunter und lässt unseren Geist abdriften, sodass wir nicht mehr mitbekommen, was um uns herum passiert.

Vom evolutionären Standpunkt aus betrachtet ist der Prozess der Neurozeption ein Mittel, um uns vor aktiven Bedrohungen in unserer Umgebung zu schützen. Trotzdem nimmt unser Unbewusstes das Verhalten der anderen nicht immer richtig wahr oder interpretiert es korrekt. Denn unsere früheren Konditionierungen und unsere Kindheitstraumata bestimmen auch den

Modus, wie unser Unbewusstes Signale aus der Umgebung auffängt und deutet. Wir sehen oder spüren häufig das, was unser Unbewusstes uns sehen oder spüren lassen »will« – und nicht unbedingt das, was um uns herum wirklich passiert.

Zurück zum Beispiel der Turbulenzen im Flugzeug: Wenn wir Angst vorm Fliegen haben, Horrorstorys über Flugzeugabstürze kennen oder in der Vergangenheit schon einmal wirklich dramatische Turbulenzen miterlebt haben, dann wird unser Unbewusstes Gefahr wittern, selbst wenn keine Gefährdung besteht. Ist der Alarmknopf aber gedrückt, fühlen wir uns nicht sicher, und unser Körper aktiviert eine Stressreaktion. Fliegen wir hingegen häufig und kennen diese Situation, können wir ruhig bleiben und sogar helfen, verängstigte Mitreisende zu beruhigen.

Es kann daher kaum überraschen, dass unsere frühesten Beziehungen und das Umfeld, in dem sie stattgefunden haben, den größten Einfluss darauf haben, wie treffsicher unser Unbewusstes soziales Verhalten interpretiert. Wurden wir in der Kindheit von unseren Elternfiguren oder von Gleichaltrigen für unser Aussehen oder unsere Kleidung beschämt, deuten wir auf uns gerichtete Blicke als Ausdruck derselben Verachtung. Oder wir nehmen an, dass die Leute ständig hinter unserem Rücken über unser Aussehen tuscheln. Haben unsere Elternfiguren von uns Kindern ständig Höchstleistungen und Perfektion gefordert, messen wir das eigene oder fremdes Handeln ständig an unseren fiktiven, meist unerreichbaren Erwartungen und entwickeln das Gefühl, dass wir nie richtig mithalten werden können.

Wenn du, wie ich, als kleines Kind (körperlich oder emotional) alleingelassen wurdest, dann wirst du jeden Moment der Distanz oder Ferne eines geliebten Menschens als Zeichen eines ähnlichen Verlassenwerdens deuten. Wer diese grundlegende

Wunde in sich trägt, versteht Augenblicke der Distanz stets als Zeichen von Konflikten in der Beziehung. Ich zum Beispiel bekam immer die totale Panik, wenn eine meiner Partnerinnen nicht in einem für mich »normalen« Zeitrahmen auf eine SMS reagierte, auf eine Frage nur knapp antwortete oder, wenn wir zusammen waren, in Schweigen versank. Dann bohrte ich sofort nach, was denn los sei, fest überzeugt, dass sie sauer auf mich war. All das hatte seine Wurzeln in meiner Kindheit, als meine Mutter mich mit Schweigen strafte oder mein Dasein gleich vollständig ignorierte, und das manchmal wochenlang, weil irgendetwas, was ich getan oder gesagt hatte, sie zutiefst verletzte oder ärgerte. Mein Vater bestärkte sie in ihrem Verhalten, weil er mit ihr nicht herumstreiten wollte. Manchmal spielte er sogar den Boten zwischen uns, was mir das Gefühl gab, von beiden Eltern im Stich gelassen zu werden.

Zu Beginn meiner Beziehung mit Lolly war ich ständig in Aufregung, weil sie häufig den Wunsch äußerte, Zeit für sich allein zu haben. Das verletzte meine Gefühle und kratzte an den tiefer sitzenden Wunden. Dabei wollte Lolly mich gar nicht im Stich lassen. Sie war einfach mit Eltern aufgewachsen, die von ihr ein hohes Maß an Selbstständigkeit verlangten und hatte gelernt, allein zurechtzukommen. Daher stimmte sie ihre Zeit und ihre Pläne so gut wie nie mit mir ab.

Forschungsarbeiten zeigen, dass alle Kindheitstraumata, ja sogar die Schikanen unserer Klassenkameraden, zu strukturellen Veränderungen in der Amygdala führen, jenem Teil des Gehirns, der unsere Umgebung auf Bedrohungen scannt.[14] Auch der präfrontale Kortex verändert sich dadurch, die Gehirnregion, die für unsere »Exekutivfunktionen« verantwortlich ist, also unsere Fähigkeit zu planen, Entscheidungen zu treffen und angemessenes soziales Verhalten zu zeigen.[15] Diese strukturellen

Veränderungen als Folge kindlicher Traumata sorgen dafür, dass unser Nervensystem dauernd in Alarmbereitschaft ist. Besteht dieser Zustand über längere Zeit oder wird gar chronisch, kann es zu sozialen Ängsten kommen oder zu einer komplexen posttraumatischen Belastungsstörung mit den damit verbundenen Problemen beim Umgang mit Emotionen, bei der Impulskontrolle und schließlich bei allen Formen von Beziehungen.[16] Wenn unser Nervensystem im Alarmzustand ist, scannen wir ständig unsere gesamte Umgebung. Wir stellen uns immer nur das Allerschlimmste vor, und unsere Gedanken rasen im Kreis, während wir darauf warten, dass die Katastrophe eintritt. Diese strukturellen Veränderungen im Gehirn führen dazu, dass wir selbst in einem neutralen Gesichtsausdruck oder einer ruhigen Stimmlage Aggression zu entdecken meinen.[17] Schlägt unsere Amygdala Alarm, sehen wir überall Signale für aggressives Verhalten, auch wenn gar keine vorhanden sind. Wenn wir mehr Stress erfahren, als wir verkraften können, oder in der Vergangenheit Traumata erlitten haben, dann beeinflusst dies auch weiterhin, was wir denken und glauben ebenso wie unsere Wahrnehmung von uns selbst, unseren Beziehungen und unserer Umwelt.

Ist unsere Neurozeption so »trainiert«, dass sie Signale falsch interpretiert und alles als Gefahr deutet, verbleiben wir in diesem Teufelskreis von Beziehungskonflikten, für die wir in erster Linie selbst verantwortlich sind. Diese fehlgeleitete Neurozeption verhindert, dass wir uns je sicher genug fühlen, um uns für eine tiefere Bindung zu anderen Menschen zu öffnen, in der wir uns auch verletzlich zeigen müssten. Doch weil wir ständig Angst vor Zurückweisung haben, wagen wir nicht, uns so zu zeigen, wie wir wirklich sind. Wir haben vielleicht Kontakt zu anderen Menschen, ja wir erwarten vielleicht sogar, dass sie uns helfen. Doch wir können ihren Trost und ihre Unterstützung gar nicht annehmen, weil wir uns dafür nicht sicher genug fühlen. Statt sich von der Präsenz, der Nähe, der Berührung eines ruhigen, geerdeten Menschen trösten zu lassen, ziehen viele von uns sich aus Angst zurück.

Die Neurozeption ist ein unbewusster Prozess, über den wir keine Kontrolle haben. Doch wir können lernen, diese instinktive Interpretation und Reaktion auf soziale Signale zu verändern. Der erste Schritt auf diesem Weg ist es, sich jener Situationen bewusst zu werden, in denen wir das, was wir aktuell wahrnehmen, unbewusst mit alten Bedeutungen unterlegen. Signalisiert uns zum Beispiel ein Mensch, den wir lieben, dass er allein sein möchte, können wir daran arbeiten, nicht sofort und automatisch anzunehmen, dass dieser Mensch uns verlassen will – was wiederum unsere tiefste Angst bestätigt, nicht liebenswert zu sein. Stattdessen können wir akzeptieren, dass der andere Raum braucht und einfach mal allein sein muss – etwas, das uns schließlich allen von Zeit zu Zeit so geht.

Wir können uns unserer ständigen Ängste gewahr werden, die wir in Bezug auf unser Aussehen hegen, und stattdessen akzeptieren, dass es verschiedene Formen der Schönheit gibt. Oder wir können spüren, dass wir ständig Perfektion von uns fordern und uns mit kritischen Gedanken selbst fertigmachen. Stattdessen können wir lernen, unsere individuellen Stärken und Eigenheiten wertzuschätzen, ganz egal, ob sie den Erwartungen unserer Umwelt »entsprechen« oder nicht. Ich jedenfalls praktiziere diese neuen Gewohnheiten regelmäßig, damit ich mein Nervensystem so regulieren kann, dass ich einfach *ich selbst* bin und gleichzeitig offen für andere und die Welt um mich herum.

Je mehr wir uns unserer unbewussten Wahrnehmungs- und Glaubensmuster gewahr werden, desto einfacher wird es, die

Filter abzulegen, die eine realistischere Interpretation des Verhaltens anderer Menschen verhindern. In Kapitel 6 werden wir uns genauer ansehen, wie wir unser Gewahrsein steigern und eine gesunde Form der Selbstbeobachtung entwickeln können, sodass wir jene konditionierten Überzeugungen, Gefühle und Reaktionen erkennen, die unserem authentischen Selbstausdruck im Weg stehen.

Dein dysreguliertes Nervensystem

Zu jeder unserer vier Stressreaktionen gehört ein Set an Verhaltensweisen, die bei allen Menschen gleich sind, ganz egal, wer wir sind oder wo beziehungsweise wie wir aufwuchsen. Bist du mit diesen Verhaltensweisen vertraut, wird es dir leichter fallen, bei dir selbst oder bei einem geliebten Menschen zu erkennen, wenn der Stressmodus anspringt. Und natürlich weißt du dann auch besser, was ihr braucht, du oder dein Gegenüber, um euch zu beruhigen.

Der Explosionsmodus (Kampfreflex)

Menschen im Explosionsmodus fühlen sich am wohlsten, wenn sie gerade im »Kampf« sind, daher suchen sie dann förmlich nach Konflikten. Ihr Nervensystem ist in diesem Modus immer hyperaktiv und bewegt sie dazu, nach etwas Ausschau zu halten, das die Funken fliegen lässt. Sind sie dann endlich fündig geworden, fangen sie an zu treten, zu schreien, Wutanfälle zu produzieren, mit einem Wort: zu explodieren. Sie verhalten sich häufig abwehrend und können nicht erkennen, was sie selbst zum Geschehen beigetragen haben. Solche Menschen können sich nicht leicht beruhigen, sie sind meist von Groll und Rachegelüsten erfüllt. Ihre Stimmung schlägt in diesem Modus rasch um von pingelig zu wutentbrannt, und von da an sind sie fixiert auf die nächste vermutete Bedrohung. Ihre Neurozeption nimmt in diesem Modus die meisten sozialen Verhaltensweisen als Beleidigung, Kränkung, Verletzung oder Provokation wahr.

Sofia, meine Ex-Partnerin aus Kapitel 1, verfiel häufig in den Explosionsmodus. Sie hatte ständig das Gefühl, von anderen ausgenutzt oder verfolgt zu werden. Sie geriet regelmäßig in Konflikte, ob nun mit dem Kassierer im Supermarkt, der nicht bemerkt hatte, dass sie die Nächste war, oder mit einer Freundin, die auf ihre SMS nicht sofort reagierte. Und immer wieder fing sie Streit an, entweder indem sie leise vor sich hin brummelte und anderen böse Blicke zuwarf, oder indem sie direkt herumschrie, wenn ihr etwas nicht passte.

Sofia ist kein schlechter Mensch und ihre explosiven Tendenzen sind nicht ihre Schuld. Sie wuchs in einer Familie auf, in der täglich jemand in die Luft ging und die anderen anbrüllte. Schon als Kind wurde ihr Nervensystem mit Stress oder überschießenden Emotionen dadurch fertig, dass es den Kampfreflex aktivierte. Diese Dysregulation führte dazu, dass sie instinktiv ständig nach Bedrohungen suchte, auch wenn es keine gab. So blieb ihr Körper im vertrauten Kampfmodus. So unlogisch sich das auch anhört: Wenn sie mit niemandem im Streit lag, fühlte sie sich körperlich und emotional unsicher und unwohl, vermutlich weil dies bedeutete, dass sie in einem Zustand offener Verletzlichkeit war.

Der Ablenkungsmodus (Fluchtreflex)

Wenn Menschen im Ablenkungsmodus sich bedroht oder unsicher fühlen, laufen sie vor ihren angenommenen Problemen weg – entweder emotional, indem sie Menschen von sich stoßen, oder körperlich, indem sie beispielsweise zulassen, dass ihre Arbeit oder anderweitige Verpflichtungen sie ganz in Anspruch nehmen. Sie sorgen für Beschäftigung und konzentrieren sich so vollständig auf Arbeit, familiäre Verpflichtungen, To-do-Listen, Hobbys oder andere Vorhaben, dass sie gar nicht die Zeit oder den Raum haben, bei ihren Gefühlen zu verweilen. Im Ablenkungsmodus greifen viele Menschen zu Drogen, Alkohol, übermäßigem Essen, Sex oder anderen Aktivitäten beziehungsweise Substanzen. Im Allgemeinen tun Menschen in diesem Modus alles, um Konfrontationen zu vermeiden. Sie ghosten andere oder wechseln das Thema, wenn es zu belastenden oder unangenehmen Gesprächen kommt, die vielleicht sogar zum Streit führen könnten. Ich habe mich schon oft im Ablenkungsmodus befunden. Dann gehe ich meinen unangenehmen Gefühlen oder schwierigen Aufgaben aus dem Weg, indem ich viel Zeit auf in diesem Moment nebensächliche Projekte verschwende wie mich auf der Suche nach Informationen durch die Sozialen Medien zu klicken, mein Bücherregal neu zu ordnen oder das Haus zu putzen.

Auch Aisha bringt viel Zeit im Ablenkungsmodus zu. Sie ist eine erfolgreiche Ärztin, hat zwei Kinder und einen Staranwalt zum Mann. Sie steht morgens um fünf Uhr auf, um joggen zu gehen, und nach ihrer Sprechstunde behandelt sie arme Menschen umsonst. Sie bietet stets von sich aus an, Familienfeiern und Ferienfreizeiten zu organisieren, ebenso wie Feste in der Gemeinde oder in der Praxis. Sie ist gleichzeitig Superärztin,

Supermama, Supertochter und Supergastgeberin. Aisha hat nie Zeit für sich. Sie ist ständig auf der Flucht und läuft weg vor möglichen Konfrontationen, Konflikten und anderen unbequemen emotionalen Zuständen. Ständig auf Achse zu sein ermöglicht ihr, belastenden Gefühlen aus dem Weg zu gehen und auch allen Augenblicken, in denen sie den Blick nach innen richten müsste. Aber natürlich überschreitet sie dabei regelmäßig ihre körperlichen Grenzen.

Auch Aisha trägt nicht selbst die Schuld an dieser instinktiven Reaktion. Ihre Mutter war zwar ein liebevoller Mensch, aber sie konnte sich nicht auf ihre Tochter einstellen, weil sie ständig für ihren Mann sorgen musste, einen Künstler, der ein klassischer Explosionstypus war. Aisha stand immer im Schatten ihres berühmten Vaters. Sie wuchs in einer Familie auf, in der Leistung und Produktivität alles war. So entstand bei ihr unbewusst die Vorstellung, dass sie, um liebenswert zu sein und geschätzt zu werden, immer etwas tun müsse.

Obwohl ihre Errungenschaften im Beruf, ihr freiwilliges Engagement für andere Menschen und ihre Leistungen im Fitnessbereich Aisha Selbstbestätigung geben – wie das bei vielen von uns der Fall ist –, verhindert diese Haltung doch, dass sie ihrem Körper die Ruhe schenkt, die er braucht, um seine Batterien wieder aufzuladen. Ihr Nervensystem ist auf den Fluchtmodus gepolt. Aisha fühlt sich nur wohl, wenn sie vor jeder belastenden Erfahrung davonläuft, entweder durch Jogging, durch ständige Geschäftigkeit oder anderweitige Ablenkung von ihrem tiefen emotionalen Unwohlsein.

Der Abkopplungsmodus (Totstellreflex oder Erstarrungsreaktion)

Menschen im Abkopplungsmodus reagieren auf angenommene Bedrohungen indem sie erstarren oder sich gleich ganz totstellen. Ihr Umgang mit Gefühlen ist dadurch gekennzeichnet, dass sie sich dissoziativ abkoppeln und in ihrem »Raumschiff« davondriften. Ihr Körper ist noch da, aber ihr Geist ist weit weg von der Gegenwart und den aktuellen Problemen oder wahrgenommenen Schmerzen. Menschen, die sich abkoppeln, reagieren anders als solche, die sich ablenken. Während Letztere in außer Kontrolle geratenen Gedankenschleifen stecken, in denen sie sich permanent selbst analysieren, nehmen die »Abkoppler« zu einer Art geistigem Vakuum Zuflucht. Sie hören auf, sich auf ihre Gedanken einzulassen oder auf die Emotionen beziehungsweise Empfindungen im Körper. Ich persönlich habe die Erfahrung gemacht, dass der Abkopplungsmodus häufig in den Ablenkungsmodus umschlägt oder sich mit diesem abwechselt, vor allem, wenn belastende Erfahrungen zu lange andauern oder unsere Versuche, uns durch Betäubung oder Ablenkung selbst zu regulieren, nicht mehr funktionieren.

Meine Mutter befand sich meist im Abkopplungsmodus. Sie war körperlich präsent und tat ihr Möglichstes, um uns Essen zu machen und den Haushalt in den Griff zu bekommen, aber emotional weilte sie immer in einer anderen Welt. Und sie merkte nicht einmal, dass sie sich innerlich verabschiedet hatte. Auch bei Gesprächen schwebte sie immer wieder davon oder kreiste in ihrem eigenen »Raumschiff« um uns.

Ich glaube, dass dies schon in ihrer Kindheit begann. Ihre Mutter (meine Großmutter) war eine kalte, distanzierte Person, die aufgrund ihres eigenen generationsübergreifenden Traumas unfähig war, Liebe oder andere Gefühle auszudrücken. Sich selbst emotional von allen anderen abzukoppeln, selbst von ihren Kindern, war ihre einzige Möglichkeit, für emotionale Sicherheit zu sorgen.

Ein weiteres generationsübergreifendes Trauma erfuhr meine Mutter durch ihren Vater (meinen Großvater). Dieser glaubte an den alten und ausgesprochen schädlichen Grundsatz, dass man Kinder sehen, aber nicht hören sollte. Dementsprechend kam er häufig von der Arbeit nach Hause und ignorierte seine Familie vollständig, weil er lieber die Zeitung las. Weil meine Mutter auf diese Weise wenig oder überhaupt keine emotionale Unterstützung erhielt, lernte sie bald, sich aus der Wirklichkeit auszuklinken, um mit diesen belastenden Erlebnissen fertigzuwerden. Wie ihre eigene Mutter koppelte sie sich von ihren Gefühlen ab, um Sicherheit zu finden. Dies führte dazu, dass sie sich am Ende auch von ihren Kindern distanzierte und diese Verlassenheitswunde an mich und meine Geschwister weitergab.

Die Tiefe dieser Wunde zeigte sich, als ich merkte, wie ich unerklärlicherweise in Wut geriet, wenn meine Partnerin Vivenne vor sich hin summte. Eines Tages spürte ich, wie mein Körper sich verkrampfte, während Viviennes fröhliches Lied erklang. Da erinnerte ich mich daran, wie meine Mutter immer vor sich hin gesummt oder gesungen hatte, ganz verloren in ihrer eigenen Welt, weit weg von uns allen. Wenn Vivienne summte, interpretierte meine Neurozeption dies nicht als fröhliches Liedchen, sondern als Signal der Abkopplung, so wie es in meiner Kindheit immer gewesen war. Es war also nicht Viviennes Summen, das meine Reaktion verursachte, sondern mein eigenes Nervensystem, das den Klang mit der drohenden Abwesenheit der Mutter assoziierte.

Der Bambi-Reflex (fawn response)

Wenn Menschen im Unterwerfungsmodus sich mit einer Bedrohung konfrontiert sehen, versuchen sie diese zu entschärfen, indem sie um des lieben Friedens willen Ja und Amen zu allem sagen. Diese Menschen tun alles, damit ein Konflikt gar nicht erst ausbricht, wofür sie für gewöhnlich auch die eigenen Bedürfnisse opfern. Wie im Explosionsmodus ist das Nervensystem in diesem Zustand hyperwachsam und interpretiert im Regelfall auch versichernde Signale als Anzeichen für Gefahr. Doch statt zu kämpfen, gibt »Bambi« nach, wenn es ein Problem wittert.

Meine Schwester, die fünfzehn Jahre älter ist als ich, agiert häufig im Bambi-Reflex. Bis weit ins Teenageralter hinein scannte sie ihre gesamte Umgebung und ihre Beziehungen ständig auf mögliche Gefahren, vor allem was unsere Mutter anging. Dabei versorgte sie sowohl mich als auch unsere Mutter. Sie schwebte als guter Geist über uns und achtete genau auf Mutters Gesundheitszustand. Dauernd fragte sie, ob auch alles in Ordnung sei oder ob wir irgendwie Hilfe bräuchten. Bevor sie dieses Muster endlich bemerkte, wiederholte sie es bei ihrem Sohn und bei anderen Menschen in ihrem Leben. Sie war immer für alle da, die sie brauchten, ob sie nun körperlich oder emotional fähig war, deren Bedürfnisse zu erfüllen oder nicht. Sie konnte einfach keine Trennlinie ziehen zwischen dem, was sie selbst, und dem, was andere empfanden, sodass sie sich für die Gefühle anderer verantwortlich fühlte. Und sie schaltete immer sofort in den Unterwerfungsmodus, um jedes diesbezügliche Unwohlsein im Keim zu ersticken.

Vermutlich ging meine Schwester auch in den Bambi-Reflex als sie als Kind regelmäßig ins Krankenhaus musste. Aus lauter Angst, dass sie mit ihrer Krankheit zu Hause für Stress sorgen würde, und ohne jegliche emotionale Unterstützung von unseren Eltern, entwickelte sie tiefsitzende Verlassensängste. Die Sorge war ihre ständige Begleiterin. Natürlich war sie von meinen Eltern abhängig, hatte aber trotzdem keine sichere Bindung an sie. Und so blieb ihr keine Wahl, als ihre innere Überforderung durch konstante Überwachung der Umgebung unter Kontrolle zu bringen. Sie entwickelte einen Zustand ständiger Alarmbereitschaft, der ihr bis ins Erwachsenenalter erhalten blieb. Um ihr Nervensystem zu regulieren, sondierte sie unser Zuhause rund um die Uhr auf neue Gefahren. Und wenn sie eine potenzielle Gefahrenquelle erkannte, ließ sie alles stehen und liegen, um sie zu entschärfen, bevor sie größeren Stress verursachen konnte.

Auch ich schalte, wie meine Schwester, häufig in den Bambi-Reflex. Ich mache mir endlos Sorgen, was andere wohl von mir denken mögen, oder versuche, imaginäre Konflikte oder Probleme zu verhindern. Gerade wenn ich viel Stress hatte, sagte ich Dinge, die ich eigentlich nicht sagen wollte, oder schwieg anderen gegenüber, einfach weil ich Konflikte möglichst schon im Keim ersticken wollte. Ich sagte häufig zu, wenn Freunde mich um etwas baten, obwohl ich wusste, dass ich keine Lust dazu hatte beziehungsweise nicht die Zeit, die Kraft oder das Geld, um den Wunsch zu erfüllen. Um meine Schulkameraden oder meine Kollegen zu unterstützen, übernahm ich oft zusätzliche Arbeit, obwohl ich mit meinen eigenen Projekten ohnehin schon ausgelastet war. Jahrzehntelang sagte ich bei familiären Entscheidungen gar nichts oder hielt mich mit meiner Meinung zurück, um mich dem zu fügen, was die Mehrheit wollte oder was zu jener Zeit gebraucht wurde. Beim Dating offenbarte ich nie meine wahren Gefühle und ghostete andere eher, als ihnen mein mangelndes Interesse an einer Beziehung klarzumachen.

Der Verbundenheitsmodus (sicher und sozial offen)

Im Verbundenheitsmodus haben die Menschen ein gut reguliertes Nervensystem. Ihr Körper reagiert schnell, wenn eine Bedrohung erkannt wird, kann dann aber ebenso leicht und schnell in die Homöostase zurückkehren, den Zustand geerdeter Ruhe und Entspannung. Die Neurozeption ist in diesem Zustand meistens korrekt. Bedrohungen werden realistisch eingeschätzt, ebenso das Verhalten anderer Menschen. Beides wird nicht ständig als Gefahrensignal interpretiert. Wer im Verbundenheitsmodus ist, kann sich für andere öffnen und merkt, was um ihn herum vorgeht. Das versetzt solche Menschen in die Lage, mit Problemen, belastenden Erfahrungen und Emotionen ruhig und angemessen umzugehen. Meinungsverschiedenheiten finden diese Menschen spannend, daher sind sie auch offen für gemeinsam erarbeitete Lösungen. Im Verbundenheitsmodus lassen sich Grenzen setzen. Daher fällt es diesen Menschen leicht, Unterstützung anzunehmen, authentische Beziehungen einzugehen und Entscheidungen zu treffen, die die eigenen Bedürfnisse ebenso berücksichtigen wie die des großen Ganzen.

Solch ein Zustand der Offenheit für die Beziehung zu anderen ist nur dann möglich, wenn unser Körper sich sicher fühlt. Dieses Sicherheitsgefühl stellt sich ein, wenn wir Zugang zu den körperlichen und emotionalen Ressourcen haben, die wir brauchen, um unsere Bedürfnisse zu erfüllen. Wir werden in diesem Buch erforschen, wie wir uns selbst geben können, was wir benötigen, um unsere Batterien aufzuladen. Damit legen wir die Basis für diese Sicherheit.

Wie du dir deines Nervensystems gewahr wirst

Die Stresszustände des Nervensystems stellen sich automatisch und unwillkürlich ein. Wir haben sie nicht unter Kontrolle. Aber wenn sie eintreten, können wir sie bemerken und die Übung zum Körperbewusstsein machen, die ich in Kapitel 5 genauer vorstellen werde. Das beruhigt die emotionale Dysregulation, die diese Zustände bewirken. Je bewusster wir uns der physischen Signale sind, die unser Körper ans Gehirn schickt, wenn das Nervensystem im Alarmzustand ist, desto eher spüren wir, ob wir gestresst sind oder nicht.

Obwohl jeder Mensch einzigartig ist, kann die folgende Checkliste dir zeigen, wie deine Stressreaktionen konkret ausfallen und sich anfühlen. Lies dir alles gründlich durch und kreuze an, was du in diesem Augenblick für dich als stimmig empfindest. In den nächsten Wochen kannst du dann beobachten, ob sich in deinen körperlichen Reaktionen oder in deiner geistigen Einstellung Hinweise darauf zeigen, dass du im Stressmodus bist. Um herauszufinden, ob dein Nervensystem aktiviert ist, nimm dir vor, den Körpergewahrseins-Check (siehe Seite 95) mehrmals am Tag durchzuführen.

Checkliste Nervensystem

Explosionsmodus (Kampfreflex)

Ich nehme Dinge sehr persönlich, gehe schnell in eine Abwehrhaltung über, reiße das Gespräch an mich, streite häufig mit anderen Menschen. Ich verspüre Wut, Groll, Neid oder hege Rachefantasien. Ich schikaniere andere Menschen, beschäme sie, setze sie herab oder werde übermäßig kritisch, auch mir selbst gegenüber.

Körper:

- ○ Ich fühle mich unbehaglich und unfähig, mich zu entspannen. Ich bin durcheinander, aufgeregt oder ängstlich.
- ○ Mein Herz rast.
- ○ Mein Körper schwitzt oder zittert. Meine Schultern sind angespannt, mein Brustkorb wölbt sich nach vorne.
- ○ Ich atme schnell und eher aus der Brust (als aus dem Bauch) heraus.
- ○ Meine Muskeln (am Kiefer, im Nacken, im oberen Rücken sowie der große Lendenmuskel) verhärten sich. Meine Hände sind zu Fäusten geballt.
- ○ Ich rede mit lauter Stimme, schreie oder brülle sogar.
- ○ Meine Augen fixieren etwas oder jemanden in meinem unmittelbaren Umfeld (»Tunnelblick«).

Geist:

- ○ Meine Gedanken (über mich selbst und andere) sind extrem kritisch.
- ○ Meine Gedanken sind extrem emotional. Ich sehe alles nur in Schwarz oder Weiß. (Wenn ich eine belastende Erfahrung ma-

che, denke ich zum Beispiel: »Ich bin eine totale Versagerin.« Oder: »Die anderen haben komplett Unrecht.«)

Der Ablenkungsmodus (Fluchtreflex)

Ich merke, wie ich mich in meine Gedanken zurückziehe, in meine Arbeit oder in andere Beschäftigungen. Ich lenke mich ab durch Essen, Trinken oder den Konsum von anderen Substanzen. In Gesprächen wechsle ich das Thema, klinke mich aus unangenehmen Situationen aus oder verstecke mich, wenn ich einen Konflikt kommen sehe. Generell gehe ich anderen Leuten aus dem Weg oder ghoste sie.

Körper:

- ○ Ich kann mich nicht entspannen und fühle mich unwohl, durcheinander, übererregt oder ängstlich.
- ○ Mein Herz rast.
- ○ Mein Körper schwitzt oder zittert. Ich lasse die Schultern nach vorne hängen (um kleiner zu wirken). Am liebsten würde ich mit dem Hintergrund verschmelzen.
- ○ Ich atme schnell und eher aus der Brust (als aus dem Bauch) heraus.
- ○ Meine Muskeln (am Kiefer, im Nacken, im oberen Rücken sowie der große Lendenmuskel) sind stark angespannt. Womöglich zittere und bebe ich sogar.
- ○ Ich rede nicht viel oder eher leise. Möglicherweise plappere ich auch irgendetwas daher und versuche, das Thema zu wechseln.
- ○ Meine Augen wandern unruhig herum oder starren auf irgendetwas, was mit der Situation nichts zu tun hat (zum Beispiel den Fernseher oder das Telefon).

Geist:

- ○ Ich fühle mich abwesend und bin nicht sicher, was real und was eingebildet ist.
- ○ Meine Gedanken überschlagen sich förmlich. Ich kann mich kaum konzentrieren oder klar denken.

Der Abkopplungsmodus (Totstellreflex oder Erstarrungsreaktion)

Ich merke, wie ich dichtmache oder mich vollkommen ausklinke. Ich fühle mich taub oder leer. Mein Geist schaltet sich aus. Ich habe Schwierigkeiten, meine Gedanken und Gefühle wahrzunehmen, geschweige denn, sie anderen gegenüber zu äußern.

Körper:

- ○ Ich fühle mich losgelöst, apathisch oder sogar depressiv. Ich bin hoffnungslos, verzweifelt oder verspüre keinerlei Motivation.
- ○ Mein Herzschlag ist verlangsamt, kaum spürbar.
- ○ Mein Körper fühlt sich kalt oder taub an. Ich mache mich klein, lasse den Kopf hängen.
- ○ Beim Atmen fühle ich eine Enge in der Brust. Ich halte den Atem an oder spüre eine gewisse Steifheit in der Körpermitte.
- ○ Meine Muskulatur ist schwach. Ich fühle mich müde und schwer.
- ○ Ich bin körperlich erschöpft, energetisch ausgelaugt oder innerlich taub. Ich spüre keinerlei Empfindungen oder Emotionen.
- ○ Ich schweige oder spreche mit gedämpfter, monotoner oder gepresster Stimme. (Häufig nicke ich nur oder sage nur ein einziges Wort.)
- ○ Meine Augen starren ins Leere.

Geist:

- ○ Ich fühle mich wie weggetreten und bin unsicher, was real ist und was nur in meiner Vorstellung existiert.
- ○ Mein Kopf ist vollkommen leer. Ich habe Schwierigkeiten, mich auf eine Aufgabe zu konzentrieren beziehungsweise klar und kritisch zu denken.

Der Bambi-Reflex (fawn response)

Ich bin völlig auf die körperlichen oder emotionalen Zustände anderer Menschen fixiert. Ich übernehme mitunter sogar die volle Verantwortung für ihre Bedürfnisse, Emotionen oder Wünsche. Ich merke, dass ich ständig zu viel erkläre oder anderen gegenüber meine Gedanken, Gefühle oder Entscheidungen verteidige.

Körper:

- ○ Ich spüre meinen Körper kaum, merke selten, wie ich mich fühle.
- ○ Ich konzentriere mich ständig auf andere oder auf meine Umgebung.
- ○ Meine Atmung stellt sich auf die Atmung der Menschen ein, mit denen ich Zeit verbringe.
- ○ Meine Energie spiegelt den energetischen Zustand der Menschen in meinem Umfeld oder meiner allgemeinen Umgebung wider.
- ○ Meine Augen bleiben fest auf eine Person oder einen Gegenstand in meiner Umgebung gerichtet.

Geist:

- ○ Ich scanne ständig meine Umgebung, ob sich vielleicht ein Problem abzeichnet. (»Ich warte, bis die nächste Hiobsbotschaft kommt.«)

- ○ Ich bin abgelenkt durch Befürchtungen, ob andere mir vielleicht böse sind. Ich mache mir ständig Sorgen über äußere Umstände.

Checkliste für ein reguliertes Nervensystem

Der Verbundenheitsmodus (sicher und sozial offen)

Ich merke, dass ich mich ruhig und sicher fühle. Ich bin offen dafür, mich mit anderen Menschen oder Objekten in meiner Umgebung zu verbinden. Ich bin neugierig und kann die Dinge auch mal aus einem anderen Blickwinkel sehen. Ich habe genug Raum für Komplexität und Widerspruch. Trotzdem bleibe ich bei allem, was mir begegnet, geerdet und offen.

Körper:

- ○ Ich fühle mich körperlich wach, gelassen und aufmerksam.
- ○ Meine Körperhaltung ist offen und entspannt. Meine Arme hängen locker neben dem Körper herab.
- ○ Ich atme langsam und tief in den Bauch hinein.
- ○ Mein Herz schlägt ruhig.
- ○ Ich spüre Frieden und Gelöstheit im Körper.
- ○ Ich kann den Menschen um mich herum in die Augen sehen.

Geist:

- ○ Ich bin offen für andere, neugierig auf sie und die Welt um mich herum.

- ○ Ich kann klar denken und für die Zukunft planen.
- ○ Ich lebe im Einklang mit meinen Interessen oder Leidenschaften. Ich habe jederzeit Zugang zu meiner einzigartigen Kreativität.

Wenn unser Nervensystem aktiviert ist, verhalten wir uns häufig wie ein Tier in der Falle. Da wir uns bedroht fühlen, tun wir alles, um unser Überleben zu sichern – ohne Rücksicht auf andere. Wenn wir über diesen Impuls Bescheid wissen und ihn als normales menschliches Verhalten akzeptieren, können wir uns von der Scham befreien, die wir möglicherweise über etwas empfinden, das wir im Stresszustand getan oder gesagt haben. Sobald uns die Signale bewusst werden, die eine Dysregulation unseres Nervensystems anzeigen, erkennen wir, dass wir im Stressmodus sind. Dann verstehen wir auch besser, warum wir in Beziehungen Dinge sagen oder tun, die auf der zwischenmenschlichen Ebene Stress überhaupt erst erzeugen oder verstärken.

Sobald wir merken, dass wir im Stresszustand sind, können wir uns bewusst entscheiden, anders zu reagieren. Wir können einen Schritt zurücktreten, uns einen Moment Zeit nehmen und aus dem Geschehen aussteigen, sodass wir nicht aktiv werden, bevor wir uns nicht beruhigt haben und wirklich bereit sind, mit anderen wieder in Kontakt zu treten.

Ming ist die Mutter eines Kleinkindes und Mitglied unseres Private-Membership-Portals. Dort schrieb sie, dass sie sehr viel ruhiger sei, wenn sie, statt sofort auf den Wutausbruch ihres Kleinen zu reagieren, sich erst einmal ein paar Atemzüge Zeit nähme, um sich zu erden. Anfangs dachte sie, sie sei »eine schlechte Mutter«, wenn sie zuerst an sich selbst dächte. Als sie von uns hörte, dass ihr Instinkt von der Wissenschaft als richtig bestätigt wurde, war sie höchst erleichtert.

Wie Ming können wir alle die Übungen für Körper und Geist nutzen, um die es in diesem Buch immer wieder geht, um unseren Körper zurück in die sichere Zone zu bringen. Diese Techniken sind vor allem dort nützlich, wo wir uns nicht aus einer Interaktion herausnehmen oder eine stressige Umgebung nicht verlassen können.

Fast alle Menschen haben Traumabindungen in ihren Beziehungen, sei es nun mit Freunden, Angehörigen, Kolleginnen oder Liebespartnerinnen und -partnern. Wir reproduzieren stets die gleiche Dynamik, auch mit anderen Menschen, weil wir neurobiologisch darauf geeicht sind: Unser Nervensystem und unser Unbewusstes sind so konditioniert, dass sie uns in Beziehungen genauso reagieren lassen, wie wir es als Kind gelernt haben, um uns sicher, wertgeschätzt und geliebt zu fühlen. Solange wir unser Nervensystem nicht regulieren, werden wir diese Traumabindungen mit anderen Menschen immer wiederholen, ganz egal, wie viel Gewahrsein wir entwickelt haben. Zum Glück können wir alle unser Nervensystem regulieren, ein Prozess, über den wir in den nächsten Kapiteln noch mehr hören werden.

4
Erkunde dein konditioniertes Selbst

Mona konnte nicht aufhören, auf ihr Telefon zu starren. »Warum schreibt er nicht zurück?«, fragte sie sich. »Es sind jetzt schon zwei Stunden! Irgendetwas habe ich wohl falsch gemacht. Vielleicht ist er gerade mit einer anderen Frau zusammen.« Und die Vorstellung, die hinter all diesen Gedanken steckte? *Bestimmt bin ich nicht gut genug für ihn.*

Mona war jetzt seit mehr als zwei Jahren mit Juan zusammen, doch selbst die Sicherheit dieser vergleichsweise dauerhaften Beziehung hinderte sie nicht daran, jedes Mal in Panik zu verfallen, wenn er nicht gleich (oder jedenfalls nicht schnell genug für ihr Gefühl) auf ihre SMS oder Anrufe reagierte oder distanziert, abgelenkt oder sonst wie desinteressiert wirkte. Wenn er Überstunden machte, glaubte sie, er habe eine Affäre. Wenn er Zeit für sich wollte oder mit Freunden ausging, nahm sie an, dass er mit ihr unglücklich sei. War er still, miesepetrig oder erschöpft, dachte sie, er sei der Beziehung überdrüssig. Ganz offensichtlich suchte Mona ständig nach Hinweisen, ob ihre Beziehung noch in Ordnung war.

Als aus den zwei Stunden dann drei wurden, verfiel sie in helle Panik. »Jetzt ist es so weit«, dachte sie, »er macht mit mir

Schluss!« Sie schickte noch eine SMS: »Was ist denn los? Alles in Ordnung?« Je mehr Zeit verging, desto nervöser wurde sie. Sie hatte eine Unmenge zu tun an diesem Tag. Mona arbeitete als Grafikdesignerin von zu Hause aus, aber sie konnte sich überhaupt nicht konzentrieren. Sie hatte ihre nachmittägliche Online-Yogastunde schon abgesagt, obwohl sie sie bereits bezahlt hatte, und einige berufliche Anrufe verschoben. Sie konnte einfach nichts anderes tun, als auf ihr Handy zu starren. Nicht einmal ihre liebste Playlist half etwas, obwohl diese sie im Normalfall beruhigte. Sie hatte zu viel Angst, dass sie das »Ping« verpassen würde, das eine neue Textnachricht ankündigte.

Als eine weitere Stunde vergangen war, schrieb sie Juan: »Kannst du bitte antworten? Oder anrufen? Ich mache mir echt Sorgen.« Ihre Angst hatte mittlerweile jedes andere Gefühl verdrängt. Sollte sie vielleicht zu seiner Arbeitsstelle fahren und nachsehen, ob sein Wagen da stand? Sie versuchte, ihn anzurufen ... Voicemail! »Er hat mich geblockt!«, dachte sie. Sie fing an zu weinen und suchte in ihrer Handtasche nach den Autoschlüsseln. Obwohl Juan um diese Uhrzeit schon längst aus dem Büro weg sein musste, wollte sie hinfahren und ihn zur Rede stellen.

Als Mona gerade aus der Einfahrt rollte, läutete das Telefon. Es war Juan. Er hatte am Morgen sein Ladekabel vergessen, und das Handy hatte kurz nach ihrer ersten Textnachricht den Geist aufgegeben. Er hatte sein Telefon im Auto aufgeladen und ihre Nachrichten gerade erst gelesen. »Ist alles in Ordnung?«, fragte er.

Mona hätte am liebsten gekreischt vor Erleichterung. »Er verlässt mich nicht!« Gleichzeitig war sie stocksauer. »Warum hast du dein Telefon denn nicht im Büro aufgeladen? Du hättest doch eine Kollegin bitten können, dir ihr Ladekabel zu leihen! Wolltest du mir überhaupt zurückschreiben?« Aber auch das sagte sie nicht. Stattdessen brach sie in Tränen aus, und Juan fragte sich, womit er seine Freundin jetzt wieder aufgeregt hatte.

Von der grundlegenden Verletzung zu den Formen des konditionierten Selbst

Mona war nicht von Natur aus unsicher oder paranoid. Sie litt einfach unter einem Problem, das viele von uns haben: Ihre grundlegende Verletzung war das Verlassenwerden. Wir entwickeln solch eine Wunde, wenn wir von einer Elternfigur ganz real allein gelassen wurden, zum Beispiel weil sie gestorben ist, ins Gefängnis musste, uns zur Adoption weggegeben hat oder eines Tages nicht mehr nach Hause kam, weil sie sich scheiden lassen wollte. Diese grundlegende Verletzung entsteht auch, wenn wir erschütternde emotionale Erfahrungen machen und von unseren Elternfiguren keine emotionale Unterstützung bekommen.

Mona wurde von ihren Eltern durchaus geliebt, und sie waren in ihrem Leben auch präsent, aber sie hatten in einem Alter geheiratet, da sie noch nicht in der Lage waren, emotionale Unterstützung zu geben, weder sich selbst, noch einander oder ihrer kleinen Tochter. Sie stritten ständig, und als Mona drei Jahre alt war, zog ihr Vater nach einem besonders hässlichen Streit unvermittelt aus und reichte die Scheidung ein. Einige Jahre später heiratete er eine andere Frau, mit der er eine neue Familie gründete. Obwohl Mona ihn und ihre Halbgeschwister häufig sah, hatte sie doch nie das Gefühl, zu dieser Familie zu gehören. Sie fühlte sich noch nicht einmal als Tochter ihres Vaters.

Mona erinnert sich nicht bewusst an die Auseinandersetzungen ihrer Eltern oder an den Abend, als ihr Vater fortging. Ihr Körper und ihr Gehirn erinnerten sich dagegen sehr genau. Denn alle Erfahrungen, die wir als Kinder machen, bilden unsere impliziten Erinnerungen, auch wenn wir sie nicht präsent haben. Sie sind in uns abgespeichert als instinktgesteuerte Gedanken und Gefühle. Da unser Hippocampus, jene Gehirnregion, die für das bewusste Erinnern zuständig ist, erst ab einem Alter von drei Jahren voll entwickelt ist, haben die meisten Menschen keine klare Erinnerung daran, was vor dieser Zeit passiert ist, auch wenn unser Nervensystem diese Erfahrungen speichert. Bevor unser Gehirn fähig ist zur Sprache, werden belastende Erfahrungen in ganz bestimmten Hirnregionen abgespeichert. Dies haben die bahnbrechenden Arbeiten von Bessel van der Kolk ergeben, die er schildert in: *Verkörperter Schrecken. Traumaspuren in Gehirn, Geist und Körper und wie man sie heilen kann.* Einfach ausgedrückt: Selbst wenn wir uns nicht aktiv an die Erfahrungen erinnern können, die wir als Kinder gemacht haben, tragen sie doch zu unseren Konditionierungen bei und beeinflussen unsere Gedanken, Gefühle und Reaktionen als Erwachsene.

Der Vorgang wird noch komplizierter dadurch, dass wir vermehrt Stresshormone wie Cortisol produzieren, wenn wir als Kinder in einer chronisch stressigen Umgebung aufwachsen. Dadurch wird die Fähigkeit des Hippocampus, sich an Kindheitserlebnisse zu erinnern, noch weiter eingeschränkt. Das erklärt, warum wir – auch ich – ein Leben lang Schwierigkeiten haben, uns an die Vergangenheit zu erinnern.

Wenn wir in jungen Jahren Traumata erleben, fehlt uns die emotionale Reife, um die subjektive Natur unserer individuellen Umstände zu begreifen. Möchten wir unsere Erfahrungen irgendwie sinnvoll deuten, wird dies daher immer auf unreife

Weise passieren, durch Gedanken, die um uns selbst kreisen. Zum Beispiel so: »Ich bin schuld, wenn Mama immer so schlecht gelaunt nach Hause kommt.« Oder: »Papa trinkt, weil ich böse bin.« Und: »Wenn ich ein braveres Kind wäre, wäre Mama nicht so traurig.« Welche Gedanken wir uns als Kinder auch gemacht haben: Wenn wir sie oft genug gedacht haben, dann werden sie Teil unserer neuronalen Vernetzung. Sie werden zu tief verwurzelten Überzeugungen.

Wenn ein Elternteil die Familie verlässt, wie Monas Vater es tat, kann das Kind nicht begreifen, dass die Trennung nichts mit ihm zu tun hat. Es glaubt vielmehr, dass Mama oder Papa *seinetwegen* geht, weil es nicht brav genug war oder innerlich zutiefst schlecht. Es denkt, der Elternteil wolle seinetwegen nicht bleiben. Das sorgt für eine tief verwurzelte Scham, die das Kind verinnerlicht und die es bis ins Erwachsenenalter begleitet.

Da meine Mutter ständig in ihrer eigenen Welt schwebte, konnte sie emotional keine Verbindung zu mir herstellen. Da es mir an der emotionalen Reife fehlte, um das richtig einzuschätzen, dachte ich, ich hätte sie mit meinen intensiven Gefühlen überstrapaziert. Ich schämte mich, weil ich sie sozusagen vertrieben hatte – zumindest glaubte ich das –, und hörte auf, meine Gefühle überhaupt zu zeigen. In meinen Augen war dies der sicherste Weg, meine Beziehungen aufrechtzuerhalten.

Jede Form des Verlassenwerdens, ob nun physisch oder emotional, lässt uns zu Erwachsenen werden, die glauben, es nicht wert zu sein, innerhalb einer Beziehung Liebe und Unterstützung zu erfahren. Da Papa oder Mama uns verlassen haben, glauben wir, dass auch andere Menschen uns verlassen werden, sobald sie herausfinden, dass wir so voller Fehler, wertlos oder kaputt sind, wie wir zu sein glauben. Obwohl dieser Eindruck vor allem Liebesbeziehungen betrifft, weil wir in diesen besonders verwundbar agieren, entwickeln wir ähnliche Ängste auch im Umgang mit unseren Freundinnen und Freunden. Manchmal empfinden wir uns auch in unseren beruflichen Beziehungen als heuchlerisch.

Da wir uns für wertlos halten, werden wir als Erwachsene zu Jagenden: Wir drängen andere ständig dazu, uns ihre Liebe zu beweisen und zu zeigen, dass sie immer noch mit uns zusammen sein wollen. Oder wir jagen ständig neuen romantischen Abenteuern oder One-Night-Stands nach, weil wir uns beweisen wollen, dass wir gut genug sind. Wenn Vorgesetzte oder Kolleginnen unser letztes Projekt nicht in den höchsten Tönen loben, haben wir Angst, unseren Job zu verlieren. Wenn wir in einer festen Liebesbeziehung leben, schaffen wir es nicht, unserer Partnerin den Raum zu geben, den sie braucht. Augenblicke der Distanz und des Desinteresses bestätigen in unseren Augen nur, dass wir wertlos sind. Wenn wir auch nur ansatzweise glauben, dass jemand uns verlassen will, läuft das ganze automatische Programm ab wie bei Mona: SMS, Anrufe oder andere irrationale Formen, wie wir diesem Menschen hinterherlaufen. Vielleicht brechen wir emotional zusammen, sind untröstlich oder so in Anspruch genommen von unseren Gefühlen, dass wir unseren Alltag nicht mehr oder nur eingeschränkt bewältigen können. Da wir unbewusst überzeugt sind, dass Mama oder Papa gegangen sind, weil wir so sind, *wie wir sind*, versuchen wir *eben das* zu ändern. Wir erlauben uns also nicht, unser authentisches Selbst *voll auszuleben*, sondern verkörpern nur noch jene Anteile, die in unserer Kindheit akzeptiert wurden.

Nun wurden wir nicht alle als Kind tatsächlich verlassen. Es kann gut sein, dass wir andere Wunden davongetragen haben, weil man uns beschämte, kritisierte, ignorierte oder wir umgekehrt von unseren Elternfiguren gleichsam erdrückt wurden.

Wann immer man uns sagte: »Hör auf, so ein Theater zu machen!«, oder wenn man uns aufzog, weil wir weinten, haben wir uns von jenen Menschen verletzt gefühlt, die wir gerade in diesem Augenblick am meisten gebraucht hätten. Wann immer Elternfiguren uns sagten, was wir denken, glauben oder empfinden sollten, haben sie unsere Grenzen verletzt und unsere emotionale Intuition entwertet. Durch übermäßiges Lob und Bestätigung für unseren äußerlichen Selbstausdruck – unsere Erscheinung oder Leistung – signalisierte man uns gleichzeitig, dass unsere tiefer gehenden Interessen oder Freuden, unser authentisches Selbst nicht zählte. Wann immer unsere Eltern uns als eine »Erweiterung ihrer selbst« betrachteten und uns drängten, zum Stolz der Familie zu werden, wurden unsere natürlichen Neigungen missachtet. Wenn unsere Eltern uns vorschrieben, welche Interessensgebiete, welchen Beruf wir wählen sollten, weil sie diese Möglichkeiten nicht hatten, wurden unsere angeborenen Talente übersehen.

Woher auch immer unsere grundlegenden Kindheitswunden rühren mögen, diese frühen Verletzungen sorgten dafür, dass wir uns angepasst haben. Wir änderten uns, um uns in unseren frühesten Beziehungen sicher und verbunden zu fühlen. Dieses Sich-Anpassen ist Teil unserer kindlichen Bewältigungsmechanismen, die uns auch als Erwachsenen erhalten bleiben. Unsere frühere Konditionierung ist in unserem Nervensystem abgespeichert, wo sie unsere Instinktreaktionen steuert. Aufgrund dieser Konditionierung spielen viele Menschen die Rolle, die sie als Kind übernommen haben, in ihren Erwachsenenbeziehungen weiter, auch wenn unsere konditionierten Anteile unreif sind, auf Traumata beruhen und automatisch ablaufen.

Diese verschiedenen Anpassungsmodi nenne ich die *konditionierten Formen des Selbst*: die Rollen, die wir in unseren

Erwachsenenbeziehungen spielen, weil wir als Kinder gelernt haben, dass wir damit Sicherheit und Liebe bekommen. Hinter diesen Erkenntnissen stehen Jahre der Forschung. Das Konzept des »Inneren Familiensystems« (IFS) wurde in den 1980ern von Richard Schwartz entwickelt. Das IFS geht davon aus, dass unser Geist aus verschiedenen »Anteilen« besteht, die sich in Reaktion auf unsere frühesten unerfüllten Bedürfnisse herausbilden und als mentale Konstrukte in uns weiterleben, die unser Handeln beziehungsweise unsere Reaktionen auf andere Menschen beeinflussen.

Die konditionierten Formen des Selbst sind die neurobiologisch gespeicherten Anteile unseres Unbewussten. Da die Gedanken, Gefühle und Reaktionen, die wir als Kinder hatten, in unser Nervensystem eingewoben sind, wo sie bis heute existieren, sind die konditionierten Formen des Selbst ein physisch und emotional verkörperter Anteil von uns. Wenn wir uns nicht die Zeit nehmen, uns dieser Anteile gewahr zu werden und der Art, wie sie sich auf unser Denken, Fühlen und Verhalten anderen Menschen gegenüber auswirken, werden wir immer die gleichen reaktiven neurophysiologischen Muster und Gewohnheiten abspulen.

In diesem Kapitel werden wir uns mit den Formen unseres konditionierten Selbst beschäftigen. Zum Einstieg werde ich dir sieben Archetypen dieses konditionierten Selbst vorstellen und auch die Gedanken, Gefühle und Gewohnheiten, die sie jeweils begleiten. Die meisten Menschen, mit denen ich gearbeitet habe, verkörpern einen oder mehrere dieser sieben Typen, und das in den meisten, wenn nicht in all ihren Beziehungen. Vielleicht erkennst du dich ja in einem der sieben Typen wieder, die du unten geschildert findest.

Bevor wir jedoch unserem konditionierten Selbst gründlich nachgehen können, müssen wir uns mit unserem inneren Kind auseinandersetzen – genauer gesagt unserem tief verletzten inneren Kind. Unser verletztes inneres Kind ist das kleine Wesen in uns, das verlassen, beschämt, kritisiert, ignoriert oder in sonst einer Form gekränkt wurde, wenn unsere Elternfiguren unsere emotionalen Bedürfnisse wiederholt nicht erfüllt haben. Wenn wir unserem verletzten inneren Kind begegnen, erkennen wir unsere grundlegenden Wunden und die Bewältigungsstrategien, die wir in ihrer Folge entwickelt haben. Diesen schmerzlichen und reaktiven Teil unserer selbst zu erkunden, ermöglicht uns, Mitgefühl für uns und andere Menschen zu entwickeln, wenn wir immer die gleichen Verhaltensweisen zeigen, obwohl wir uns so sehr nach Veränderung sehnen. Die Rückkehr zu unserem verletzten inneren Kind zeigt uns, welches konditionierte Selbst wir in unseren Erwachsenenbeziehungen am häufigsten verkörpern. Und damit erhalten wir Gelegenheit, uns von diesen traumabasierten Rollen zu verabschieden.

Das (verletzte) innere Kind in uns

Wir alle haben ein inneres Kind: Das ist jener Teil in uns, der frei geboren ist, ganzheitlich und mit unserer inneren Essenz, dem authentischen Selbst, innig verbunden. Unser inneres Kind spielt gerne, sagt immer, was es denkt, und ist ausgesprochen spontan, kreativ, ausdrucksfreudig, vertrauensvoll und unschuldig. Stell dir vor, wie du wärst, wenn du dich frei fühltest, *ganz du selbst* zu sein. Das wäre dein wahres Selbst, und zwar bevor du den Lebenserfahrungen ausgesetzt warst, die deine naturgegebene Art zu sein verändert haben – vor all den Prägungen, Lehren und Regeln, der Schelte und Kritik, vor dem Tadel und anderen Formen der Konditionierung, denen wir unterworfen waren, ob nun funktional oder dysfunktional.

Unser inneres Kind bleibt normalerweise nicht lange so frei, ganz und freudvoll. Wir alle erleben als Kinder Momente, in denen wir uns unsicher, verängstigt oder verletzt fühlen. Wenn diese Momente oder Situationen häufig genug vorkamen oder sehr intensiv waren, dann haben wir gelernt, unsere Instinkte, unsere spielerische, freudige, spontane Seite zu unterdrücken, damit wir uns sicher fühlen konnten. Je häufiger wir das getan haben, desto tiefer sind die Wunden unseres inneren Kindes.

Obwohl Emotionen ein ganz normaler Teil unserer Kindheits- und Lebenserfahrung sind, haben nur wenige Menschen von ihren Elternfiguren einen gesunden Ausdruck von Gefühlen vorgelebt bekommen. Wenn wir in einem Haushalt aufwuchsen, in dem nur bestimmte Emotionen akzeptiert wurden (wir beispielsweise immer wieder gesagt bekamen, wir sollten aufhören zu weinen, oder unsere Traurigkeit ignoriert wurde), dann haben wir gelernt, dass man nur bestimmte Gefühle ausdrücken darf. Mussten wir regelmäßig Wutausbrüche miterleben, dann glauben wir heute vielleicht, dass dies eine angemessene Ausdrucksform für Unmut ist. Haben unsere Elternfiguren ihre eigenen Gefühle unterdrückt oder versteckt oder sich emotional von uns distanziert, dann haben wir vielleicht ähnliche Gewohnheiten entwickelt.

Hier folgen einige der klassischen Formen dysfunktionalen emotionalen Ausdrucks, wie sie viele von uns als Kinder erlebt haben dürften.

Häufige Formen eines dysfunktionalen Kommunikationsstils

Emotionale Entwertung: Der Versuch, jemanden glauben zu machen, seine Gefühle seien das Problem, nicht der aktuelle Konflikt. Wenn wir zum Beispiel, kaum kommen Gefühle auf, gesagt bekommen: »Du bist immer so theatralisch.« Oder: »Du bist einfach zu empfindlich.« Und: »Du musst einfach darüber hinwegkommen.«

Projektion: Ein Abwehrmechanismus, bei dem man eigene unerwünschte Charakterzüge oder Verhaltensweisen anderen Menschen zuschreibt. Wenn man dann Sorgen äußert, kommt es zu Vorwürfen wie: »Wahrscheinlich bist du es, die lügt.«

Gegenseitiges Aufrechnen: Ein Kontrollversuch, bei dem zwei Menschen aktuelle Konflikte oder zugrundeliegende Emotionen ausblenden, indem sie sich gegenseitig vergangenes Fehlverhalten vorwerfen. Wenn es aktuelle Probleme gibt, wird auf frühere Auseinandersetzungen verwiesen.

Beschämung/Beschimpfung: Beleidigungen, mit denen man versucht, das Verhalten des anderen zu kontrollieren oder zu ändern. Dabei greift man den Charakter des anderen an, macht fiese Kommentare oder verwendet eine herabsetzende Sprache.

Die kalte Schulter: Man wendet sich ab, zieht sich zurück oder tut so, als wäre die andere gar nicht da, um Missbilligung zu zeigen oder einer Auseinandersetzung aus dem Weg zu gehen. Dabei kommt es vor, dass das Gegenüber völlig ignoriert wird, ja dass man nicht einmal antwortet, wenn man angesprochen wird.

Vermeidungsverhalten: In diesem Fall leugnet man Probleme, ignoriert sie oder kehrt sie unter den Teppich. Zum Beispiel, indem man die Verantwortung für das eigene Verhalten ablehnt und zu Lügen greift, indem man bestimmte Details weglässt oder über Schwierigkeiten nicht spricht. Manche Menschen verschließen auch bewusst die Augen vor einem solchen Verhalten.

Verlagerung: Die Gewohnheit, regelmäßig das Thema zu wechseln oder andere Menschen für eigene Schwierigkeiten verantwortlich zu machen (Externalisierung). Auch auf diese Weise entzieht man sich der persönlichen Verantwortung. Man wirft anderen vor, für die eigenen verbalen, emotionalen oder körperlichen Entgleisungen verantwortlich zu sein, zum Beispiel: »Hättest du nicht X getan, hätte ich niemals Y gemacht.«

In meiner Familie kamen viele dieser Kommunikationsformen vor. Als ich klein war, zeigten meine Mutter, mein Vater und meine Schwester kaum je Gefühle, wenn es nicht um Sorgen wegen Alltagsdingen oder um gesundheitliche Probleme ging. Da das Stressniveau in unserer Familie hoch war, hatte niemand Gelegenheit, längere Zeit locker, freudvoll oder spielerisch zu bleiben. Dieser Dauerstress erzeugte eine grundlegende, angstgetriebene Anspannung, die sich vielfach in Kontrollverhalten äußerte. Mein Vater war schon seit der Kindheit im Überlebensmodus. Es belastete ihn, der einzige Ernährer der Familie zu sein. Das zeigte sich, indem er sich in alles einmischte. Er sortierte geradezu zwanghaft Schränke und Vorratskammern und hob ständig gebrauchte Sachen wie Geschenkpapier oder Schleifen auf. Wenn irgendetwas nicht dort zu finden war, wo er es zuletzt hingelegt hatte, kam es zum Ausbruch. Im Explosionsmodus fing er an, herumzubrüllen und die gespeicherte Wut aus Jahren der Dysregulation und unerfüllten Bedürfnissen an den Menschen um ihn herum auszulassen, auch an jenen, die er am meisten liebte.

Meine Familie signalisierte mir auf diese Weise, dass es keinen Sinn hatte, über Gefühle zu sprechen, weil man damit entweder ignoriert wurde oder der Familie, die ohnehin schon gestresst war, noch mehr Belastungen zumuten würde. Da mir in meinen frühesten Beziehungen niemand vorlebte, wie man seine Gefühle auf gesunde Weise ausdrücken konnte, wusste ich nicht mal, wie Gefühle wirklich aussahen. Weil ich mich emotional nicht unterstützt fühlte, fing ich an, meine innere Welt zu unterdrücken, meine wahre Art zu sein. Ich erschien äußerlich kalt oder abgehoben und signalisierte, dass ich keine Hilfe brauchte. Das war sicher kein angeborener Charakterzug, sondern eine der Formen, mit denen ich mich in der Kindheit emotional absicherte.

Ich behielt sogar für mich, dass ich als Teenagerin mitangesehen hatte, wie meine beste Freundin von älteren Schülern angegriffen und zusammengeschlagen wurde. Heute könnte ich mir gar nicht vorstellen, einen solchen Zwischenfall zu verschweigen. Doch obwohl ich sogar selbst verletzt wurde, als ich versuchte wegzulaufen, verschwieg ich meinen Eltern die ganze Geschichte, weil ich Angst davor hatte, wie meine Mutter und andere Familienmitglieder darauf reagieren würden. An jenem

Abend lag ich allein und zitternd im Bett und weinte mich in den Schlaf, ohne irgendeine emotionale Unterstützung, die ich dringend gebraucht hätte. Diese Erfahrung verstärkte meinen Glauben, dass es an mir selbst lag, dass ich keine emotionale Unterstützung bekam.

Als ich älter wurde, vermied ich nicht nur schwierige Gefühle, ich unterdrückte auch die angenehmen. Erst als ich Anfang zwanzig war und meine Mutter eine schwere Herzoperation vor sich hatte, sagte ich ihr, dass ich sie liebte. Da solche Gefühle in meiner Familie selten direkt ausgesprochen wurden, weiß ich noch heute, wie verletzlich ich mich fühlte, als ich es laut sagte.

Wenn du in einer Familie aufgewachsen bist, in der es erlaubt war, die eigenen Gefühle auszudrücken, wurde dein inneres Kind vielleicht verwundet, als man dich wegen bestimmter Interessen kritisierte oder dich dafür tadelte, wie du aussahst oder dich benommen hast. Vielleicht wurdest du auch real oder emotional verlassen wie Mona und ich, nur hin und wieder unterstützt wie Monique oder wie Dominik bei jedem Schritt kontrolliert. Vielleicht hat man von dir auch erwartet, dass du die Bedürfnisse deiner Elternfiguren oder Familie immer über die eigenen stellst, wie das bei Diego der Fall war.

Diegos Geschichte zeigt sehr schön, dass das innere Kind auch auf andere Weise verwundet werden kann. Er wurde von einer alleinerziehenden Mutter großgezogen, die nicht in den USA geboren war und kein Englisch sprach. Da sie mit der Kommunikation Schwierigkeiten hatte, verließ sie sich immer auf ihren Sohn, der helfen sollte, das neue Leben der Familie in einem fremden Land zu organisieren. Man sagte ihm immer wieder, wie reif er für sein Alter schon sei, sozusagen der Mann in der Familie. Häufig musste Diego auf seine beiden jüngeren

Geschwister aufpassen, während seine Mutter arbeitete. Schon als Junge spielte er bei der Versorgung der Familie eine wichtige Rolle. Er war derjenige, der seiner verständlicherweise unter Stress stehenden Mutter emotional beistand. Ihr so offensichtliches Bedürfnis nach Unterstützung führte schließlich dazu, dass er sich schuldig fühlte, wann immer er an eine Beziehung außerhalb seiner Familie auch nur dachte.

Obwohl Diegos Mutter ihr Möglichstes tat, um die Familie unter diesen Umständen durchzubringen, machte ihr Verhalten den Sohn zum Elternteil und kehrte die elterliche Verantwortung quasi um. Da man von ihm erwartete, für seine Mutter und die jüngeren Brüder zu sorgen, hatte Diego nie Gelegenheit, einfach Kind zu sein: zu spielen, wenn er Lust dazu hatte, sich aufzuregen, wenn er wütend war oder traurig, und seinen Interessen nachzugehen. Er hatte nie genug Raum, um zu lernen, wie er seine eigenen Bedürfnisse erfüllen konnte. Stattdessen lernte er, dass es der Familie nutzte, wenn er zurücksteckte. Als er älter wurde, fühlte er sich unweigerlich von Menschen angezogen, die Hilfe oder Unterstützung brauchten, auch wenn deren Bedürftigkeit ihn bald abzustoßen begann.

Diego ist auch heute noch der klassische Jasager, eine der sieben Formen des konditionierten Selbst, die wir später noch kennenlernen werden. Er ist stolz darauf, ein »netter, verantwortungsbewusster Typ mit Familiensinn« zu sein. Er legt sich heute noch krumm, um andere Menschen glücklich zu machen, und übersieht ständig seine eigenen Bedürfnisse.

Sein verletztes inneres Kind kennenzulernen, half Diego, diese Rolle in Beziehungen klarer zu sehen, die letztlich auch für seine ständige Unzufriedenheit verantwortlich war. Solche Emotionen entstehen von selbst, wenn wir im Zusammensein mit anderen Menschen nur einen Teil unserer Persönlichkeit ausleben. Und wenn wir einen Teil unserer selbst unterdrücken, werden wir nie erfahren, wie es ist, als ganzer Mensch akzeptiert und geliebt zu werden.

Da Diego nie den sicheren Raum hatte, das zu tun, was er wirklich brauchte oder was ihn als Kind tatsächlich interessierte, hatte er auch als Erwachsener keinen Zugang zu diesen Aspekten seiner selbst. Nachdem er jahrelang seine ganze Energie dafür aufgewendet hatte, anderen Menschen zu helfen und sie zu unterstützen, war er verständlicherweise ausgebrannt. Gleichzeitig wusste er nicht, wie er diese Rolle ablegen konnte. Häufig war er zu stolz, selbst um Hilfe zu bitten. Er war meist so weit weg von sich selbst und seinen Emotionen, dass er nicht einmal wusste, dass er Hilfe hätte gebrauchen können.

Welche Wunde man uns als Kind auch beigebracht hat, die meisten von uns haben gelernt, dass wir die Bedürfnisse und Wünsche unseres inneren Kindes ersticken, unsere wahren Interessen beiseiteschieben und den Ausdruck unseres authentischen Selbst verändern müssen, um uns an die Menschen in unserer Umgebung anzupassen. Nun sind wir erwachsen, aber unser verwundetes inneres Kind lebt immer noch in unserem Unbewussten und drängt uns, so zu denken, fühlen und handeln, wie wir es als Kinder taten. Wenn wir mit etwas konfrontiert werden, das den unbewältigten Erlebnissen unserer Vergangenheit ähnelt, greifen wir instinktiv auf unsere bekannten Stressreaktionen zurück, auf jene Bewältigungsmechanismen, die wir als Kinder erlernt haben. Da wir uns unbewusst unsere vertraute Neurobiologie wünschen, filtert unser aufsteigendes retikuläres Aktivierungssystem (ARAS) alles aus, was darauf hinweisen könnte, dass die aktuelle Erfahrung anders ist. So stecken wir in einem sich selbst bestätigenden Sicherheitskreislauf fest, der uns die alten, dysfunktionalen Muster wiederholen lässt.

Unser verletztes inneres Kind existiert ebenso in unserem Körper wie in unserem Unbewussten. Werden unsere grundlegenden Wunden gereizt, fühlen wir uns genauso unsicher, ängstlich oder verletzt wie damals als Kind. Unsere Herzfrequenz steigt, unser Atem geht schneller, und unsere Muskeln verhärten sich. Das ist der Kampf-oder-Flucht-Reflex unseres Nervensystems, der uns auf die vertraute Weise hilft, mit dem wahrgenommenen Stress fertigzuwerden.

Dieser Reflex, der unser Überleben sichern soll, hält uns gleichzeitig davon ab, ruhig und rational zu denken. Wenn unser Gehirn glaubt, dass unser Überleben gefährdet ist, wird es alles tun, um uns zu schützen, auch wenn es uns zu diesem Zweck zu egoistischem, irrationalem oder verletzendem Verhalten treibt und so letztlich verhindert, dass wir die Liebe *sein* können, die wir suchen.

Nachdem Diego sein verletztes inneres Kind kennengelernt hatte und erkannte, wie sehr es ihn zum Jasager machte, begab er sich auf den Weg zurück zu seinem authentischen Selbst. Heute entdeckt er Schritt für Schritt seine wahren Leidenschaften und den eigentlichen Sinn seines Lebens. Gleichzeitig kann er mit anderen Menschen Beziehungen eingehen, die ihm erlauben, sich für die Möglichkeit einer authentischen Liebe zu öffnen.

Lerne dein (verletztes) inneres Kind kennen

Auch wenn du keine bewussten Erinnerungen an deine Kindheitsverletzungen hast, kannst du deinem inneren Kind Aufmerksamkeit und heilende Zuwendung schenken, was sich wiederum positiv auf deine Beziehungen auswirken wird.

Ich weiß, dass sich diese Vorstellung für viele Menschen ungewohnt oder geradezu dumm anfühlt, doch wir müssen akzeptieren, dass wir ein verletztes inneres Kind in uns tragen, das in unser Alltagsverhalten eingreift. So schaffen wir Raum für ein mitfühlendes Verständnis unserer dysfunktionalen Gewohnheiten oder sonstigen Konditionierungen, für die wir uns mitunter schämen. Es ist keineswegs so, dass mit uns etwas nicht stimmt. Auch wenn wir uns häufig so wahrnehmen – wir sind nicht kaputt, voller Fehler oder nicht liebenswert. Wir haben uns einfach so angepasst, wie es nötig war, damit wir uns mit dem, was wir erfahren haben, sicher fühlen konnten. Unser verletztes inneres Kind versucht nicht, unser Leben zu sabotieren, es will uns vielmehr vor unseren schmerzlichen Erfahrungen in der Vergangenheit schützen.

Die dysfunktionalen Beziehungsmuster, die wir aufgrund unserer kindlichen Traumata ausgebildet haben, sind nicht unsere Schuld. Gleichwohl liegen sie in unserer Verantwortung als Erwachsene. Machen wir uns den tiefen inneren Schmerz bewusst, der uns dazu treibt, uns selbst und andere Menschen zu verletzen, stärkt uns das nicht nur als Person, wir können auch die Entscheidung, wie wir jetzt, in dieser Situation, handeln wollen, auf eine andere Basis stellen.

Wir alle können uns mit unserem inneren Kind wieder verbinden, wenn wir uns Zeit und Raum nehmen, frei von jeder Bewertung zu erforschen, wie wir versuchen, in unseren Erwachsenenbeziehungen unsere Bedürfnisse erfüllt zu bekommen. Allgemein gesprochen sehnen wir alle uns nach der Sicherheit, die uns erlaubt, ganz wir selbst zu sein und uns anderen Menschen gegenüber authentisch auszudrücken. Wir wollen unsere Gedanken unzensiert teilen, unseren wahren Interessen und Neigungen nachgehen und unsere Ideen, unsere Kreativität frei fließen lassen können. Erst wenn wir tatsächlich fähig sind, uns frei und ungehindert selbst auszudrücken, können wir mit anderen Menschen eine wahrhaft »gefühlte« Präsenz teilen. Das heißt, dass wir uns als Individuum unterstützt fühlen, sodass wir mit dem Auf und Ab des Lebens umgehen können. Unsere Emotionen in Gegenwart anderer leben zu können erlaubt uns, unsere gesamte Persönlichkeit – Körper, Geist und Seele – in die Beziehung einzubringen. So schaffen wir die »verkörperte« emotionale Verbundenheit, die wir brauchen, um die Liebe zu sein, die wir suchen.

In meiner dunklen Nacht der Seele wurde mir klar, dass ich in Beziehungen meine emotionale Welt nie mit meinen Partnerinnen geteilt hatte, obwohl ich mich ständig beschwerte, ich würde keine emotionale Verbundenheit verspüren. Wie damals in der Familie entwickelte ich Verhaltensmuster, die nur auf stressbezogener Kommunikation oder Klagen beruhten. Freunden und Partnerinnen gegenüber drückte ich nur Gefühle der Angst aus oder meine Sorgen über die gerade aktuelle Krise. So wiederholte ich meine frühesten Beziehungen, was eine tiefe und authentische Verbundenheit mit anderen Menschen verhinderte. Nur dass ich als Erwachsene die Schuld dafür immer meinem Gegenüber gab. Ich verkörperte mein Overachiever-Selbst, was auf Kosten meiner authentischen Bedürfnisse und Wünsche ging. Nicht etwa, weil die anderen mich nicht so sein ließen, wie ich war, sondern weil ich *mich* nicht *ich* sein lassen konnte. Ich war viel zu verschlossen und ängstlich, um mich in Gegenwart anderer Menschen voll verletzlich zu zeigen oder auch nur einzugestehen, dass ich überhaupt Gefühle hatte.

Als ich Kontakt zu meinem inneren Kind aufnahm, begann ich jenen Schmerz zu erkennen, den ich mein Leben lang nie hatte in Worte fassen können. Als ich mit der emotionalen Abwesenheit meiner Mutter langsam ins Reine kam, gestand ich mir endlich den Raum und die Zeit zu, die Beziehung zu betrauern, die ich mit ihr nie gehabt hatte. Das half mir, unsere tatsächliche Beziehung ehrlich zu betrachten. Ich sah, dass wir fast keine emotionale Verbindung miteinander hatten, und gab mir die Erlaubnis, mich für das, was nicht gewesen war, nicht mehr allein verantwortlich zu fühlen. Mir Raum jenseits meiner Mutter und meiner Familie zuzugestehen, hieß, dass ich mich als Erwachsene endlich sicher genug fühlte, um die emotionale Distanz zu akzeptieren, die immer da gewesen war – eine Distanz, die in der Kindheit mein Überleben bedroht hatte. Ich erlaubte mir, sensibel zu werden für den Schmerz in mir. So konnte ich die Fähigkeit zu echtem Mitgefühl entwickeln und für den tiefen Schmerz anderer Menschen wahrhaft präsent sein.

Ich übte mich weiterhin in Selbstmitgefühl, während ich immer deutlicher sah, dass die Verletzungen meiner Kindheit Folge des verzweifelten Wunsches waren, gesehen und geliebt zu werden – für ein Selbst, das ich anderen nicht zeigte. Das war ein wirklich tiefer Schmerz – der in den Zeiten hervorbrach, wenn ich mich selbst wieder vernachlässigt, übersehen oder unbeachtet fühlte.

Da ich meiner Erfahrung mit mehr Mitgefühl begegnete, konnte ich auch meinem verletzten inneren Kind jenes Mitgefühl, jene Aufmerksamkeit und Fürsorge geben, die es immer verdient hatte. Anfangs fühlte es sich überraschend unangenehm an, mitfühlend mit mir selbst zu sein. Vielleicht geht es dir ja ähnlich, wenn du – wie ich – als Kind nie wirkliches Verständnis erfahren hast. Mit zunehmender Übung aber konnte mein inneres Kind sich entspannen und sich für das wertgeschätzt fühlen, was es war. Ich weiß, dass niemand den Schmerz fortnehmen kann, der sich einstellt, wenn man keine echte Mutterbindung hat. Aber mittlerweile lerne ich, wie ich mir selbst die Mutter sein kann, die ich gebraucht hätte.

Wenn du Verbindung zu deinem inneren Kind aufnimmst, erlebst du vermutlich jene tief sitzenden Gefühle von Trauer oder Verlust, die deinen unerfüllten Bedürfnissen und nie gelebten Beziehungen zugrunde liegen. Um innerhalb unserer Beziehungen für unsere emotionalen Bedürfnisse zu sorgen, müssen wir zunächst einmal akzeptieren, dass wir überhaupt Gefühle haben. Das hört sich vielleicht banal an, aber viele Menschen sind ihrem Körper so entfremdet, dass sie ihre eigenen Gefühle nicht einmal wahrnehmen. Unsere Gefühle enthalten entwicklungsgeschichtlich wichtige Informationen. (Mehr dazu im nächsten Kapitel.) Diese Signale zu erkennen ist für unser Überleben zentral. Über unsere Sinnesorgane sammeln wir ständig Informationen, die unserem Gehirn und unserem Nervensystem sagen, ob wir in Sicherheit sind. Und wenn wir das sind, können wir uns entspannen und uns authentisch ausdrücken, ganz egal, welche Gefühle wir haben.

Nimm dir nun einen Augenblick Zeit, um über deine Woche nachzudenken und die verschiedenen emotionalen Erfahrungen, die du gemacht hast. Gab es Momente, in denen du traurig, wütend, ängstlich, überrascht oder voller Freude warst? Wenn du diese Gefühle in Gegenwart eines anderen Menschen hattest, hast du dich sicher genug gefühlt, um dieser Person deine Gefühle direkt mitzuteilen? Oder hast du dich vielleicht sicher genug gefühlt, um ihr deine Gefühle anderweitig zu zeigen? (Zum Beispiel durch nicht-aggressives Schreien, Weinen oder Lachen?)

Zu erkunden, wie du deine Gefühle anderen Menschen gegenüber für gewöhnlich ausdrückst, kann dir helfen, deine emotionalen Muster in deinen jetzigen Beziehungen besser zu verstehen. Dazu dienen folgende Fragen:

- Bist du fähig, ruhig zu bleiben und deine Gefühle auf eine Weise auszudrücken, die für dich und andere sicher ist?
- Oder lässt du dich triggern? Reagierst du mit Ausbrüchen oder indem du anderen hinterherrennst beziehungsweise dich von ihnen abkoppelst oder dich ablenkst?
- Fügst du dir selbst Schaden zu? Zum Beispiel durch Alkohol oder Drogen oder indem du dich und deine Interessen oder Hobbys vernachlässigst? Oder indem du Bedürfnisse wie Schlaf und Nahrung und andere Formen der Selbstfürsorge missachtest?
- Verletzt du andere, zum Beispiel indem du körperlich oder emotional explodierst, oder körperlich oder verbal gewalttätig wirst?

Wenn wir mit unseren Emotionen auf unreife, unvernünftige oder sonst wie irrationale Weise umgehen, ist dies ein Zeichen, dass ein verletzter Anteil in uns um sich schlägt. Achte auf diese Augenblicke: Wenn du objektiv feststellen kannst, dass du in Automatismen verfällst, zeigt dir das den Weg zu tieferen emotionalen Verletzungen. Nimm dir Zeit, dich zu fragen, warum du dich in diesem Moment unsicher, verängstigt oder verletzt fühlst.

- Hast du Angst, dass du von anderen verletzt, verlassen oder in anderer Form im Stich gelassen werden könntest?
- Fühlst du dich von deinem Gegenüber übersehen, ignoriert oder nicht beachtet?
- Hast du das Gefühl, dass dein Beitrag zur Beziehung unterschätzt oder kritisiert wird?
- Hast du das Gefühl, dass der oder die andere nur bestimmte Aspekte deiner Person herauspickt und diese überbewertet?

- Fühlst du dich von jemandem unter Druck gesetzt oder kontrolliert?

Nachzuforschen, warum du dich getriggert fühlst, kann dir helfen, den Kontakt zu deinem verletzten inneren Kind herzustellen. Dann siehst du auch, wie deine Kindheitswunden deine gegenwärtigen Beziehungen beeinflussen.

Vielen Menschen ist durchaus bewusst, dass sie in Beziehungen auf unreife oder unvernünftige Weise reagieren. Sobald Mona ehrlich zu sich selbst war, erkannte sie, dass ihre Reaktionen Juan gegenüber irrational waren. Trotzdem konnte sie einfach nicht anders. Vielleicht weißt auch du, dass du auf Distanz oder Trennung zu heftig reagierst, dass du bestimmte Worte oder Verhaltensweisen zu persönlich nimmst, obwohl dein Gegenüber es ja eigentlich gut meint. Möglicherweise ist dir klar, dass du häufig aus der Haut fährst, wenn du dich von anderen verletzt fühlst oder wütend bist. Oder dass du dich passiv-aggressiv verhältst und anderen die kalte Schulter zeigst, wenn du das Gefühl hast, dass dir Unrecht geschieht. Oder du bist übermäßig wachsam und versuchst, andere zu kontrollieren wie ein rechthaberisches Kind auf dem Spielplatz.

Sehen wir uns an, wie Mona Verbindung mit ihrem verletzten inneren Kind aufgenommen hat. Zunächst einmal akzeptierte sie, was sie instinktiv ja ohnehin wusste: Dass sie völlig irrational reagierte, wenn sie in der Partnerschaft mit Distanz konfrontiert war. Dann begann sie, mehr Mitgefühl für sich selbst zu haben und nicht wertend zu reagieren, wenn ihr verletztes inneres Kind ihr zuflüsterte: »Er liebt dich nicht mehr. Er wird dich verlassen. Du bist es einfach nicht wert.« Mona merkte allmählich, dass diese innere Stimme eine unbewusste

Nebenwirkung ihrer alten Wunden war und nichts mit dem zu tun hatte, was in ihrer Beziehung im Moment tatsächlich ablief.

Sobald Mona die Stimme ihres verletzten inneren Kindes hörte, richtete sie ihre Aufmerksamkeit auf den Körper. Sie spürte, dass ihre Herzfrequenz sich steigerte, die Atmung flach wurde und ihre Muskeln sich verhärteten. Alles Indizien dafür, dass ihr Nervensystem in den Kampfmodus überging. Während sie diese verschiedenen körperlichen Empfindungen immer besser zu erspüren lernte (wie das geht, werden wir uns in Kapitel 5 ansehen), wurde ihr klar, dass sie das Verhalten anderer Menschen falsch interpretierte, wenn sie sich bedroht fühlte. In solchen Augenblicken übte sie bestimmte Techniken, die ihr halfen, ihr Nervensystem zu regulieren und ihr verletztes inneres Kind zu beruhigen. So konnte sie die Intensität ihrer automatischen emotionalen Reaktion immer besser dämpfen. Und sie lauschte der weisen Stimme in ihrem Inneren, die sie erinnerte: »Du fühlst dich im Moment bedroht. Vermutlich deutest du Juans Verhalten falsch. Vielleicht hat er viel zu tun, oder sein Handy ist nicht aufgeladen. Vielleicht braucht er auch ein bisschen Raum oder hat einfach keine Lust zu schreiben. All das hat nichts mit dir zu tun. Du kannst dir selbst das Gefühl der Sicherheit geben, ohne automatisch zu reagieren oder Dinge zu tun, die du später bereuen würdest.«

Beobachte dein verletztes inneres Kind

Unser inneres Kind ist jener unbewusste Teil unseres Geistes, in dem wir unsere unerfüllten Bedürfnisse, unsere unterdrückten kindlichen Gefühle und unsere gewohnheitsmäßigen Bewältigungsmechanismen tragen. Wenn diese unterhalb der Bewusstseinsschwelle sitzenden Wunden getriggert werden, schalten wir unbewusst in jenen Modus um, mit dessen Hilfe wir diese Gefühle als Kinder gesteuert haben, um uns zu schützen und Schmerz zu vermeiden oder zu lindern.

Schau dir die unten stehende Liste an. Sie hilft dir, in den kommenden Wochen deinem verletzten inneren Kind auf die Spur zu kommen. Vergiss nicht, dass diese instinktiv-reaktiven Zustände häufig ein Zeichen für emotionales Leid sind. Also versuche, sie nicht zu bewerten und mitfühlend zu sein, während du dich deinem tief verwurzelten Schmerz stellst.

- ○ Ich explodiere häufig und werde laut. Dabei sage ich Dinge, die ich nicht wirklich meine, schlage Türen oder werfe mit Sachen um mich.
- ○ Ich bin ständig auf Abwehr gepolt beziehungsweise nicht in der Lage, mir anzuhören, was andere fühlen oder denken, ohne das Gesagte gleich persönlich zu nehmen. Ich fühle mich schnell angegriffen oder emotional getriggert.
- ○ Ich reagiere auf die Gefühle anderer mit Geringschätzung. Um zu überdecken, dass ich mich damit unwohl fühle, erkläre ich ihre Gefühle für ungültig, leugne sie oder versuche, sie zu verändern.
- ○ Ich verfalle häufig in Schwarz-Weiß-Denken. Ich betrachte die Dinge entweder als nur gut oder nur schlecht. Grautöne sehe ich nicht, ich kann mich auch nicht in andere Menschen hineinversetzen.
- ○ Meiner Ansicht nach sollte es immer um mich gehen, wenn von Gefühlen oder Erfahrungen die Rede ist. Ich habe Schwierigkeiten, der Innenwelt anderer Menschen mit Neugier oder Mitgefühl zu begegnen.

- ○ Ich versuche, Gespräche zu kontrollieren, indem ich das Thema wechsle und die Sprache auf etwas bringe, was mich interessiert. Oder ich dränge anderen meine Ansichten auf.
- ○ Ich suche stets aktiv nach Wegen, um mich von unangenehmen Gesprächen, Themen oder Erfahrungen abzulenken oder sie ganz zu vermeiden. Dann scrolle ich geschäftig durch die Sozialen Medien, schalte den Fernseher ein oder verlasse den Raum.
- ○ Ich nehme mich häufig vollkommen aus einer Beziehung heraus, schweige oder distanziere mich emotional von anderen Menschen. Ich zeige ihnen oft die kalte Schulter.
- ○ Ich mache dicht, wenn es darum geht, Verbundenheit oder Unterstützung von anderen zuzulassen. Manchmal unterdrücke ich bewusst meine Bedürfnisse und Emotionen, weil ich »tough« erscheinen möchte, so als hätte ich keine Gefühle.
- ○ Ich betäube mich selbst mit Alkohol, Essen oder Drogen oder nutze andere Formen von selbstschädigendem Verhalten, wenn ich gestresst bin, mich aufrege oder mich sonst wie unwohl fühlte.

Je öfter du die beschriebenen Reaktionen bei dir bemerkst, desto wahrscheinlicher ist es, dass dein inneres Kind Verletzungen erfahren hat. Je mehr du dir dieser automatisch-reaktiven Anteile deiner selbst gewahr wirst, die gewürdigt werden wollen, weil sie dir einst Schutz geboten haben, desto eher kannst du dir mit Mitgefühl und Liebe begegnen.

Wie du den Gewohnheiten deines verletzten inneren Kindes auf die Spur kommst

Nimm dir einige Wochen Zeit, um Bekanntschaft mit deinem verletzten inneren Kind zu schließen und zu sehen, wie es in deinen Alltag eingreift. Je aufmerksamer du diese schmerzlichen Reaktionen registrierst, desto besser kannst du die dahinterstehende Problematik ausmachen. Vervollständige die folgenden Satzanfänge, um deine spezifischen Probleme offenzulegen.

Wenn die Verletzung meines inneren Kindes angesprochen wird, denke ich meist ________________________________
Ich empfinde ____________________________________
[Trage hier deine körperlichen Empfindungen ein.]
In meinen Beziehungen neige ich dazu, ________________
[Trage hier deine Verhaltensweisen ein.]
Danach denke ich ________________________ und/oder fühle ich ______________________________________

Die Formen deines konditionierten Selbst

Wie wir mittlerweile wissen, ist unser konditioniertes Selbst Teil unseres Nervensystems. Wenn die gleichen Schaltkreise immer wieder feuern, dann vernetzen sie sich stärker miteinander. Das wiederum verstärkt die Wahrscheinlichkeit, dass unser Gehirn auf ähnliche Ereignisse in der Zukunft genauso reagieren wird wie in der Kindheit. Wie ein ausgetretener Pfad in einem dichten Wald sind die am häufigsten aktivierten Schaltkreise auch die, deren sich unser Gehirn instinktiv und automatisch bedient. Neurobiologisch betrachtet fühlen sich die Formen unseres konditionierten Selbst für uns als Erwachsene vertraut, sicher und natürlich an.

Doch wie vertraut sie auch sein mögen, letztlich halten unsere konditionierten Rollen uns in den dysfunktionalen Zyklen der Traumabindung gefangen. Glücklicherweise können wir eine echte Veränderung einleiten, wenn wir die verschiedenen konditionierten Rollen erkennen, die wir im Zusammenspiel mit anderen Menschen einnehmen. Sobald wir diese Gewohnheiten erkannt haben, können wir uns bewusst dafür entscheiden, uns authentischer auszudrücken.

Die sieben Formen des konditionierten Selbst

Wir alle haben spezifische Kindheitsverletzungen erfahren und ebenso spezifische Strategien entwickelt, um mit ihnen fertigzuwerden. Dennoch gibt es Ähnlichkeiten in den Strategien, die Kinder anwenden, um ihre emotionalen Bedürfnisse zu erfüllen. In der Zusammenarbeit mit meinen Klienten und meiner globalen Community sowie in meinen persönlichen Beziehungen habe ich sieben konditionierte Rollen entdeckt, die wir in unseren Erwachsenenbeziehungen häufig einnehmen: der Fürsorgliche, die Overachieverin, der Leistungsverweigerer, die Retterin/Beschützerin, der Strahlemann, die Jasagerin und der Heldenverehrer.

Wer mein Buch *Heile. Dich. Selbst.* gelesen hat, kennt diese Gestalten als die Archetypen des inneren Kindes. Das sind die grundlegenden Muster, wie wir auf unsere Kindheitsbeziehungen und unser kindliches Umfeld reagiert haben. Mit der Zeit werden diese Archetypen Teil der neuronalen Schaltkreise unseres Gehirns. Sie verfestigen sich zu den Formen des konditionierten Selbst, die wir täglich verkörpern, weil unsere Neurobiologie uns dazu treibt.

Mach dir beim Lesen der folgenden Beschreibungen klar, dass du dich vielleicht nur mit einer, vielleicht aber auch mit mehreren dieser Rollen identifizierst. Wir können auch von einer Rolle in die andere wechseln, je nachdem, mit wem wir zusammen sind oder in welcher Lebensphase wir gerade stecken. So verkörpern wir in unserer Liebesbeziehung vielleicht den einen Typ, während wir im Umgang mit Freundinnen, der Familie oder Kollegen und Vorgesetzten einen anderen Typ zeigen.

In diesem Abschnitt geht es darum festzustellen, welche Formen des konditionierten Selbst wir in unseren verschiedenen Beziehungen am häufigsten verkörpern. So können wir Gewohnheitsmuster aufspüren, die uns nicht dienlich sind oder nicht zu der Art von Beziehung führen, die wir uns wünschen. Sobald wir uns unserer Konditionierungen gewahr werden, können wir anfangen, uns bewusst für andere Verhaltensweisen zu entscheiden, mit denen wir uns neue, für uns und unsere Beziehungen sinnvollere Gewohnheiten einprägen. Man nennt diesen Prozess auch *Integration.* Integration heißt nun nicht, dass wir nie wieder in alte Muster zurückfallen. Aber jetzt merken wir, wann wir in unseren Beziehungen diese Rollen spielen. Werden wir uns unserer unbewussten Gewohnheiten gewahr, bekommen wir Gelegenheit, Reaktionsweisen außerhalb der neurobiologisch programmierten einzuüben und somit eine dauerhafte Veränderung herbeizuführen. Die Übung zum »Erkennen deines konditionierten Selbst« auf Seite 182 hilft dir, diesen Prozess der Integration in Gang zu setzen.

Hier die sieben verschiedenen Formen des konditionierten Selbst:

Der Fürsorgliche

Er zieht seinen Selbstwert und seine Identität daraus, dass er in Beziehungen die Bedürfnisse anderer erfüllt. Er glaubt, dass es der einzige Weg zur Liebe ist, von anderen gebraucht zu werden oder emotional und körperlich für sie zu sorgen. Meist vernachlässigt er dabei die eigenen Bedürfnisse und Wünsche. Er wählt Beziehungen, Erfahrungen oder Berufe, in denen Fürsorge erforderlich ist, oder er verfällt in diese Rolle beim kleinsten Anzeichen, dass er gebraucht werden könnte. Das Nervensystem dieses Typus ist meist hypervigilant, also übermäßig wachsam. Im Bambi-Reflex sucht er sein Umfeld ständig danach ab, was andere im Moment gerade brauchen.

Die Overachieverin

Versucht, perfekt zu sein – als Freundin, als Kind, als Partnerin. Sie braucht immer Bestätigung von außen und konzentriert sich ganz darauf, den Erwartungen anderer gerecht zu werden. In einer Beziehung übernimmt sie den Großteil der Verantwortung und hat Probleme damit, um Hilfe zu bitten. Das Nervensystem der Overachiever-Persönlichkeit steckt meist im Ablenkungsmodus fest: Sie lenkt sich ab durch Selbstanalyse oder Selbstkritik, vor allem, wenn sie gerade keine äußere Bestätigung bekommt.

Der Leistungsverweigerer

Dieser Typus versucht, sich der Beurteilung zu entziehen, indem er alle unerwünschten Anteile seiner Persönlichkeit vor anderen versteckt. In seinen Augen besteht der einzige Weg zur Liebe darin, sich in Beziehungen so klein wie möglich zu machen, sodass niemand ihn bemerkt. Sein gering ausgeprägter Selbstwert und seine Angst vor Kritik führen dazu, dass er emotional abwesend ist und Bindungen aus dem Weg geht. Vor allem aber will er sich vor möglicher Zurückweisung schützen. Hin und wieder rastet er aus, um negative Aufmerksamkeit zu erhalten, die ihm dann beweist, dass er letztlich doch wertlos ist. Das Nervensystem des Leistungsverweigerers schwankt häufig hin und her zwischen dem Ablenkungsmodus (wobei er sich mit Selbstbeschämung und -verachtung ablenkt) und dem Abkopplungsmodus. Beides verringert seine Motivation und seine Energie, weshalb er sich häufig zu spät entscheidet oder zu spät aktiv wird.

Die Retterin/Beschützerin

Sie findet sich häufig in Beziehungen wieder, die ihr erlauben, der Partnerin zu helfen oder dienstbar zu sein. Sie braucht Menschen, die sie als hilfsbedürftig, unfähig oder abhängig sehen kann. Die Retterin zieht ein Gefühl der Überlegenheit aus der Ansicht, selbst keinerlei Hilfe zu brauchen. Sie selbst kann andere nicht um Hilfe bitten, auch dann nicht, wenn sie dringend darauf angewiesen wäre. Die Rolle der Retterin/Beschützerin ähnelt dem Fürsorglichen. Allerdings kümmert sich Letzterer um die körperlichen Bedürfnisse des anderen, während die Retterin/Beschützerin sich nur jener Menschen annimmt, die emotional verwundbar sind. Das Nervensystem dieses Typus befindet sich meist im Zustand extremer Wachsamkeit und im Gefallmodus. Unbewusst sucht die Beschützerin ständig nach Menschen, die Schutz brauchen oder gerettet werden müssen.

Der Strahlemann

Fürchtet nichts mehr als unangenehme Gefühle und Erfahrungen. Konflikte meidet er um jeden Preis. Allem, was Enttäuschungen oder Aufregung mit sich bringen könnte, geht er aus dem Weg. Typischerweise wirkt er glücklich, ist aber für gewöhnlich weit von der Realität entfernt. Das Nervensystem des Strahlemanns hängt meist im Abkopplungsmodus fest. Er betäubt sich durch Dissoziation, durch Distanz von allen belastenden Gedanken, Gefühlen und Erfahrungen.

Die Jasagerin

Sie gibt sich umgänglich und liebenswürdig und zeigt in Beziehungen keine besonderen Vorlieben. Gilt häufig als »Umfallerin«. Sie lässt sich auf co-abhängige Dynamiken ein und vernachlässigt ihre Bedürfnisse, weil sie für andere alles sofort stehen und liegen lässt. Sie bildet sich viel darauf ein, »selbstlos« zu sein (oder gar die Märtyrerrolle einzunehmen), weil sie immer für andere da ist. So gibt sie in ihren Beziehungen stets zu viel und bekommt zu wenig. Sie übernimmt regelmäßig die Überzeugungen, Gewohnheiten und sogar Hobbys von Partnerinnen, Freunden oder Familie. Wenn sie niemanden hat, der ihr sagt, was sie tun soll, fühlt sie sich verloren. Ihr Nervensystem steckt im Zustand der extremen Wachsamkeit und im Gefallmodus fest, weil sie andere ständig wichtiger nimmt als sich selbst.

Der Heldenverehrer

Neigt dazu, zu den Menschen aufzusehen, mit denen er in Beziehung tritt. Er stellt andere gerne auf ein Podest und

> glaubt, dass sie besser wissen, was gut für ihn ist. Er lässt sich leicht beeinflussen und verachtet sich häufig selbst. Dabei versucht er stets so zu leben wie die anderen. Er idealisiert andere so sehr, dass er sich selbst kritisiert, wenn er anders empfindet oder denkt beziehungsweise andere Bedürfnisse hat als sie. Auch das Nervensystem des Heldenverehrers ist oft übermäßig wachsam. Er gibt gerne nach, die Gedanken, Ansichten, Überzeugungen und Gefühle der anderen zählen für ihn mehr als seine eigenen Instinkte.

Nicht alle Gewohnheiten, die mit unserem konditionierten Selbst in Verbindung stehen, sind schädlich. Viele dieser Verhaltensweisen, wie etwa für andere zu sorgen oder Ziele erreichen zu wollen, sind nicht an sich dysfunktional. Schädlich werden sie erst, wenn unsere Kindheitsverletzungen uns dazu treiben, ständig dieselben Dinge zu tun, auch wenn diese weder uns noch unserer Beziehung dienlich sind. Werden wir uns der Formen unseres konditionierten Selbst gewahr, dann können wir uns bewusst für andere Verhaltensweisen entscheiden, statt unser Tun von den Spuren der Vergangenheit, von unserem alten Schmerz oder anderen erlernten Reaktionen steuern zu lassen.

Wie viele von uns hatte auch ich jahrelang das Gefühl, nichts gegen die Gewohnheitsmuster meines Overachiever-Selbst machen zu können, wobei ich das Konzept des konditionierten Selbst damals noch nicht kannte. Heute erlaube ich meinen kindlichen Verlassensängsten immer noch gelegentlich, mein Handeln zu bestimmen, weil ich es nach wie vor schwierig finde, anderen Menschen meine Verletzlichkeit oder meine persönlichen Bedürfnisse zu zeigen. Als meine Mutter starb, konnte ich meine Partnerinnen nicht um Hilfe bitten. Stattdessen stieß ich sie fort, um dann allein in meinem Schlafzimmer heiße Tränen zu vergießen. Kam dann niemand, um mich zu trösten, wurde ich wütend, weil ich glaubte, sie müssten einfach »wissen«, dass ich sie brauchte. Das gehörte zu meinen unreifen, konditionierten Überzeugungen. Darüber hinaus verhielt ich mich nicht wie jemand, der Trost wollte oder nötig hatte. So wie meine Mutter das früher mit mir gemacht hatte, war auch ich nicht fähig, mit anderen Menschen angemessen umzugehen, wenn mich etwas erschütterte. Und so exerzierte ich weiterhin das Muster des Abkoppelns durch: Ich distanzierte mich sowohl von meinem Schmerz und von der Möglichkeit, mir jene Liebe und Unterstützung zu sichern, nach der ich mich sehnte.

Heute werde ich mir immer öfter bewusst, wenn ich im Umgang mit anderen Menschen die Overachiever-Platte auflege. Ich erkenne immer häufiger, wenn ich unrealistische Erwartungen an mich hege. In diesen Momenten erinnere ich mich bewusst daran, dass niemand von mir erwartet, vollkommen zu sein. Und dass der Versuch, perfekt zu sein, nur verhindert, dass ich mit anderen Menschen eine Verbindung auf einer tieferen, authentischeren Ebene eingehe. Dieses Gewahrsein eröffnet mir den Raum für bessere Entscheidungen, die meinen authentischen Bedürfnissen förderlicher sind. Und es bringt mir tiefere Beziehungen zu Menschen und der Welt im Allgemeinen.

Ein Jahr später nahm ich mir vor dem ersten Todestag meiner Mutter ein Wochenende Zeit für mich allein. Ich wollte mit meinen Emotionen präsent sein können, um mein Nervensystem zu regulieren und mir körperlich Sicherheit zu signalisieren, gleichgültig, wie ich mich in jedem einzelnen Moment fühlte. So fand ich zurück in einen regulierteren Zustand und in jene Sicherheit, die ich brauchte, um mich für die um mich herum verfügbare

Liebe zu öffnen. Als ich zurückkam, konnte ich um die Hilfe bitten, die ich nötig hatte. Und ich konnte annehmen, was man mir an Unterstützung bot, weil ich von niemandem erwartete, dass er meine Trauer von mir nahm. Denn das kann kein einzelner Mensch leisten. Niemand kann ununterbrochen für mich da sein. Was ich mir letztlich wünschte, war ohnehin, dass jemand für mich präsent und mir verbunden war, ganz egal, was ich empfand. Oder einfacher ausgedrückt: Ich wollte – wie ihr auch – mich in Schmerz und Leid weniger allein fühlen.

Erforsche dein konditioniertes Selbst

Viele von uns schalten zwischen ihrem konditionierten Selbst und ihrem authentischen Kern tagtäglich mehrfach hin und her, manchmal sogar minütlich. Dabei sind sich die meisten Menschen ihrer Bedürfnisse gar nicht bewusst und wissen nicht, wer sie wirklich sind. Aber wir kommen unserem authentischen Selbst eher auf die Spur, wenn wir erkennen, welche Form des konditionierten Selbst wir am häufigsten verkörpern.

In der Folge findest du Sätze, die dir helfen können, die typischen Muster zu erkennen, von denen du in Beziehungen mit Freunden, Angehörigen, Kolleginnen oder Liebsten Gebrauch machst. Dabei ist es durchaus möglich, dass diese Muster je nach Beziehung wechseln. Ziel dieser Übung ist, dich mit den Formen deines konditionierten Selbst vertraut zu machen, sodass du erkennst, wenn du in Versuchung gerätst, im Kontakt mit anderen diese gewohnheitsmäßigen Rollen zu spielen.

Check deines konditionierten Selbst

Sieh dir die folgende Checkliste an und finde heraus, ohne dich dafür zu verurteilen, welche Rollen du in deinen verschiedenen Beziehungen spielst. Welche Verhaltensweisen zeigen sich am häufigsten? Und vergiss nicht: Es kann gut sein, dass du in den verschiedenen Beziehungen unterschiedliche Rollen spielst.

Der Fürsorgliche

- ○ Wenn ich in einer Beziehung bin, verspüre ich das starke Bedürfnis, gebraucht und als verlässlich angesehen zu werden.
- ○ Ich bin mir der körperlichen Bedürfnisse einer anderen Person sehr bewusst oder versuche sogar, sie vorherzusehen.
- ○ Ich fühle mich dann geliebt, wenn mein Gegenüber sich, was die Sorge um seine Person angeht, ganz auf mich verlässt.

Die Overachieverin

- ○ Ich achte sehr darauf, ob andere mich für gut halten.
- ○ Ich bin stolz darauf, die »beste« Liebhaberin/Freundin/Tochter usw. zu sein.
- ○ Ich reagiere meist sofort, wenn jemand etwas von mir will oder braucht, auch wenn das andersherum nicht so ist.

Der Leistungsverweigerer

- ○ Ich gehe Beziehungen gerne aus dem Weg oder habe Probleme damit, mich ernsthaft auf etwas oder jemanden einzulassen.

- ○ Ich habe Schwierigkeiten, mich verletzlich zu zeigen oder mich mit anderen emotional verbunden zu fühlen.
- ○ Ich entziehe mich jeder Kritik und jeder Situation, in der ich mich zurückgewiesen oder verlassen fühle.

Die Retterin/Beschützerin

- ○ Ich fühle mich von Menschen und Beziehungen angezogen, in denen der Fokus allein auf der anderen Person liegt.
- ○ Ich fühle mich geliebt oder bedeutend, wenn ein Mensch emotional verletzlich ist und ich für ihn da sein muss.
- ○ Ich setze mich leidenschaftlich für die Menschen ein, mit denen ich in einer Beziehung bin. Ich übernehme ihren Standpunkt, ganz egal, wie dieser aussieht oder ob ich ihm zustimme.

Der Strahlemann

- ○ Ich gehe Konflikten in meinen Beziehungen aus dem Weg.
- ○ Ich kümmere mich nicht um meine Gefühle und rede nicht gerne über Dinge, die mir oder anderen Menschen ein unangenehmes Gefühl verursachen.
- ○ Meiner Ansicht nach geht man am besten mit einer stressigen Situation um, indem man so tut, als wäre alles in Ordnung.

Die Jasagerin

- ○ Ich schwimme gerne mit dem Strom und passe mich den Wünschen oder Bedürfnissen der Mehrheit an.
- ○ Wenn ich in einer Beziehung bin, übernehme ich meist die Vorlieben meiner Liebsten. Ich kleide mich ähnlich, teile deren

Überzeugungen, gehe den gleichen Hobbys nach oder ändere meine täglichen Abläufe, um mich den anderen anzupassen.
- ○ Ich tue, was andere Menschen von mir verlangen, selbst wenn dies meine Arbeit, meine Erholung oder meine Selbstfürsorge durchkreuzt.

Der Heldenverehrer

- ○ Wenn ich jemanden kennenlerne, bin ich total verknallt in diese Person und betrachte sie als vollkommen.
- ○ Ich verberge die »beschämenden« Anteile meiner selbst, um mehr zu sein wie die Menschen, die ich idealisiere.
- ○ Ich übersehe bei meinen geliebten Menschen Fehler oder Probleme und konzentriere mich einzig auf ihre positiven Aspekte.

Übung: Stärke dich selbst

Wie wir nun wissen, wird unsere Lebenserfahrung von unserem konditionierten Gehirn geprägt. Wenn wir uns unserer gewohnheitsmäßigen Reaktionsmuster gewahr werden, gibt uns das die Kraft, unsere Erfahrungen so zu gestalten, wie wir uns das wünschen, statt ohnmächtig in unseren Lebensumständen und dem fehlenden Gefühl der Erfüllung festzustecken. Diese Stärke kommt von einem Teil unseres Gehirns, den wir den *präfrontalen Kortex* nennen. Er steuert unsere bewussten Reaktionen, unsere Fähigkeit zu planen, er hilft uns, unsere Aufmerksamkeit auf bestimmte Dinge zu richten und unsere Impulse zu zügeln. Der präfrontale Kortex ermöglicht uns, Belohnungen auf später zu verschieben, Konsequenzen vorherzusagen und unsere emotionalen Reaktionen zu managen.

Du aktivierst den präfrontalen Kortex, indem du dir einen Augenblick Zeit nimmst, bevor du auf deine Gedanken, Gefühle und Impulse reagierst, die im Laufe des Tages auftauchen. Die folgende Übung hilft dir, dir deiner reaktiven Automatismen gewahr zu werden. Sie schenkt dir den Raum, um auf neue, bewusste Art zu reagieren.

Die folgenden Fragen und Übungen kreisen um deine Erfahrung mit automatischen, gewohnheitsmäßigen Reaktionen. Überlege dir deine Antworten und halte sie dann in deinem Notiz- oder Tagebuch schriftlich fest.

Nimm dir einen Moment Zeit, um dich an ein Erlebnis zu erinnern, bei dem du instinktiv und explosiv reagiert hast, ohne großartig nachzudenken, und beantworte dann die folgenden Fragen:

Wie hast du dich während und nach dieser automatischen Reaktion körperlich gefühlt?

____

____

Wie stehst du emotional zu dir und zu den Menschen, die diesen Augenblick vielleicht miterlebt haben?

____

____

Nimm dir einen Moment Zeit und erinnere dich an eine Situation, in der du miterlebt hast, wie jemand anderes instinktiv und automatisch reagiert hat. Beantworte nun die folgenden Fragen:

Wie hast du dich während und nach der automatischen Reaktion der anderen Person körperlich gefühlt?

Wie stehst du emotional zu dir und dem Menschen, der so reagiert hat?

Und nun erinnere dich an einen Moment, in dem du geerdet geblieben bist und deine Reaktion oder Entscheidung ruhig erfolgte. Beantworte hierzu folgende Fragen:

Wie hast du dich während und nach dieser bewussten Reaktion körperlich gefühlt?

Wie stehst du emotional zu dir und zu den Menschen, die diesen Augenblick bewusster Reaktion miterlebt haben?

Vergiss nicht: Es gibt hier kein »richtig« oder »falsch«. Das Bemühen, deine konditionierten Reaktionsmuster zu verändern, beginnt mit diesem Augenblick der Selbsterforschung, der an sich schon stärkend sein kann. Wenn wir uns unseres konditionierten Selbst gewahr werden, können wir anfangen, in unseren Beziehungen bewusste Entscheidungen über unser Verhalten zu treffen, statt wieder und wieder auf unsere Kindheitswunden zu reagieren und sie damit neu aufzureißen. Als Nächstes können wir uns ansehen, auf welche Weise die Rollen, die wir seit unserer Kindheit gespielt haben, unser authentisches Selbst und unsere Beziehungen unterminieren. Mit der Integration unseres konditionierten Selbst stellt sich auch das Gefühl der Sicherheit wieder ein, gleichgültig, welche Erfahrungen wir mit anderen Menschen machen. Wenn unsere täglichen Entscheidungen uns Sicherheit vermitteln, werden in unserem Gehirn neue neuronale Pfade angelegt. Je öfter wir diese bewussten Entscheidungen wiederholen, desto stärker werden diese Pfade verfestigt. Dann werden auch diese neuen Verhaltensweisen zu instinktiven Gewohnheiten.

Das heißt nun nicht, dass das Thema konditionierte Gedanken, Gefühle oder Reaktionen für dich damit erledigt wäre oder dass du nie wieder in deine alten Gewohnheiten zurückfallen wirst. Dir deines konditionierten Selbst gewahr zu werden bedeutet, dass du dich neu entscheiden kannst. Und die Wahl, die du so triffst, entspricht viel mehr dem, was du bist und wer du sein willst. Dementsprechend passt sie besser zu den Menschen und Beziehungen, die dir Erfüllung schenken. Und vermutlich erstaunt es dich nicht, dass es dein reguliertes Nervensystem ist, welches dir die Möglichkeit zu diesen neuen Wahlmöglichkeiten eröffnet. Wir werden uns daher im nächsten Kapitel damit beschäftigen, wie du dein Nervensystem regulieren kannst: nämlich mit der lebensverändernden Praxis des körperlichen Gewahrseins.

5
Wie du dir die Weisheit deines Körpers zunutze machst

Bevor wir uns intensiver mit dem Körpergewahrsein beschäftigen, möchte ich, dass du dir ein paar Minuten Zeit nimmst für eine kurze Übung, damit du deinen Körper genauso spürst, wie er sich im Moment anfühlt.

Wir beginnen beim Kopf und arbeiten uns dann vor. Achte auf Verspannungen in deinen Muskeln (Kiefer, Nacken, Schultern, unterer Rücken, Beine und so weiter). Atme tief ein und lenke den Atem dorthin, wo du Anspannung spürst. Lass den Kiefer locker, entspanne die Zunge, falls sie am Gaumen anliegt. Lass die Schultern hängen und nimm sie zurück, falls sie nach vorne gesunken sind. Richte dich auf und lass auch die Spannung in anderen Muskelpartien los. Spüre für ein paar Augenblicke in deinen Körper hinein und dann nimm wahr, ob sich durch diese Entspannung etwas an deinem mentalen oder emotionalen Zustand geändert hat.

Vielleicht hast du auch Stress oder Verspannungen gespürt, die dir bisher noch nicht bewusst waren. Oder du hattest ganz allgemein Schwierigkeiten, deinen Körper wahrzunehmen. Obwohl diese Übung auf den ersten Blick nicht so wirkt, als könnte sie Auswirkungen auf deine Beziehungen haben, ist sie genau für diesen Zweck ein unverzichtbares Puzzlestück. Wie du in diesem Kapitel feststellen wirst, beginnt wahre Sicherheit in unserem Körper. Bevor wir die nicht spüren können, werden wir uns auch mit anderen Menschen nie ganz sicher fühlen.

Als ich noch jünger war, passte ich mich an meine stressige Umgebung an, indem ich mich von meinem Körper abkoppelte. Das war meine Überlebensstrategie: Ich überhörte grundsätzlich die Signale, die mein Körper mir sandte. Ich merkte nie, wenn meine Muskulatur angespannt war oder meine Atmung schnell und flach ging. Dieser Zustand blieb mir bis ins Erwachsenenalter erhalten und verhinderte, dass ich spürte, was mein Körper brauchte und was ich fühlte. Unsere körperlichen Empfindungen spielen in unserem Gefühlsleben eine bedeutende Rolle. Sie melden dem Gehirn, was der Körper registriert, während er permanent seine Umwelt scannt. Ich aber war viel zu unkörperlich, um überhaupt etwas zu spüren. Die meiste Zeit verbrachte ich im Kopf, total abgeschnitten von meinem physischen Selbst.

In meinem Körper zu sein fühlte sich unsicher an, weil es wenig vertraut und damit unangenehm war. Als ich klein war, hat mir niemand vorgelebt, wie es ist, sich im eigenen Körper sicher zu fühlen. Bei mir zu Hause gab es viel Bodyshaming, Kritik am Körper und viel Unsicherheit. Meine Mutter und meine Schwester waren immer auf Diät oder verboten sich den Genuss beim Essen aus anderen Gründen. Sie kritisierten sowohl ihr eigenes Erscheinungsbild wie das anderer Menschen. Meine Mutter machte häufig Kommentare darüber, wenn jemand in der Familie zugenommen hatte, sie selbst eingeschlossen.

Als ich älter wurde, fühlte ich mich immer unwohler in meiner Haut. Ich konnte die Empfindungen meines gestressten Körpers nicht ertragen und koppelte mich von den körperlichen Aspekten meines Daseins gänzlich ab. Ich sehnte mich zwar nach emotionaler Verbundenheit mit anderen Menschen, aber da ich mein physisches Selbst ausgeschlossen hatte, konnte ich auch keinen Zugang zu meinen Gefühlen finden, um so eine emotionale Bindung zu jemand anderem einzugehen. In Wirklichkeit hatte ich Probleme, überhaupt *irgendwas* zu spüren.

Es dauerte Jahre, bis ich einen Zustand des körperlichen Gewahrseins herstellen und mir meiner Empfindungen bewusst werden konnte. Erst da konnte ich bewusst mein Nervensystem regulieren. Da die meisten von uns eben nicht in einem sicheren Zuhause aufgewachsen sind oder sichere Bindungen zu anderen Menschen haben, leben wir weiter mit unserem dysregulierten Nervensystem, das weder einen Zugang zur inneren noch zur äußeren Welt zulässt.

Was ist körperliches Gewahrsein?

Wir wissen alle, dass wir einen Körper haben. An fast allem, was wir tun, ist unser Körper beteiligt, und wir merken auch, wie es sich anfühlt, wenn wir gehen, sitzen, schlafen, Sport treiben, Sex haben, Händchen halten, essen, Wein trinken, durch den Regen laufen, im Schnee tanzen oder in der Sonne ein Nickerchen machen. Viele von uns sind sich ihrer grundlegenden körperlichen Bedürfnisse bewusst: Wir wissen, wenn wir hungrig sind, durstig, müde, krank oder verletzt. Manche Menschen kümmern sich auch um ihren Körper. Sie essen gesund, treiben Sport, sorgen für ausreichend Schlaf oder bilden andere Gewohnheiten aus, von denen sie glauben, dass sie das Erscheinungsbild und auch die Befindlichkeit unseres Körpers verbessern.

Doch selbst jenen, die sich um ihre Gesundheit kümmern, wird nur selten bewusst, wie sicher oder unsicher sich ihr körperliches Selbst fühlt. Der Begriff des *Körpergewahrseins*, den ich in diesem Buch immer wieder verwende, hat nichts damit zu tun, wie du über deinen Körper, sein Aussehen und seine Wirkung auf dich und andere denkst. Damit ist vielmehr die Fähigkeit gemeint, zu spüren, was *innerhalb* deines Körpers vor sich geht.

Körperliches Gewahrsein entsteht, wenn wir sensibler werden für unsere physischen Empfindungen und dann diesen Sinnes-Input dazu verwenden, unser Nervensystem und unser Verhalten zu regulieren. Wenn wir merken, dass unser Nervensystem unter Stress steht, haben wir die Möglichkeit umzuschalten: weg vom instinktiven, vermeidenden oder abgekoppelten Zustand und hin zu einer eher offenen und empfangsbereiten Haltung. Wenn wir uns mehr auf unsere körperlichen Empfindungen einlassen, spüren wir nicht nur die Anzeichen für physischen Stress wie eine höhere Herz- oder Atemfrequenz früher, sondern wir bemerken auch subtilere Signale: zum Beispiel ob sich unsere Energie eher leicht, schwer, ruhig oder aufgewühlt anfühlt; ob unsere Schultern nach vorne hängen oder wir uns gerade halten; ob wir leise oder laut, schnell oder langsam reden; ob wir Augenkontakt halten können und gerne lächeln.

Diese Empfindungen mögen uns unbedeutend erscheinen, aber sie spiegeln den Zustand unseres Nervensystems wider. Gleichzeitig liefern sie dem Gehirn Informationen, aus denen es unsere Gefühlslage bestimmt. Wenn wir diese sensorischen Veränderungen bewusst wahrnehmen können, verstehen wir auch, welche emotionalen Botschaften sie an unser Gehirn schicken. Mit diesem Gewahrsein eröffnet sich uns der Raum, in dem wir uns beruhigen können, wenn wir angespannt sind, ein Raum, in dem wir Sicherheit schaffen, indem wir die Geist-Körper-Techniken anwenden, die du in diesem Kapitel kennenlernen wirst.

Dieses körperliche Gewahrsein über einen längeren Zeitraum konstant aufrechtzuerhalten ist nicht leicht. Die Stress- und Traumaspuren, die in unserem Körper gespeichert sind, beeinträchtigen unsere Fähigkeit, unsere Aufmerksamkeit auf die aktuelle Erfahrung zu lenken. Meistens nämlich reagiert unser Geist auf eben diese Stress- und Traumaspuren: Dann fängt er an abzuschweifen, und wir haben Schwierigkeiten, uns auf den gegenwärtigen Moment zu konzentrieren und uns dessen gewahr zu sein, was um uns herum vor sich geht. Wegen dieser stressbedingten Gedankenspiralen sind nur wenige von uns in ihrem Körper vollkommen präsent. Stattdessen leben wir im Kopf und lassen unsere Gedanken dahinrasen, während wir über die Vergangenheit nachgrübeln oder die Zukunft vorherzusagen versuchen. Natürlich kann es mitunter hilfreich sein, über Vergangenes nachzudenken oder Zukunftspläne zu schmieden. Doch das gelingt nur, wenn wir fest im gegenwärtigen Augenblick verankert sind, geerdet in unserem Körper, um ganz *in unserer Präsenz zu sein.* Und wenn wir ständig überlegen, was ein anderer Mensch wohl von uns halten mag, werden wir nie herausfinden, wie es sich anfühlt, *in dessen Präsenz zu sein.*

Zu den im Körper gespeicherten Stressmomenten kommen noch die Bodyshaming-Gepflogenheiten unserer Kultur und Gesellschaft dazu. Dass wir in Filmen, Fernsehen und Sozialen Medien kaum Diversität erleben, was Hautfarbe, ethnische Zugehörigkeit, Kleidergrößen und körperliche oder geistige Fähigkeiten angeht, hat unsere Überzeugungen in puncto Körper massiv beeinflusst. Unser Unbewusstes entnimmt diesen Botschaften, dass es nur ein Ideal des Akzeptablen, Attraktiven oder Wünschenswerten gibt. Wenn nun unsere Hautfarbe, Körperform oder unser Können damit nicht übereinstimmen, fällt es uns schwer, uns sicher und akzeptiert zu fühlen. Dann bleibt unsere Stressreaktion chronisch aktiviert.

Körperliche Berührung ist für alle Menschen wichtig. Sie hilft uns, unsere emotionalen Erfahrungen zu verarbeiten. Aber unsere individuelle Erfahrung mit körperlicher Berührung (oder deren Fehlen) kann dazu führen, dass wir ihr zwiegespalten gegenüberstehen, was letztendlich zu Verwirrung, Angst und natürlich zu unerfüllten Bedürfnissen führt. Um körperliche Nähe mit anderen Menschen zuzulassen, müssen wir uns zuerst im eigenen Körper zu Hause fühlen. Wir müssen also lernen, auf unsere Fähigkeit zu vertrauen, die Verbindung mit dem Körper aufrechtzuerhalten und uns innerhalb unserer eigenen Grenzen sicher zu fühlen, wenn wir uns anderen Menschen physisch nähern. Schon das Wissen darum, dass wir jederzeit »Stopp!« oder »Langsamer!« sagen können, erhöht unsere Fähigkeit, uns von einem anderen Menschen körperlich besänftigen, trösten und vielleicht sogar erregen zu lassen.

Ist unser Nervensystem, wie das auf die meisten Menschen zutrifft, dysreguliert, werden wir uns nicht sofort sicher fühlen, wenn wir unserem Körper Zeit und Aufmerksamkeit widmen. Diese Unsicherheit bringt uns überhaupt erst dazu, die meiste Zeit in unserem Kopf zu leben. Viele Menschen merken auch, dass sie körperlichen Empfindungen, die sie an schwer auszuhaltende emotionale Momente erinnern, tunlichst aus dem Weg gehen.

Deine Emotionen fangen im Körper an

Gefühle sind Teil unseres gemeinsamen menschlichen Erbes. Sie geben unserem Leben Farbe und Bedeutung. Sie lenken uns und geben uns das Gefühl, lebendig zu sein. Entwicklungsgeschichtlich betrachtet helfen Emotionen uns, unsere Umgebung zu »lesen«, sodass wir Bedrohungen erkennen und uns in Sicherheit bringen können. Je schneller wir Angst bemerken oder unser Umfeld vor drohenden Gefahren warnen können, desto sicherer sind wir als Individuum und als Gruppe.

Obwohl die Worte »Emotionen« und »Gefühle« häufig synonym verwendet werden, haben sie in der Fachsprache eine jeweils unterschiedliche Bedeutung. Emotionen sind unsere unbewussten Reaktionen auf unsere körperlichen Empfindungen, während Gefühle unsere bewusste Erfahrung sind, die sich mit diesen Empfindungen verknüpfen.

Die meisten Menschen nehmen an, dass unsere Emotionen aus unseren Gedanken entstehen und dass sie definieren, wer wir in jedem Moment unseres Lebens sind: Ich denke diese Emotion und diese Emotion macht mich zu *mir*. Wenn ich traurige oder depressive Gedanken denke, bin ich ein trauriger oder depressiver Mensch. Oder wenn ich wütende, ängstliche oder sorgenvolle Gedanken hege, dann bin ich ein wütender, ängstlicher oder besorgter Mensch.

Andere sind der Ansicht, dass das, was in unserer unmittelbaren äußeren Umgebung passiert, unsere Emotionen verursacht: *Diese Situation lässt mich x, y oder z werden.* Oder dass ein anderer Mensch diese Emotionen verursacht: *Was du tust, macht mich x, y oder z.* Wenn wir merken, dass diese Annahmen falsch sind, stärkt schon allein das unsere Handlungsfähigkeit. Emotionen sind keine Fakten, ja noch nicht einmal exakte Repräsentationen dessen, was uns widerfährt. Tatsächlich sind sie meist noch nicht mal Reaktionen auf das, was gerade passiert.[18]

Wenn du dich jetzt fragst, wie es sein kann, dass deine Emotionen nicht das Produkt des gegenwärtigen Augenblicks sind, dann stehst du mit dieser Frage nicht allein da. Die Psychologie glaubte jahrzehntelang, dass unsere Emotionen unmittelbare Reaktionen auf das sind, was wir gesehen, gehört oder anderweitig erlebt haben. Doch diese Vorstellung wurde in den letzten Jahren von Neurowissenschaftlern widerlegt. Federführend ist hier Lisa Feldman-Barrett, Professorin für Psychologie an der Northeastern University. Sie hat die »Theorie der konstruierten Emotion« aufgestellt. Ihr zufolge beginnen Emotionen im Körper als physische Empfindungen, die unser Unbewusstes aufnimmt, um vorherzusagen, wie wir uns fühlen werden. Dabei stützt es sich darauf, wie wir uns in der Vergangenheit gefühlt haben, wenn unsere Sinne uns die gleichen Informationen geliefert haben.

Wenn unser Herz rast, unser Atem fliegt und das Blut durch unsere Adern rauscht, dann kann das Gehirn diesen Zustand als Angst oder freudige Erregung deuten, je nachdem, was wir in diesem Zustand früher erlebt haben. Wenn wir eine Rede vor großem Publikum halten sollen und damit früher schlechte Erfahrungen gemacht haben, wird das Gehirn diese Regungen als Angst deuten. Haben wir als Rednerin hingegen gute Erfahrungen gemacht, interpretiert das Gehirn exakt die gleichen Empfindungen als angenehme Erregung. Unsere Emotionen sind letztlich nur mentale Konzepte, die auf körperlichen Empfindungen und Erfahrungen der Vergangenheit beruhen. Oder, wie Lisa Feldman-Barrett es ausdrückt: Unsere Emotionen sind »Konstruktionen der Welt, nicht Reaktionen darauf.«[19]

Die Tatsache, dass unsere Emotionen Konstruktionen sind, die durch das Zusammenspiel von Körper und Gehirn entstehen, und keine fest verschalteten Reaktionen auf unsere Wirklichkeit und unsere Beziehungen, heißt für uns auch: Wir sind nicht die Gefangenen unserer Gefühle. Die »Theorie der konstruierten Emotion« gibt uns die Möglichkeit, unsere Emotionen als Eigenschöpfung und nicht als »die Realität« zu sehen. Was wiederum heißt: Wir können verändern, wie wir uns fühlen, wenn wir die entsprechenden körperlichen Empfindungen ändern.

Die Fähigkeit, unsere inneren Empfindungen wahrzunehmen, nennt man in der Psychologie *Interozeption*. Interozeption findet ständig und meist unbewusst statt. Unser Unbewusstes scannt ohnehin alle sensorischen Erfahrungen unseres Körpers, um zu sehen, ob eventuell Gefahr droht. Wir können unsere Fähigkeit der Interozeption verbessern, indem wir uns im körperlichen Gewahrsein üben. Die Empfindungen unseres Körper bewusst zu wahrzunehmen, ermöglicht uns, alles über unsere Emotionen herauszufinden.

Durch Übungen in Körpergewahrsein können wir auf unsere Körperempfindungen einwirken und dadurch unsere Gefühle bewusst verändern. So können wir uns beruhigen, wenn wir Stress erfahren. Körpergewahrsein zu praktizieren ist lebensverändernd, weil es uns ermöglicht, bewusst zu entscheiden, wie wir uns fühlen und in unseren Beziehungen auftreten wollen.

Mein Weg zu körperlichem Gewahrsein

Ich habe Jahre gebraucht, bevor ich mich in meinem Körper sicher genug fühlte, um sowohl seine Bedürfnisse als auch die Emotionen zu erkennen, die er abgespeichert hatte. Ich lebte lieber in der Sicherheit meines mentalen Raumschiffs und steigerte mich in meine Gedanken hinein, statt die physische Präsenz meines Körpers zu erfahren. Der Botschaften, die mir mein Körper täglich sendete, war ich mir weder bewusst noch konnte ich sie hören. Das verhinderte, dass ich meine physischen Bedürfnisse erkannte und erfüllte. Mit dem Ergebnis, dass ich stets meinen automatischen Reaktionen folgte und meine Emotionen nicht regulieren konnte. Und so fand ich mich regelmäßig in Zyklen von ebenso unerklärlichen wie dauerhaften Erregungszuständen wieder.

Bei den meisten Menschen beginnt der Prozess des Abschaltens in der frühen Kindheit. Bei mir setzte er wohl schon im Mutterleib ein, als ich die physiologischen Stressparameter meiner Mutter und ihres dysregulierten Nervensystems zu spüren bekam. Wenn deine Mutter sich in ihrem Körper nicht sicher fühlte, hast du dich darin wahrscheinlich auch nicht gut aufgehoben gefühlt.

Als meine Mutter entdeckte, dass sie mit mir schwanger war, war sie zweiundvierzig. Das war fünfzehn Jahre nach der Geburt meiner Schwester. Damals war sie in einer anderen Lebensphase. Sie hatte kein Kind geplant oder erwartet und angesichts ihrer ständigen gesundheitlichen Ängste dachte sie erst einmal an Magenkrebs, als die morgendliche Übelkeit einsetzte. Als der Arzt ihr sagte, dass sie schwanger war, nahm sie die Diagnose voller Angst auf. Die Vorstellung, ein drittes Kind zu haben, um das sie sich würde kümmern müssen, begeisterte sie vermutlich nicht gerade.

Während ich mich im Leib meiner Mutter entwickelte, nahm ich ihren Stress und ihre Besorgnis wohl in mich auf. Für sie war das ohnehin der Normalzustand, der durch ihre späte Schwangerschaft nur noch einmal verschärft wurde. Da sie Angst hatte und keinen Zugang zu sich selbst fand, war sie weiter außerstande, ihre Emotionen und den Cortisolspiegel ihres Körpers zu regulieren. Mit dem Resultat, dass ich das in ihrem Körper ebenfalls nicht konnte. Im Mutterleib war mein Körper so gestresst, dass ich mit einem Daumenlutschermal zur Welt kam. In der Rückschau habe ich Mitgefühl mit diesem Baby, das – wie ich glaube – noch vor der Geburt versuchte, sich selbst zu trösten. Da ich damals unfähig war, die überschießenden Reaktionen meines Nervensystems zu beruhigen, kam ich vermutlich schon dysreguliert zur Welt, mit dem Gefühl, in meinem Körper nicht sicher zu sein. Die Forschung bestätigt meine persönliche Erfahrung: Ein hoher Cortisolspiegel bei schwangeren Frauen führt beim Baby zu einer deutlich vergrößerten Amygdala, also zu angstbetontem Verhalten und einer dysregulierten Stressreaktion.[20]

Während ich langsam größer wurde, nahm ich weiter die unausgesprochene Botschaft meiner Familie in mich auf, dass es wenig oder keinen Raum gab, um meine andersgearteten Bedürfnisse auszudrücken. Also ließ ich es sein. Wie viele Menschen, deren Eltern zur älteren Generation gehörten oder gehören, erlebte ich zu Hause eine Wirtschaftskrisenmentalität: Solange genug Essen auf dem Tisch war und ich ein Dach über dem Kopf hatte, hatte ich ja wohl alles, was ich brauchte.

Wir waren Italo-Amerikaner, und so lebte man mir ritualisierte Essgewohnheiten vor: Meine Mutter machte das Essen zu einem Zeichen ihrer Liebe und Fürsorge. Zur »Abendessenszeit« (in meiner Familie um 17.30 Uhr, gleich nachdem mein Vater von der Arbeit kam) versammelten wir uns um den Esstisch. Dass ich an diesen Familienspeisungen teilnahm, war Pflicht oder zumindest eine klare Erwartung an mich, ganz egal, was in mir vorging. Das galt vor allem für den Sonntag, wenn die Familie meines Bruders und meine beiden Onkel zum Essen kamen. Wir verzehrten einen riesigen Topf italienischer Pasta mit Sauce (oder »gravy«, wie ich damals sagte). Da meine Mutter in ihrer Beziehung zu uns zutiefst unsicher war, zeigte sie uns ihre Liebe durchs Essen. Sie beobachtete uns ständig und wartete darauf, dass wir lobten, wie köstlich alles war. Wenn wir die Teller vollkommen leerten, war dies die erhoffte Bestätigung und ein Zeichen, dass wir ihre Liebe erwiderten. Da ich ihr gefallen wollte, aß ich auf und nahm noch einen Nachschlag, wenn meine Mutter mich drängte, »mehr zu essen«, damit »du später keinen Hunger bekommst«.

Essen gehörte bei uns zu den Dingen, die die Verbindung der Familie aufrechterhielten. Während der gemeinsamen Mahlzeiten lernte ich, dass es wichtig war, auf die Erwartungen und Gefühle anderer Menschen einzugehen, auch wenn mein Körper mir etwas anderes sagte. Ich aß, was auf den Teller kam, egal zu welcher Uhrzeit und gleichgültig, ob ich Hunger hatte oder das Essen mochte, nur um niemanden vor den Kopf zu stoßen. Wenn meine Mutter meinte, ich solle mir eine zweite Portion nehmen, dann tat ich das, weil ich sie nicht enttäuschen wollte. Als Erwachsene behielt ich diese Angewohnheit bei. Ich aß, weil Essenszeit war. Was ich aß, machte ich abhängig vom Terminplan, den Bedürfnissen oder Vorschlägen der Menschen in meinem Umfeld.

Auch andere körperliche Bedürfnisse lernte ich als Kind zu ignorieren, zum Beispiel gesunde Schlafgewohnheiten und regelmäßige körperliche Bewegung. Das lag einfach daran, dass sich bei mir zu Hause niemand um solche Dinge kümmerte. Ich musste nicht zu einer bestimmten Zeit ins Bett und blieb regelmäßig lange auf, um mit meiner Familie fernzusehen. Außer dem Mannschaftssport, den ich betrieb (und auch das nur, weil ich in den Augen meiner Familie erfolgreich erscheinen wollte), bewegte ich mich so gut wie gar nicht. Mein Vater war zwar aktiv, meine Mutter aber lag die meiste Zeit mit Schmerzen auf dem Sofa oder im Bett.

Außer den regelmäßigen kritischen Kommentaren über Kleidergröße und Gesundheit sprach niemand in meiner Familie je über seinen Körper oder zeigte ihn gar. Nicht ein einziges Mal habe ich jemanden bei uns zuhause nackt gesehen. Ich ging davon aus, dass man das einfach nicht tut. Vermutlich ist das einer der Gründe, warum ich mich auch heute noch unwohl fühle, nackte Haut zu zeigen. Meine Mutter und ich sprachen nie über die Pubertät oder den weiblichen Zyklus. Ich erzählte es ihr auch nicht, als ich meine Regelblutung bekam. In diesem Alter schämte ich mich schon so sehr für all die Aspekte meines sich entwickelnden Körpers, dass ich mir gar nicht vorstellen konnte, diese Verletzlichkeitserfahrung mit irgendjemandem zu teilen. Diese tief sitzende Scham führte dazu, dass ich eine sehr kritische, wenig mitfühlende Einstellung zu meinem Körper entwickelte und meine grundlegenden Bedürfnisse grundsätzlich übersah. Sofern ich überhaupt etwas für meinen Körper tat, geschah das meist eilig oder beiläufig.

Dieses Getrenntsein von meinem Körper führte letztlich dazu, dass ich mich auch von meinen Emotionen abspaltete. Ich schlief nicht genug, bewegte mich auf keine gesunde Weise und aß Dinge, die in meinem Körper niederschwellige Entzündungen auslösten. Diese Gewohnheiten erschwerten es mir noch mehr, meine überschießenden Emotionen zu regulieren. Und das färbte meine Wahrnehmung der Welt.

Mit der Zeit wurde ich so richtig »cool«, ja fast schon apathisch – meine Familie nannte mich die »Mich bringt nichts aus der Ruhe«-Nicole –, doch alles nur, um die schmerzliche Wirklichkeit meines Innenlebens zu verbergen, all die tief sitzenden Gefühle des Verlassenseins, der Einsamkeit und der Scham. Ohne die Sicherheit, ich selbst sein zu können, diente diese coole Fassade mir als Schutz gegen die immer heftiger werdenden Gefühle der Wertlosigkeit. Wenn ich meine Verletzlichkeit nicht zeigte, lief ich auch nicht Gefahr, sie zu spüren oder gar abgelehnt zu werden.

Um diesen Schutzschild aufrechtzuerhalten, konzentrierte ich mich fast besessen auf mein Äußeres. Ich kontrollierte permanent meinen Körper und versuchte, die verschiedenen Narben zu verstecken, die ich im Laufe der Zeit davongetragen hatte. Ein ständiges Ritual war, meine Kleidung und Schuhe von sämtlichen Flecken zu befreien, damit sie stets wie neu aussahen. Diese Besessenheit übertrug sich bald auch auf meine Umgebung: Ich arrangierte die Sachen in meinem Zimmer ständig neu, um so die Dauerspannung abzubauen, unter der mein Körper stand. Alle diese Verhaltensweisen schienen für meine Familie einfach ein Teil meiner »unkonventionellen« Art zu sein, wie sie das nannten. In Wirklichkeit handelte es sich bei diesen Verhaltensweisen um Bewältigungsstrategien, mit denen ich versuchte, mein Nervensystem zu regulieren und meine heftigen Emotionen in den Griff zu bekommen.

Irgendwann wurde mir dann klar, wie fern mir mein Körper war, wie wenig ich über den Stress wusste, den mein physisches Selbst mit sich herumtrug. Gut, es dauerte ein paar Jahrzehnte, bis ich merkte, dass mein Körper gestresst war. Meine Muskeln waren angespannt, vor allem im Rücken, im Nacken und im Kieferbereich. Mein Körper kam mir nie vor wie ein wirklich sicherer Ort, an dem mich hätte entspannen können. Wie ich in meinem ersten Buch *Heile. Dich. Selbst.* bereits erzählt habe, fiel ich innerhalb weniger Monate gleich zweimal in Ohnmacht, einmal bei einer Jugendfreundin zu Hause und einmal, nachdem ich in den Ferien für längere Zeit auf Familienbesuch gewesen war.

Mein Körper litt unter meinem dysregulierten Nervensystem, meinen heftigen Emotionen und meinen Kindheitstraumata. Er machte einfach dicht. Obwohl ich dachte, meinem Körper etwas Gutes zu tun, als ich mit Mitte Zwanzig, nachdem ich von der industriellen Tierhaltung erfahren hatte, beschloss, mich künftig vegan zu ernähren, verstand ich es immer noch nicht, auf meinen Körper zu hören und seine Bedürfnisse zu erfüllen. Wie die meisten Menschen lebte ich auf Autopilot, aß, was immer vor mir stand, und zwar dann, wenn andere Menschen auch aßen. Ich bewegte mich kaum, achtete nicht auf gesunden Schlaf und gönnte meinem Körper nie wirklich Ruhe – alles Gewohnheiten, die ich in der Kindheit erlernt hatte.

Dinge zu erledigen, ohne ihnen Aufmerksamkeit zu widmen, kann uns natürlich helfen, mit komplexen Herausforderungen umzugehen, die unseren Alltag prägen. Dann müssen wir uns nicht entscheiden, was wir essen, welchen Weg wir zur Arbeit nehmen wollen oder auf die sich verändernde soziale Etikette achten. Aber die gewohnheitsmäßige Tendenz, den Alltag anzugehen, ohne das Bewusstsein einzuschalten, kann dazu führen, dass wir essen, ohne unsere Nahrung wirklich zu schmecken, dass wir unsere Muskeln überbeanspruchen, wenn sie eigentlich Ruhe bräuchten, und dass wir mit anderen Menschen zusammen sind, ohne tatsächlich eine Verbindung zu ihnen herzustellen.

Da mein Körper ohnehin überfordert war von den Jahrzehnten unerfüllter körperlicher Bedürfnisse und nicht ausgedrückter Emotionen, fühlte ich mich in ihm nicht so wohl, dass ich es genossen hätte, mich längere Zeit bewusst mit ihm zu beschäftigen und meine sensorischen Erfahrungen zu verstehen. Ich hatte keine Ahnung, wie schnell mein Herz schlug, wie tief oder ruhig ich meine Lungen mit Luft füllen konnte, wie sich meine Muskeln anfühlten oder wie leicht oder schwer meine Energie floss. Diese Empfindungen erschufen in jeder Minute jedes einzelnen Tages meine emotionale Landschaft, aber ich achtete einfach nicht darauf. Und ich wusste auch nicht, wie ich das hätte anfangen sollen oder warum.

Während meiner dunklen Nacht der Seele lernte ich viel über den menschlichen Körper. Ich entdeckte, dass unsere Emotionen in uns leben – in den Zellen unserer Muskeln, Faszien und Organe. Deine Probleme sind tatsächlich in dein Körpergewebe eingeschrieben. Unsere Emotionen werden aktiviert, wenn der Körper eine biologische (hormonelle, neuronale oder zelluläre) Reaktion auf ein Trauma zeigt. Davon gleichermaßen schockiert wie inspiriert fing ich an, meinem Körper mehr Zeit zu widmen. Dazu nutzte ich das »Tagebuch für mein künftiges Selbst« (TKS), das mir half, diesen Vorsatz regelmäßig auszuführen. (Auf meiner Webseite www.theholisticpsychologist.com kannst du dir eine Vorlage in englischer Sprache herunterladen.)

Anfangs fiel es mir schwer zu spüren, was in meinem Körper passierte, weil ich ja schon so lange von ihm getrennt lebte. Die meisten Empfindungen fühlten sich unangenehm an. Meine Herzfrequenz änderte sich häufig, meine Atmung war flach und beengt, und meine Kiefer schienen permanent verspannt zu sein. Gleichzeitig wusste ich, dass diese Empfindungen mir etwas sagten: dass ich nämlich in einem beständigen Zustand von Angst und Stress lebte. Die Dysregulation meines Nervensystems führte dazu, dass ich mitunter vollkommen dichtmachte. (Was die Ohnmachten erklärte, die eine Steigerung der Erstarrungsreaktion sind.) Mir wurde auch klar, warum ich mich an so viele Augenblicke aus meiner Vergangenheit nicht mehr erinnern konnte, womit andere Menschen keinerlei Schwierigkeiten hatten. Im Grunde lebte ich in einem Zustand betäubter Überforderung.

Als ich erfuhr, welche Funktion unsere Emotionen und unser Nervensystem entwicklungsgeschichtlich gehabt haben, verstand ich plötzlich, warum ich nie fähig war, mich in meinem Körper komplett zu entspannen oder darin Frieden zu finden. Es erklärte auch, warum eine »perfekte« Erscheinung oder eine »vollkommene« Umgebung mich immer nur kurzfristig beruhigten. Und warum der Alkohol oder die anderen Substanzen, die ich schon in jungen Jahren zu mir nahm, den tief verwurzelten Schmerz in mir nie wirklich abstellen konnten.

Diese Feststellung war zwar alarmierend, aber sie schenkte mir zugleich auch unglaublich viel Kraft. Und so begab ich mich auf den Weg, körperliches Gewahrsein zu entwickeln. Mein TKS half mir, täglich zu überprüfen, wie es meinem Körper ging, und das mehrfach am Tag. Zu dem Zweck richtete ich mir auf dem Handy einen Wecker ein, der mich alle paar Stunden an den Körpergewahrseins-Check (siehe Seite 95) erinnerte.

Diese Übung hat mir gezeigt, wie oft ich von anderen erwartete, dass sie meine physischen Bedürfnisse erfüllten und wie ich immer noch auf meine Mutter vertraute, was gesundheitliche Ratschläge anging. Und das obwohl ich wusste, dass ich mir selbst helfen konnte. Ich erkannte, dass das Reden über gesundheitlichen Stress und Sorgen mein Versuch war, einen emotionalen Kontakt zu meiner Mutter oder anderen Menschen herzustellen. Ich merkte, wie ich regelmäßig meine »Verpflichtungen« und »Leistungen« an erste Stelle setzte. Morgens kam als Erstes meine To-do-Liste dran. Ich hätte mir ja auch einen Augenblick Zeit nehmen können, um in meinen Körper hineinzuspüren und ihm zu geben, was er brauchte. Mir wurde klar, wie oft ich das Gefühl hatte, mir einen Moment der Ruhe und Entspannung »verdienen« zu müssen, indem ich zuerst eine Pflicht erledigte, zum Beispiel eine berufliche E-Mail schrieb. Immer drängte ich mich, mit etwas »fertig« zu werden, und die Liste meiner Projekte war endlos.

Allmählich sah ich all die Formen der Dysregulation, die ich als Kind erworben hatte und die mich jetzt als Erwachsene begleiteten. Es war ein bisschen wie der berühmte Titel von Jon Kabat-Zinns Buch: *Wherever you go, there you are*. (Dt. Wo immer du hingehst, da bist du.)

Und je mehr ich mich nach innen wandte, um Zeit mit meinem Körper zu verbringen, statt in den Endlosschleifen meiner Gedanken herumzuvoltigieren, desto besser konnte ich meine körperlichen Empfindungen spüren und erkennen, wann mein Nervensystem aktiviert war. Und wenn ich merkte, dass irgendwo tief in mir drin etwas vorging, schaute ich neugierig hin, was meine Reaktionen auslöste.

Mit der Zeit merkte ich, ob ich tatsächlich hungrig war oder stattdessen Bewegung brauchte oder Ruhe. Bald fühlte ich mich viel geerdeter und war im Allgemeinen weniger reizbar. Ich begann, meine jahrelang verspannten Muskeln durch Stretching zu lockern und ernährte mich gesünder. Zum ersten Mal in meinem Leben entwickelte ich regelmäßige Schlafgewohnheiten, ging früher zu Bett und wachte früher auf, wodurch mein Tag-Nacht-Rhythmus sich der Sonne anpasste. Ich bewegte mich viel und dehnte täglich meine Muskulatur. Und wenn mein Körper Ruhe brauchte, bekam er sie.

Da ich immer besseren Kontakt zu meinem Körper bekam, konnte ich mir selbst Sicherheit schenken, wann immer mein Nervensystem überschießend reagierte. Wenn ich merkte, dass ich zumachte oder in den Erstarrungsmodus verfiel, übte ich die Wim-Hof-Methode: Diese Atemübung aktiviert unser sympathisches Nervensystem und holt uns aus der Erstarrung, in der das parasympathische System dominant ist. Wenn ich merkte, dass ich in den Kampf-oder-Fluchtmodus ging, atmete ich mehrere Male tief in den Bauch hinein und langsam wieder aus, um mich zu beruhigen. Wir werden uns diese Technik auf Seite 214 genauer ansehen.

Heute nutze ich diese Atemübung und andere Techniken für Körper und Geist, um mein Nervensystem zu regulieren und meine Emotionen herunterzukühlen. Da ich gerade in Beziehungen häufig überreagiere, versuche ich, mich im Körpergewahrsein zu üben, wenn ich mit anderen Menschen zusammen bin und zu spüren, wenn sich eine instinktive Reaktion anbahnt. So verstehe ich meine Emotionen besser und kann sinnvoller mit ihnen umgehen. Wenn ich von meiner Partnerin nicht so schnell eine Antwort bekomme, wie ich es gerne hätte, und anfange, mich zu fragen, ob wir tatsächlich eine sichere Bindung haben, lege ich eine Körpergewahrseins-Pause ein. Ich lasse mich in meinen Körper sinken und spüre nach: Ist mein Herzschlag beschleunigt, mein Gesicht gerötet und meine Energie gärt nur so, dann weiß ich, dass mein Nervensystem eine Stressreaktion ausgelöst hat. Diese Gefühle sind zwar real, aber mittlerweile ist mir klar, dass ich möglicherweise auf alte Verletzungen reagiere statt auf das, was im Moment passiert. Vor diesem Hintergrund kann ich dann meine Situation anders sehen. Vermutlich liebt meine Partnerin mich noch, braucht aber ein wenig Raum für sich selbst oder macht gerade eine belastende Erfahrung durch. In solchen Momenten kann ich meinen Körper beruhigen, sodass ich eben keine bissige SMS schicke oder sonst etwas tue, was ich später vielleicht bereue. Ich kann spazieren gehen, die tiefe Bauchatmung üben oder draußen in der Natur meine Fußsohlen fest im Gras verwurzeln – lauter Dinge, die meinen Körper in die sichere Zone zurückbringen. Wenn meine Herzfrequenz sinkt und meine Energie sich beruhigt, kann ich die Situation ruhiger und objektiver einschätzen.

Offen gesagt habe ich immer noch Schwierigkeiten, das Körpergewahrsein aufrechtzuerhalten. Statt meine sensorischen körperlichen Erfahrungen zu spüren und mit ihnen zu leben, ignoriere ich meinen Körper manchmal vollkommen. Ich laufe vor ihm davon, indem ich mich zur Ablenkung in meine Gedankenschleifen flüchte, mich mit endlosen To-do-Listen beschäftige oder mich selbst betäube, indem ich stundenlang geistlose Fernsehserien gucke. In diesen Augenblicken begegne ich mir selbst mit Mitgefühl, weil ich mittlerweile weiß, dass diese Verhaltensweisen für mich als Kind das einzige Mittel waren, meine überwältigenden Emotionen zu beruhigen. Auch heute gebe ich mir noch oft die Erlaubnis, mich ein paar Stunden lang mit meinen Lieblingsserien abzulenken. Ich weiß, dass diese Zeit meinem Nervensystem jene Ruhe gibt, die es nötig hat, um wieder in Balance zu kommen und sich aufzuladen, vor allem wenn ich wirklich sehr gestresst oder überfordert bin.

Glücklicherweise habe ich meinem Körper lange genug ausreichend Aufmerksamkeit gewidmet, um zu wissen: Wann immer ich auf ihn höre, kann ich meine Bedürfnisse besser erfüllen und mein Nervensystem herunterfahren, ganz egal, was rund um mich oder in meinen Beziehungen passiert. Wenn ich ruhig und geerdet bin und den Kontakt zu mir selbst halten kann, dann fühle ich mich auch ruhig, geerdet und verbunden, wenn ich mit anderen Menschen zusammen bin. Und nur in diesen Augenblicken fühle ich mich sicher genug, um ganz *ich* selbst zu sein. Das wiederum gibt mir die Möglichkeit, mich wahrhaft auf *dich* einzulassen.

Wie du dich im Körpergewahrsein übst

Der erste Schritt hin zu einer authentischen Beziehung mit einer anderen Person ist, dass wir lernen, in unserem Körper präsent zu sein – indem wir uns im Körpergewahrsein üben. Wenn wir regelmäßig unsere Aufmerksamkeit darauf lenken, wie wir in unserem Körper *sind*, können wir bewusste Entscheidungen treffen, um seine emotionalen Zustände zu regulieren. So kultivieren wir emotionale Resilienz. Diese wiederum ermöglicht es uns, ein Gefühl zu verspüren, ohne gleich reagieren zu müssen oder uns auf eine Weise zu verhalten, die unseren Beziehungen nicht dienlich ist. Verfügen wir über emotionale Resilienz, können wir mit Stress oder anderen belastenden Emotionen umgehen. Und wir können flexibel auf die jeweils wechselnden Umstände reagieren, statt in unseren konditionierten Reaktionsmustern festzustecken.

Da viele Menschen über sehr lange Zeit keinen Kontakt zu ihrem Körper haben, kann es sich anfangs schwierig und unangenehm anfühlen, uns der ganzen Bandbreite körperlicher Empfindungen zu stellen. Vielleicht können wir nicht mal auseinanderhalten, ob unser Herz schnell oder langsam schlägt, ob unsere Energie offen und leicht ist oder verdichtet und schwer. Die täglichen Körpergewahrseinspausen, die wir in Kapitel 2 kennengelernt haben, helfen dir, deinen körperlichen Empfindungen auf die Spur zu kommen.

Mit Körpergewahrsein zu deinen Emotionen

Wie wir in Kapitel 3 gesehen haben, können wir alle lernen zu erkennen, wenn wir in einer Stressreaktion sind und wenn ja, welche es ist. Merken wir, dass wir im Erstarrungs- oder Totstellmodus festhängen und uns abkoppeln von dem, was um uns herum gerade passiert, dann können wir alle Glieder kräftig durchschütteln oder unseren Körper auf andere Weise bewegen, um wieder in den gegenwärtigen Augenblick zurückzufinden. Spüren wir hingegen, dass wir überreizt sind und in den Kampf- oder Fluchtmodus verfallen, können wir langsam und tief atmen, um uns zu beruhigen. Sobald unser Körper das Gefühl der Sicherheit zurückgewinnt, sind wir auch wieder offen für die Beziehung zu anderen Menschen.

Wir können lernen, wie die verschiedenen emotionalen Zustände sich körperlich anfühlen, sodass wir mithilfe unserer körperlichen Empfindungen auf unsere emotionale Erfahrung einwirken können. Vergiss nicht: Jeder Mensch erlebt Emotionen ein klein wenig anders. Was bei dem einen ein Signal für Furcht ist, zeigt bei der anderen freudige Erregung an. Die sechs grundlegenden Emotionen aber – Wut, Trauer, Angst, Freude/Glück, Abscheu und Überraschung – erfahren die meisten Menschen auf ähnliche Weise. Die Tabelle unten kann dir helfen, mithilfe deiner körperlichen Empfindungen herauszufinden, welche Emotionen du hast und was dir diese Empfindungen sonst noch sagen.

EMOTION	EMPFINDUNGEN	SIGNALISIERT
Wut	Muskelspannung Gerötetes Gesicht Zusammengebissene Zähne Pochende Schläfen Geballte Fäuste Erhöhte Lautstärke/Tonhöhe der Stimme	Grenzverletzung oder unerfülltes Bedürfnis
Trauer	Schweregefühl Mattigkeit Nach vorn hängende Schultern Schwierigkeiten zu lächeln Kloß im Hals Schmerz in der Brust oder im Magen Monotone oder weinerliche Stimme	Verlust
Angst	Beschleunigte Herzfrequenz Unsicher auf den Beinen Kloß oder Kribbeln im Magen Schnelle Atemfrequenz/Kurzatmigkeit Schwitzen (Hände, Achseln) Schnelles Sprechen, trockener Mund	Bedrohte Sicherheit
Freude/Glück	Leichte, offene Energie Wärme im ganzen Körper Lächeln oder Lachen Fröhlicher Tonfall	Interesse, Vergnügen oder Wohlbefinden
Abscheu	Übelkeit oder verkrampfter Magen(möglicherweise Würgreflex) Gerümpfte oder zugehaltene Nase Abgewandte Augen Abgewandter Körper	Abneigung gegen etwas, das man (körperlich, emotional oder moralisch) abstoßend findet
Überraschung	Schneller Herzschlag, mehr Energie Hohe Aufmerksamkeit Person sieht sich interessiert um Aufgerissene Augen Offener Mund (als würde man nach Luft schnappen)	Unerwartetes Ereignis oder Enttäuschung der eigenen Erwartungen

Diese Praxis hilft uns, emotionales Gewahrsein zu entwickeln, sodass wir mit einer Emotion präsent sein und sie einfach nur wahrnehmen können. Werden wir uns mithilfe des Körpergewahrseins unserer physischen Empfindungen gewahr, können wir bewusst versuchen, diese zu ändern und damit die emotionale Erfahrung unserer Umwelt.

Während du dir der unterschiedlichen sensorischen Empfindungen bewusst wirst, die du ja vielleicht schon einige Zeit hast, ist es hilfreich, dein Augenmerk auch darauf dazu richten, wie du über diese Erfahrung denkst oder sprichst. Neigst du dazu, dich mit bestimmten Emotionen oder deinem emotionalen Zustand im Allgemeinen stark zu identifizieren, indem du Dinge sagst wie: »Ich bin voller Angst, gestresst oder wütend«, dann versuch es doch mal mit folgender Formulierung: »Ein *Teil* von mir ist voller Angst, gestresst oder wütend.« Mit der Zeit wird diese Methode dir helfen, Raum zu schaffen für all die verschiedenen Emotionen, die wir so häufig gleichzeitig erleben – was wiederum der Vielschichtigkeit der emotionalen Erfahrung von uns Menschen eher gerecht wird.

Wie du dein Nervensystem regulierst und so Sicherheit erzeugst

Auch wenn wir Jahre im Zustand der Anspannung verbracht haben – was auf viele von uns zutrifft –, ist unser Nervensystem nach wie vor in der Lage, sich zu regulieren. Wenn wir für uns selbst Sicherheit schaffen, ganz egal, was um uns herum geschieht, werden wir unangenehmen Gefühlen gegenüber toleranter. Wir nehmen unsere Umwelt und die Menschen darin weniger verzerrt wahr und können ruhig und freundlich reagieren, auf eine Weise, die uns mit unseren Liebsten verbindet.

Auf den folgenden Seiten findest du die meiner Ansicht nach wirksamsten Techniken, um jenen Zustand innerer Sicherheit herbeizuführen, in dem unser Nervensystem in Balance kommt.

Einige davon – wie die bewusste Atmung und das Sich-Verankern in der Natur – sind für den Moment gedacht, weil sie uns ein Gefühl unmittelbarer Sicherheit geben. Andere wie gesunde Ernährungs- und Schlafgewohnheiten, Energiearbeit und das Ziehen von Grenzen setzen einen Wandel des Lebensstils voraus, der uns hilft, dauerhaft unsere Bedürfnisse zu erfüllen. Für manche Menschen reicht schon eine gesunde Mahlzeit am Tag, eine Nacht tiefen Schlafs oder eine einzige Stunde Energiearbeit aus, um sie zu beruhigen. Die meisten unter uns aber haben ihre körperlichen Bedürfnisse so lange ignoriert, dass wir diese Dinge zur festen Gewohnheit machen müssen, um Veränderungen zu bemerken.

Dabei ist es hilfreich wahrzunehmen, worauf sich unsere Aufmerksamkeit richtet, wenn wir die unten aufgeführten Übungen machen. Verlierst du dich in Gedanken oder Sorgen, die vielleicht um das Ereignis kreisen, das dein Nervensystem überhaupt erst aktiviert hat, wird dein Körper aus der Stressreaktion nicht herausfinden, sodass du nicht zu wirklicher Ruhe kommst. Habe Geduld mit dir und deinem Körper, während du dich den folgenden Übungen widmest. Schließlich ist die Dysregulation auch nicht über Nacht eingetreten. Es wird vermutlich länger als einen Tag dauern, dein Nervensystem wieder auszubalancieren. Außerdem musst du nicht alle hier vorgestellten Übungen auf einmal machen. Suche dir eine aus, die dich besonders anspricht, und fange damit an. Mit deinem TKS (Tagebuch für mein künftiges Selbst) kannst du dir jeden Tag bewusst vornehmen, diese eine Technik zu üben – für die nächsten Tage, Wochen oder Monate.

Bewusstes Atmen

Eines der effektivsten Instrumente, um unser Nervensystem zu regulieren, ist der Atem. Manche Atemtechniken (zum Beispiel die nach Wim Hof) eignen sich eher, um eine Erstarrungsreaktion oder einen Totstellreflex aufzulösen, andere hingegen wirken stärker auf den Kampf-oder–Flucht-Modus. Da jeder Mensch einzigartig ist, schlage ich vor, du probierst die einzelnen Techniken für dich aus, um festzustellen, was dir am besten hilft.

Tiefe Bauchatmung:
Diese Art der Atmung beruhigt den Kampf-oder–Flucht-Reflex, weil sie das Nervensystem entspannt, wenn der sympathische Zweig die Kontrolle hat. Du kannst die tiefe Bauchatmung immer dann üben, wenn du dich gestresst fühlst. Oder du flichtst sie in deine tägliche Routine ein, bevor du abends schlafen gehst oder morgens, kurz nach dem Erwachen.

1. Suche dir einen sicheren Ort, an dem du dich ungestört für mehrere Minuten entspannen kannst. Wenn du dich dafür hinsetzen oder -legen kannst: optimal. Aber du kannst die Übung auch im Stehen machen.
2. Lege eine Hand auf deine Brust, die andere unter deinen Brustkorb.
3. Atme tief durch die Nase ein und spüre, wie sich deine Bauchdecke durch den Atem hebt.
4. Atme langsam durch geschürzte Lippen aus. Fühle, wie die Luft deinen Körper verlässt und deine Bauchdecke sich wieder senkt.
5. Wiederhole das ein- oder zweimal.

6. Spüre nach, wie sich dein Körper jetzt anfühlt. Wird deine Herzfrequenz langsamer? Entspannen sich die Muskeln? Fühlst du, wie deine Energie sich beruhigt?

Die Wim-Hof-Methode:
Diese Atemtechnik lädt unser Nervensystem mit neuer Energie auf, wenn wir im Erstarrungs- oder Totstellmodus sind und dein parasympathisches Nervensystem die Kontrolle übernommen hat. Die Wim-Hof-Methode solltest du immer dann praktizieren, wenn du dich wie gelähmt oder betäubt fühlst. Wenn du diesen Zustand gut kennst, solltest du mehrmals täglich diese Übung machen.

1. Suche dir einen bequemen Platz, an dem du dich einige Minuten entspannen kannst.
2. Atme dreißigmal schnell und tief durch. Dabei atmest du durch die Nase ein und durch den Mund aus.
3. Dann atme noch einmal tief ein und danach so lange aus, bis du wieder einatmen musst.
4. Atme so tief wie möglich ein. Halte den Atem für zehn Sekunden an.
5. Wiederhole diese Übung so oft, bis dein Körper wieder voller Energie ist und dein Gewahrsein in den gegenwärtigen Moment zurückkehrt.

Wie du dich in der freien Natur erdest

Der direkte körperliche Kontakt mit der Natur wird als »Erden« oder »Sich-Verankern« bezeichnet. Er stabilisiert den Körper auf einer sehr grundlegenden Ebene, weil er nahezu alle Aspekte unserer körperlichen Funktionen ins Gleichgewicht bringt und verbessert.[21] Erden heißt, dass wir uns mit Mutter Erde co-regulieren. Wir nutzen ihre natürliche Energie, um unseren Körper zurück in die sichere Zone zu bringen. Das hat nichts mit Esoterik zu tun, sondern es ist wissenschaftlich belegt, dass die natürliche elektrische Ladung der Erde unser parasympathisches System aktiviert. Sie verbessert die Herzfrequenzvariabilität (HFV), von der es in Kapitel 8 mehr zu lesen gibt. Sie reduziert Entzündungen, verbessert den Schlaf, steigert die Energie, lindert Schmerzen, senkt das Stressniveau, fördert das allgemeine Wohlbefinden und normalisiert die Biorhythmen des Körpers, auch die HFV.[22] Allein wenn wir den Blick heben und senken, als würden wir abwechselnd auf den Horizont und dann auf unsere Füße gucken, aktiviert dies schon unser parasympathisches Nervensystem. Dies wiederum sendet beruhigende Signale an den Körper und den Geist. Es ist ausgesprochen wohltuend, täglich mindestens dreißig Minuten draußen an einem Ort zu verbringen, wo du dich körperlich ganz auf die freie Natur einlassen kannst.

Auf diese Weise kannst du die Co-Regulation mit Mutter Erde einleiten:

- Stelle oder setze dich barfuß auf ein Fleckchen Gras.
- Schwimme im Ozean, in einem Fluss oder See.
- Gehe barfuß am Strand spazieren.
- Umarme einen Baum. Du kannst dich auch einfach mit dem Rücken dagegen lehnen.
- Arbeite im Garten, mit der Erde.
- Baue einen Schneemann. Oder lass dich in den Schnee fallen und bewege Arme und Beine, sodass sich ein Schnee-Engel bildet.

Ernährung

Wenn du dich von Dingen ernährst, die dein Nervensystem mit Entzündungsstoffen fluten, wie das viele Menschen tun, wirst du Schwierigkeiten haben, dich sicher zu fühlen und deine Emotionen zu regulieren. Die Gesundheit unseres Mikrobioms, der Vielzahl von Mikroorganismen in unserem Darmtrakt, wirkt sich direkt auf die Gesundheit unseres Nervensystems aus. Das liegt an einem neurologischen Pfad, der sich Herz-Gehirn-Achse nennt. Bei den meisten Menschen ist die Darmflora in einem deutlich schlechteren Zustand, als sie sein sollte. Das führt zu einer Störung, die man Dysbiose nennt und die das Risiko für die Entwicklung von Krankheiten und der Dysregulation des Nervensystems erhöht.

Wenn die Anzahl der schlechten Bakterien im Darm die Zahl der guten übertrifft, können wir unter dem Leaky-Gut-Syndrom leiden. Dazu kommt es, wenn die Zellen, die die innere Schutzschicht des Darms bilden, schwächer werden. Dann gelangen Giftstoffe und Nahrungsteilchen in den Blutstrom und lösen im Körper Entzündungen aus, die das Nervensystem durcheinanderbringen. Das Leaky-Gut-Syndrom kann die unterschiedlichsten Ursachen haben: zu viel Stress, Gluten, Industriezucker oder Alkohol. Auch eine unausgewogene, nährstoffarme Ernährung oder ein Zuviel an verschreibungspflichtigen oder frei verkäuflichen Medikamenten kommen als Auslöser infrage.[23]

Biologisch angebaute, vollwertige Nahrungsmittel mit einer hohen Nährstoffdichte stärken den Körper, statt ihn mit Entzündungsstoffen zu überfluten. Das hilft bei Dysbiose, einem Leaky-Gut-Syndrom und einem dysreguliertem Nervensystem. Als ich anfing, vollwertigere, naturbelassene Lebensmittel zu essen, merkte ich schon nach wenigen Monaten, dass ich ruhiger wurde und mich besser im Griff hatte. Unsere Ernährungsgewohnheiten zu ändern ist nichts, was sich mal eben so machen lässt. Daher solltest du nur solche Umstellungen vornehmen, die du nicht nur für einige Tage oder Wochen, sondern durchaus über einen längeren Zeitraum durchhalten kannst. Wenn es darum geht, was du essen kannst oder nicht, hilft kein Alles-oder-nichts-Ansatz. Fahre einfach den Konsum bestimmter Lebensmittel zurück, während du mehr von anderen zu dir nimmst.

Nahrungsmittel für eine bessere Regulierung des Nervensystems

- **Vollwertige Nahrung:** Wenn du naturbelassene oder nur minimal verarbeitete vollwertige Lebensmittel zu dir nimmst, begrenzt du damit den Konsum von Stoffen, die niederschwellige Entzündungen im Körper anheizen. Leider sind diese Lebensmittel meist teurer oder schwerer zu bekommen als hochverarbeitete Produkte. Günstige Bioware erhält man in Gemeinschaftsgärten, Einkaufsgenossenschaften, Hofläden oder auf Bauernmärkten. Ökokisten werden mittlerweile landesweit angeboten.
- **Nahrungsmittel, die viel Vitamin B enthalten:** B-Vitamine – vor allem B_{12} und Folsäure – sind für das Nervensystem von entscheidender Bedeutung. Sie können auch bei Problemen wie Angststörungen oder Depressionen helfen.[24] Die meisten Menschen nehmen nicht ausreichend B-Vitamine zu sich, vor allem B_{12}, das sich nur in tierischen Produkten wie Fleisch, Milchprodukten und Eiern findet. Als ich nach Jahren, in denen ich mich anders ernährt hatte, anfing, mehr vollwertige oder tierische Pro-

dukte aus Weidehaltung zu essen, habe ich sehr schnell einen Stimmungsumschwung bemerkt. Natürlich kannst du auch Nahrungsergänzungsmittel zu dir nehmen: Methyliertes B_{12} (Methylcobalamin) und Folat kann auch von Menschen aufgenommen werden, die eine Variante des MTHFR-Gens besitzen, die dafür sorgt, dass sie B_{12} und/oder Folsäure nicht aufnehmen können. Sprich bitte mit deiner Hausärztin, bevor du neue Nahrungsergänzungsmittel zu dir nimmst.

- **Nahrungsmittel, die viele marine Omega-3-Fettsäuren enthalten:** Eicosapentaensäure (EPA) und Docosahexaensäure (DHA) sind zwei Omega-3-Fettsäuren, die sich vor allem in fettem Fisch und Meeresfrüchten finden. Sie sind wichtig für eine Reihe von physiologischen Funktionen, unter anderem für das Nervensystem und unsere kognitive Gesundheit. Außerdem beugen sie Stimmungsschwankungen vor. Obwohl Omega-3-Fettsäuren auch pflanzlich vorkommen (Leinsamen, Walnüsse und Chiasamen), sind die marinen Formen für das Nervensystem am nutzbringendsten. Diese sind beispielsweise in Lachs, Sardinen, Makrelen, Lebertran, Forellen, Muscheln, Austern und Thunfisch enthalten.
- **Nahrungsmittel, die viel Vitamin D enthalten:** Vitamin D unterstützt unser Nervensystem, verbessert unsere Stimmung und verstetigt unseren Tag-Nacht-Rhythmus, sodass wir tagsüber fit sind und abends gut schlafen können. Doch selbst wenn wir täglich viel Zeit in der Sonne verbringen (was unserem Körper hilft, Vitamin D selbst zu bilden), bekommen wir selten genug davon. Wenn du nördlich des 37. Breitengrades lebst, kannst du nicht einmal im Sommer genügend Vitamin D bilden.[25] Das gilt für

den Großteil der USA und in Europa für alle Länder nördlich der Alpen. Daher müssen wir Nahrungsmittel zu uns nehmen, die viel Vitamin D enthalten. Dazu gehören beispielsweise fetter Fisch, Eigelb, Käse und Pilze. Natürlich kannst du auch Vitamin D als Nahrungsergänzungsmittel zu dir nehmen. Wegen der Dosierung solltest du unbedingt mit deinem Arzt sprechen.
- **Pflanzliche Lebensmittel mit einem hohen Gehalt an Antioxidantien:** Obst, Gemüse, Hülsenfrüchte, Nüsse und andere pflanzliche Lebensmittel, die viele Antioxidantien enthalten, liefern uns Energie und schützen laut der Wissenschaft unser Nervensystem.[26]

Wovon du weniger essen solltest

Hinweis: Wenn du unter einer Essstörung leidest oder gelitten hast, solltest du bei der Nahrungsaufnahme keine Einschränkungen vornehmen. Am besten überspringst du den nächsten Abschnitt.

- **Zucker:** Zucker gehört zu den Nahrungsmitteln, die Entzündungen sehr stark, wenn nicht sogar am *stärksten* anheizen. Zu viel Glukose im Blut belastet unsere Zellen, trägt zur Dysregulation des Nervensystems bei und stört unser Mikrobiom. Je mehr du deinen Zuckerkonsum reduzierst, umso weniger wirst du Heißhunger darauf haben. In hochverarbeiteten Lebensmitteln und Fertiggerichten ist der Zuckergehalt meist hoch. Wenn du also naturbelassene, vollwertige Nahrung zu dir nimmst, reduzierst du deinen Zuckerkonsum automatisch, ohne dass du jedes Mal das Etikett studieren musst.

- **Gluten:** Obwohl es aktuell keine klinischen Studien gibt, die Gluten mit Entzündungen im Körper in Verbindung bringen, wenn du nicht unter Zöliakie leidest (eine Reaktion des Immunsystems auf Gluten, die aber nur circa 1 Prozent der Bevölkerung betrifft), macht das Protein, das sich in Weizen und anderen Getreidearten findet, im Körper Ärger. Es kann dafür sorgen, dass ungesunde Bakterien im Darm überhandnehmen und die Dichte der inneren Schutzschicht im Darm verringern, wodurch unsere Darm-Gehirn-Achse in ihrer Funktion beeinträchtigt wird.[27]
- **Hochverarbeitete Lebensmittel:** Diese verursachen Entzündungen. Wenn du solche Lebensmittel weitgehend weglässt, ist dies der einfachste Weg, dein Nervensystem besser zu regulieren und deine Stressresilienz zu erhöhen.
- **Alkohol:** Selbst wenn du Alkohol nicht exzessiv konsumierst, kann ein regelmäßiger Konsum von zum Beispiel einem Glas Wein am Abend oder eine feuchtfröhliche Feier zweimal die Woche genauso schädlich sein. Alkohol schadet unserem Nervensystem, beeinträchtigt unsere Fähigkeit, die langfristigen Konsequenzen unseres Handelns korrekt zu beurteilen und setzt unsere Hemmschwelle herab. Da er die Funktion des präfrontalen Kortex beeinträchtigt, führt Alkohol zu emotionaler Instabilität und Sprunghaftigkeit, was wiederum deine Beziehungen belastet.

Bei unseren Ernährungsgewohnheiten geht es nicht nur darum, *was* wir essen, sondern auch um das *Wo* und *Wie*. Viel zu viele Menschen essen tatsächlich im Gehen oder am Schreibtisch, lesen oder schauen nebenher belastende Nachrichten, plaudern mit ihren Liebsten oder Kindern oder scrollen durch die Sozialen Medien. Solche Bedingungen aktivieren häufig die Stressreaktion unseres Körpers und die wiederum katapultiert uns heraus aus dem Modus der Ruhe und Verdauung, den wir brauchen, um die zugeführten Nährstoffe verwerten zu können. Indem wir ändern, wie wir essen, und dafür eine möglichst ruhige Umgebung schaffen, können wir die Wahrscheinlichkeit erhöhen, dass unser Körper alle Vitalstoffe erhält, die er braucht.

Schlaf-Wellness

Wir brauchen nachts regelmäßig mindestens sieben Stunden Schlaf, damit unser Parasympathikus gesund bleibt und wir Verbundenheit mit anderen Menschen erleben können. Ein guter Schlaf kann unsere Beziehungen enorm verbessern, vor allem, wenn wir unter chronischem Schlafmangel leiden, was auf viele Menschen zutrifft. Wenn unser Energiepegel niedrig ist, steigt die Wahrscheinlichkeit, dass wir gereizt, ungeduldig oder aufgeregt sind und in Beziehungen auf unsere Automatismen zurückgreifen. Trotzdem achten die meisten Menschen nicht auf gesunden Schlaf und arbeiten lieber, gehen aus, hängen in den Sozialen Medien herum oder sehen fern bis in die Puppen. Für Menschen, die ihre Traumatisierungen vorzugsweise nachts erlebt haben, mag sich der Schlaf an sich unsicher anfühlen. Solche Menschen haben Schwierigkeiten ein- oder durchzuschlafen, weil sie häufig Albträume erleben. Ich habe mir ein schönes Ritual zugelegt, das ich vor dem Schlafengehen durchführe, um meinen Körper auf den Zustand der Ruhe und Verdauung vorzubereiten. Hier ein paar Tipps, wie du dein eigenes Schlafritual kreierst:

- Geh morgens als Erstes hinaus ans Licht. Tageslicht am Morgen hilft dir, deinen Tag-Nacht-Rhythmus zu regulieren, die innere Uhr unseres Körpers. So schlafen wir abends besser ein und wachen morgens ausgeruht auf.
- In der letzten Stunde vor dem Schlafengehen solltest du die Sozialen Medien, aber auch andere Nachrichtensendungen meiden, die im Gehirn für Aufregung und Stress sorgen. Lass das Telefon in einem anderen Raum, damit du gar nicht erst in Versuchung kommst, vor dem Zu-Bett-Gehen noch durch deine SMS zu scrollen (oder nachts, wenn du wach wirst).
- Übe im Bett mehrere Minuten lang die tiefe Bauchatmung.
- Praktiziere einige sanfte Yoga-Übungen vor dem Schlafengehen. Yin-Yoga ist weniger kraftbetont als das übliche Yoga.
- Schalte dein Mobiltelefon aus und alle anderen Wifi- oder Bluetooth-Geräte. Die meisten dieser Geräte bauen elektrische und magnetische Felder auf oder senden niederschwellige Strahlung aus. Mit der Zeit kann der ständige Kontakt mit dieser unsichtbaren Energie unser Nervensystem beeinträchtigen und damit auch unseren Nachtschlaf.
- Meditiere einige Minuten lang, bevor du schlafen gehst, vor allem wenn du dir noch Gedanken machst über das, was dir heute passiert ist oder was am morgigen Tag geschehen soll.

Wie du siehst, können wir vieles, was unserem Nachtschlaf guttut, tagsüber tun, um unseren Körper auf die Nacht vorzubereiten.

Körperliche Bewegung

Bewegung ermöglicht uns, unsere Energie für uns arbeiten und sie durch den Körper fließen zu lassen. Dabei werden Gefühle von Angst, Stress und Depression gelindert, weil unser Nervensystem sich reguliert. Regelmäßige Bewegung setzt mitunter schmerzliche Gefühle und abgespeicherte Traumata frei. Sie baut Muskulatur auf und legt im Gehirn neue neuronale Schaltkreise.

Sanfte Bewegung wie Yin-Yoga, Stretching und Walking beruhigt das Nervensystem, wenn wir im Kampf-oder–Flucht-Modus sind. Kraftvolle Bewegung hingegen stimuliert unser sympathisches Nervensystem, wenn wir im Erstarrungs- oder Totstellmodus verharren. Wie jeder weiß, der schon einmal ein gutes, schweißbetontes Workout erlebt hat, setzt physische Aktivität Endorphine frei, Botenstoffe, die unser Nervensystem unterstützen, wenn es mit Schmerz und Stress fertigwerden muss.

Doch wie du deinen Körper bewegst, muss nicht unbedingt klassischem »Sport« entsprechen. Selbst die sanftesten Bewegungsformen, das leichteste Stretching wirken sich positiv aus. Wenn du etwas tust, was dir Spaß macht, ob du nun durchs Wohnzimmer tanzt, ein virtuelles Fitness-Spiel machst oder mit dem Hund oder den Kindern im Garten herumtobst, wirst du das vermutlich bald wiederholen wollen.

Ich persönliche liebe es, mich zwischen 15 und 30 Minuten pro Tag zu dehnen, manchmal mache ich dafür eine Yoga-Klasse auf YouTube (»Yoga with Adriene« oder Travis Eliots Yin-Übungen sind meine Lieblingsstunden). Alle paar Tage versuche ich entweder einen langen Spaziergang zu machen oder ein kraftbetonteres Workout. Aber ich nehme mir auch immer mal wieder ein wenig Zeit, um zu einem meiner Lieblingssongs durchs Zimmer zu wirbeln oder den Tennisball gegen das Garagentor zu schmettern.

Du kannst Bewegung auch ganz bewusst dafür einsetzen, dein Nervensystem zu beruhigen. Dann solltest du solche Aktivitäten wählen, die für deine spezielle Stressreaktion passen.

- Im *Kampf-, Flucht- oder Bambi-Reflex* musst du dein parasympathisches Nervensystem aktivieren. Dazu ist sanfte Bewegung am besten: Dehnen, Walken, Yin-Yoga, Tai-Chi oder Qigong. Du musst auch nicht stundenlang üben. Suche dir etwas aus, das du zu Hause, in der Arbeit oder an einem anderen sicheren Ort üben kannst und fange mit zehn Minuten an. Wenn du keinen Raum findest, in dem du dich sicher fühlst, geh nach draußen. Wenn du noch nie Yin-Yoga, Tai-Chi oder Qigong gemacht hast, kannst du mit Videos üben, die viele ausgezeichnete Lehrende auf YouTube kostenlos zur Verfügung stellen. Wenn du die Bewegungen, die dir am meisten liegen, immer wieder einübst, kommst du bald ohne Bildschirmanleitung aus.
- Für die *Erstarrungsreaktion* oder andere Momente, in denen du dich von deiner Umwelt abschottest, ist es besser, das sympathische Nervensystem zu aktivieren. Das geht mit energiegeladenen, kraftvollen Bewegungen: ein Sprint, Seilspringen, ein schneller Spurt bergauf, schwere Gewichte, Cycling mit hoher Drehzahl (RPM) oder ein zehnminütiges Tennis- oder Basketballspiel. Oder du schüttelst fünf Minuten lang deinen Körper durch: Wedle mit den Armen, schüttele deine Beine aus und lass den Oberkörper hin und her schwingen. Wenn du solche kraftvollen Bewegungen aus irgendeinem Grund nicht machen kannst,

kannst du es mit Kältetherapie versuchen: Tauche deine Hände ein bis zwei Minuten lang in eiskaltes Wasser oder wasche dir damit das Gesicht.

Energiearbeit und andere Techniken

Alle Zellen in unserem Körper produzieren Energie. Wenn wir in einer Stressreaktion verharren, wird die Energie unserer Zellen überbeansprucht, ausgelaugt und ist am Ende unzureichend. Die Techniken der Energiearbeit wie Akupunktur, Akupressur und die Klopftechnik EFT (Emotional Freedom Technique) können dir helfen, ungesunde Energie ins Gleichgewicht zu bringen, indem du die Meridiane deines Körpers, seine energetischen Pfade, in Einklang bringst.

- Bei der *Akupunktur* werden dünne Nadeln in bestimmte Punkte des Körpers gestochen, um gestaute Energie wieder ins Fließen zu bringen und das Nervensystem anzuregen. Studien zeigen, dass Akupunktur den Sympathikus und den Parasympathikus in Gleichklang bringt, was sich positiv auf chronischen Stress und Angstzustände auswirkt.[28]
- Die *Akupressur* nutzt die gleichen Punkte, um die Energie in Balance zu bringen. Doch statt mit Nadeln arbeitet man hier mit Händen, Ellbogen und sogar mit den Füßen, um damit Druck auszuüben, der dich aus einer automatischen Stressreaktion herausholt.
- Die *EFT-Klopftechnik* wird von den Betroffenen selbst angewandt, und zwar ebenfalls auf den Akupunkturpunkten. Du kannst lernen, dich auf diese Weise von Stress zu befreien.

Hier sind noch weitere Techniken, um die Stressreaktion loszulassen und das Nervensystem zu regulieren:

- Die *EMDR-Therapie* (kurz für *Eye Movement Desensitization and Reprocessing*) ist eine Technik, bei der ausgebildete Therapeutinnen dich durch eine Reihe von Augenbewegungen leiten, die die Erinnerung an traumatische Erfahrungen wieder ans Licht des Bewusstseins holen.[29] Die Therapie stimuliert das parasympathische Nervensystem und kann Körper und Gehirn von erlittenen Traumata heilen.
- *Bilaterale Stimulation* ist eine Form der Therapie, bei der rhythmisch die rechte und die linke Gehirnhälfte angesprochen werden, damit sich das Nervensystem beruhigt. EMDR ist eine solche Technik, die von einem ausgebildeten Therapeuten angewandt wird, aber es gibt auch Möglichkeiten, den gleichen Effekt mit Berührungen oder Klängen zu erzielen. Mehr dazu findest du im Arbeitsbuch *Erkenne. Dich. Selbst.* Oder du recherchierst im Internet.

Instrumentenkoffer zur Selbstregulierung

Im Folgenden findest du ein paar Tipps, wie du dir selbst etwas Gutes tun und dein parasympathisches Nervensystem aktivieren kannst. Auf diese Weise beruhigst du die emotionalen Reaktionen deines Körpers.

- Bringe deinem Körper bei, sich in deine Gefühle und seine Empfindungen hinein zu entspannen. Lenke deinen Atem überall dorthin, wo sich etwas unangenehm anfühlt.

- Streichle über deine Haut oder umarme dich selbst. Das setzt Oxytocin frei, ein Hormon, das Gefühle der Verbundenheit auslöst und Ängste lindert.
- Verwende eine Gewichtsdecke, die deinen Körper angenehm umschließt, oder wiege deinen Körper sachte hin und her, um dich energetisch zu entspannen.
- Lächle, um mehr Serotonin und Dopamin, unsere Feel-Good-Hormone, zu produzieren.
- Besänftige dein Gehirn und deinen Körper, indem du den Klängen der Natur lauschst (Regentropfen, Windstöße, Vogelgezwitscher usw.). Oder du hörst Musik, die speziell darauf ausgelegt ist, das Nervensystem zu beruhigen wie binaurale Beats oder Solfeggio-Frequenzen.
- Höre Musik, um deine Stimmung zu verändern. Wähle solche Melodien aus, die deinem aktuellen emotionalen oder energetischen Zustand entsprechen. Wenn du erregt, traurig oder wütend bist, dann lege Musik auf, die deinem Gehirn Zugang zu diesen Gefühlen vermittelt, sodass du sie durch den Körper fließen und dann loslassen kannst. Wenn sich diese Gefühle nach und nach verabschieden, kannst du lebhaftere oder fröhlich stimmende Musik hören, um deinen Dopaminspiegel zu steigern und den Cortisolspiegel zu senken.
- Beruhige dein Nervensystem durch die Co-Regulation mit einem Tier: Streichle oder spiele mit deinem Haustier oder leih dir den Hund einer Freundin für einen Spaziergang aus. Du kannst dich auch bei dem Tierheim in deinem Wohnort melden. Dort werden immer Freiwillige fürs Gassigehen gesucht.

Grenzen setzen

Grenzen sind Schranken, mit denen wir uns selbst schützen, um die physischen und emotionalen Bedürfnisse unseres Körpers zu erfüllen. Materielle Grenzen setzen wir beispielsweise dadurch, dass wir essen, was und wann wir wollen, schlafen gehen, wann es uns passt, und selbst bestimmen, wann und wie viel wir Sport treiben. Emotionale Grenzen setzen wir, wenn wir Nein zu Menschen, Ereignissen, Situationen oder Aufgaben sagen, falls wir nicht die nötige Kraft oder Aufmerksamkeit beziehungsweise die emotionalen Ressourcen dafür übrig haben. Und das gilt auch für die Menschen, die wir lieben, wenn sie um unsere Unterstützung bitten. Wir sollten diese Grenzen setzen, wenn wir uns überfordert fühlen und reizbar sind, wenn uns alles zu viel wird oder wir ohne ersichtlichen Grund in Tränen ausbrechen. Oder wenn wir nicht klar denken, geschweige denn uns klar ausdrücken können.

Eine Grenze ist eine Entscheidung, die wir für uns treffen, kein Ultimatum, das wir anderen stellen. Wenn wir uns fragen, was *wir* tun können, damit wir uns körperlich oder emotional anders fühlen, dann entscheiden wir selbstbestimmt über unsere Sicherheit, ganz egal, was um uns herum geschieht (oder nicht geschieht). In solchen Momenten Grenzen zu setzen kann uns auch helfen, unsere Batterien aufzuladen, damit wir später für unsere Lieben da sein können. Und natürlich können sich diese Grenzen verändern. Das hängt ganz von unserem emotionalen Zustand ab, von der Verbundenheit, die wir für unser Gegenüber empfinden, von den energetischen Ressourcen unseres Körpers, aber auch von der Menge an Stress und Anspannung, mit der wir gerade zu kämpfen haben.

Ich hoffe sehr, dass dieses Kapitel zeigen konnte, wie sehr uns die regelmäßige Übung in körperlichem Gewahrsein helfen kann, uns jener Gewohnheitsmuster in den Reaktionen unseres Nervensystems bewusst zu werden, die uns in Beziehungen immer weiter in Zyklen von Konflikt, Trennung oder Unzufriedenheit treiben. Sich konsequent um die Bedürfnisse unseres Körpers zu kümmern, indem wir nährstoffreiche Lebensmittel zu uns nehmen, unserem Körper sowohl Bewegung als auch Ruhe gönnen und tief und ruhig atmen, ist grundlegend, um ein sicheres Umfeld zu schaffen, in dem unser Nervensystem sich selbst regulieren kann.

Wir stärken uns selbst immer mehr (siehe Seite 227) und merken immer schneller, welche Empfindungen in unserem Inneren uns dazu bringen, dass wir verletzende Dinge sagen, die wir eigentlich nicht meinen, dass wir ständig auf Achse und immer geschäftig sind, dass wir Ja sagen, wenn wir Nein meinen, oder uns aus schwierigen Gesprächen oder Beziehungen gleich ganz verabschieden. Wenn wir die Empfindungen erkennen können, die mit den Reaktionen unseres Nervensystems verknüpft sind, können wir uns bewusst dazu entscheiden, unseren Körper wieder in die sichere Zone zu bringen. Nur in diesem geerdeten Zustand können wir in Beziehungen zu anderen Menschen und der Welt um uns herum wirklich bewusst wählen, wie wir uns verhalten. Und das erlaubt uns am Ende, die Liebe zu *sein*, die wir suchen.

Wie du in Kapitel 2 erfahren hast, ist der Körper keineswegs der einzige Beteiligte, der in diesen automatischen Zyklen eine Rolle spielt. Im nächsten Kapitel werden wir uns die Konditionierungen ansehen, die in unserem Unbewussten gespeichert sind und diese scheinbar instinktiven Reaktionen steuern.

6
Veränderung durch geistiges Gewahrsein

Trevor verstand einfach nicht, weshalb seine letzte Beziehung in Flammen aufgegangen war – wieder mal. Er war klug, erfolgreich, attraktiv und fit, lauter Eigenschaften, die ihn eigentlich zum ultimativen Fang machen sollten. »Frauen sollten mich reihenweise umwerben!«, dachte er.

Obwohl Trevor keine Schwierigkeiten hatte, Dates zu bekommen oder sexuelle Abenteuer zu erleben, war es etwas ganz anderes, eine Liebesbeziehung einzugehen und aufrechtzuerhalten. Dabei zählte nämlich nicht, wie er aussah oder wie viel Geld er verdiente, wie Trevor früher gedacht hatte. Was eine Beziehung sabotierte, war seine Ego-Story darüber, wer er war und wer er sein musste, um sich der Liebe würdig zu fühlen. Eine Geschichte, die sein ganzes Denken bestimmte.

Wir alle haben ein Ego, und jedes Ego hat seine Geschichten. Diese Narrative werden von unserem Unbewussten hervorgebracht. Mit ihnen erklären wir uns die Welt um uns herum. So fabuliert unser Ego vor sich hin, dass wir jemandem »die Zeit nicht wert sind«, wenn er auf unsere SMS nicht antwortet. Werden wir bei einem Projekt in unserer Firma oder einer Beförderung übergangen, denken wir, dass wir unqualifizierte

Heuchler sind. Obwohl wir nie mit Bestimmtheit sagen können, aus welchen Gründen unsere Liebsten oder unsere Chefin eine bestimmte Entscheidung getroffen hat, denkt unser Geist sich Geschichten aus, die unseren Erfahrungen eine Bedeutung zuordnen und uns helfen, mit dem unangenehmen Gefühl des Nicht-Wissens zurechtzukommen. Je öfter wir ähnlichen Erfahrungen die gleiche Geschichte zuordnen, desto mehr verdichtet sich diese Interpretation zu einer zusammenhängenden Story, die uns unser Leben lang begleitet. Obwohl es unmöglich ist, alle objektiven »Fakten« zu kennen, die sich auf unsere Lebensumstände auswirken, nehmen wir einfach an, dass unsere Interpretation der Realität entspricht.

Die meisten Menschen haben verschiedene Ego-Storys im Repertoire, die sich mit der Zeit auch verändern können. Aber unsere bestimmendste Ego-Geschichte – der wir am längsten lauschen und die sich am stärksten auf unser Selbstbild auswirkt – ist jene, die unser Unbewusstes während der Kindheit ersonnen hat, um mit der belastenden Erfahrung zurechtzukommen, dass unsere Elternfiguren unsere Bedürfnisse vernachlässigten. Wie deine Ego-Geschichte im Einzelnen auch lauten mag, letztlich dreht sich alles um die tief verwurzelte Scham, nicht liebenswert, gut oder wertvoll genug zu sein, sodass jemand anderes bereit wäre, deine Bedürfnisse zu erfüllen.

Als Kinder besaßen wir nicht die emotionale Reife und den Überblick, um zu verstehen, dass es nicht an uns lag, wenn unsere Elternfiguren nicht immer fähig waren, uns jenes Gefühl der Sicherheit, Wertschätzung und Liebe zu vermitteln, das wir gebraucht hätten. Bei Kindern dreht sich alles um das eigene Ich. Sie können eine Situation nicht aus der Sicht eines anderen Menschen betrachten – mit dem Ergebnis, dass sie alle Erfahrungen und Interaktionen auf sich beziehen. Da unser sich entwickelndes Gehirn die vielen Faktoren nicht verstehen konnte, die die Fähigkeiten oder Entscheidungen eines anderen Menschen beeinflussen, dachten wir, dass alles, was wir oder andere Menschen taten, etwas über *uns* aussagte, darüber, *wer wir sind.* Unser verletztes inneres Kind glaubte, dass wir das Problem waren. Daher passten wir uns an, um uns in unserem Umfeld und unseren Beziehungen zu verankern. Wir versuchten, Sicherheit und Verbundenheit herzustellen, indem wir uns auf die Gewohnheitsmuster unserer Traumabindungen verließen. Wir nahmen »Liebe« in der Form an, wie sie für uns verfügbar war.

Heute glauben wir unbewusst vermutlich noch immer, dass wir der Liebe nicht würdig sind. Wir unterdrücken oder verstecken jene Teile von uns selbst, von denen wir instinktiv annehmen, dass sie uns wertlos machen. Manchmal verbergen wir diese Anteile sogar vor uns selbst und drängen sie tief zurück ins Unbewusste. Wir können uns nicht eingestehen, dass sie zu uns gehören. Du hast vielleicht schon gehört, dass diese Anteile gemeinhin als unser »Schatten« bezeichnet werden.

Nun fragst du dich vermutlich, warum wir diese Ego-Geschichten ständig wiederholen, wenn sie doch so problematisch und unerfreulich sind und uns nur einengen? Weil der menschliche Geist nach Sicherheit strebt und unser Ego sich müht, die Geschichten, mit denen wir aufgewachsen sind, ständig neu zu bestätigen und sie so zu verfestigen.

Wann immer wir von uns selbst denken: »Ich bin unattraktiv. Ich bin zu empfindlich. Ich bin in nichts richtig gut«, ist unser Ego am Werk. Es erschafft, definiert und konserviert unsere Identität. Der Hauptjob unseres Egos ist es, unser verletztes inneres Kind zu schützen. Also spinnt es sich Geschichten zusammen, die Erklärung, Rechtfertigung und Trost zugleich für die Tatsache sein sollen, dass wir uns einst aus den vielfältigsten Gründen nicht sicher fühlen konnten.

Hier ein paar Beispiele gängiger Ego-Geschichten:

- Ich überfordere andere Menschen und bin zu sensibel, um geliebt zu werden.
- Ich bin hilflos oder bedürftig.
- Ich bin wertlos und verdiene es, allein zu sein.
- Ich bin verflucht. Mir passiert wirklich nie etwas Gutes.
- Ich werde nur geliebt, wenn ich für andere etwas tue.
- Ich bin eine Heuchlerin und nur dann der Liebe würdig, wenn ich perfekt bin.
- Ich werde immer verlassen oder betrogen werden.
- Ich bin wichtiger als andere Menschen. Meine Bedürfnisse und Meinungen sind die einzigen, die zählen.
- Ich bin schwach. Ich fühle mich viel zu verletzlich, um anderen zu zeigen, wie es mir tatsächlich geht.
- Ich werde immer übergangen oder übers Ohr gehauen.

Die meisten Menschen sind sich ihrer Ego-Geschichten nicht bewusst. Stattdessen halten wir die Story für Wahrheit, einfach weil uns dieser Weg in unserem Unbewussten so vertraut ist. Von Kindesbeinen an hat unser Gehirn die gleichen egogesteuerten Gedanken und Interpretationen immer wieder befeuert, sodass daraus starke neuronale Netzwerke entstanden sind. Je stärker sie wurden, desto mehr filterte unser Ego unsere Erfahrungen so, dass sie die bereits bestehende Überzeugung verstärkten. Wann immer unser Unbewusstes Informationen erhält, die unserem Ego widersprechen, wird es diese strikt zurückweisen, weil es sie als Bedrohung unserer Identität sieht. In diesen vom Ego gesteuerten Gedanken- und Reaktionsmustern stecken wir dann fest, denn unsere Erfahrungen bestätigen ja scheinbar die Identitätsnarrative unserer Kindheit. Mit der Zeit setzt dies unserem Denken und unserer Wahrnehmung immer engere Grenzen mit dem Ergebnis, dass wir uns noch bedrohter fühlen und noch mehr in Automatismen verfallen.

Glücklicherweise können wir uns im *geistigen Gewahrsein* üben und damit diese starken unbewussten Überzeugungen ans Tageslicht holen. Wir nehmen unsere Ego-Geschichten wahr und die Art, wie sie uns in Beziehungen denken, fühlen und agieren lassen, auch wenn dies keineswegs unseren Interessen dient oder dem entspricht, was wir sein wollen. Wenn wir uns dieser unbewussten Konditionierungen auf Wertlosigkeit bewusst werden, können wir sie auf den Prüfstand stellen und neue Entscheidungen treffen, die nicht von unserem verletzten inneren Kind diktiert sind.

Trevors Ego-Geschichte

Bevor wir uns mit den Übungen zum geistigen Gewahrsein beschäftigen, möchte ich zu Trevor zurückkehren, denn seine Ego-Geschichte zeigt sehr schön, wie unsere unbewussten Narrative unsere Beziehungen beeinflussen. Vielleicht können einige von euch sich ja mit Trevor identifizieren oder hatten eine Beziehung mit einem ganz ähnlich gestrickten Menschen.

Trevor hatte viele Ego-Geschichten, aber die, die er am längsten mit sich herumtrug, war die, die in seinen Beziehungen regelmäßig für Probleme sorgte. Sie ging so: »Ich bin ein Mann. Emotionen machen mich (und alle Männer) schwach.« Und so kam es dazu, dass Trevors inneres Kind diese Verletzung erfuhr:

Trevor war in der gehobenen Mittelschicht aufgewachsen, in einem sicheren, finanziell privilegierten Umfeld. Sein Vater war früher ein ranghoher Offizier gewesen und leitete dann als CEO eine Bank. Trevors Mutter konnte zu Hause bleiben und sich um den Sohn kümmern. Trevor besuchte eine gute Schule, wurde angehalten, Sport zu treiben, und er bekam so gut wie jeden Tag gesunde, zu Hause zubereitete Mahlzeiten. Er konnte den Hobbys nachgehen, die ihn interessierten, auch wenn diese viel Geld kosteten wie Skifahren, Reiten oder Gitarrenunterricht.

Obwohl seine körperlichen Bedürfnisse durchweg erfüllt wurden, litt Trevor unter emotionalem Missbrauch. Sein Vater war ein körperlich und verbal dominanter Typ, der die Familie mit eiserner Hand führte. Wenn Trevor normale Emotionen wie Trauer, Einsamkeit oder Angst äußerte, sagte sein Vater nur: »Hör auf zu flennen.« Oder: »Reiß dich zusammen.« Und: »Reiß dich zusammen oder hau ab.« Und: »Wenn du nicht härter wirst, wird aus dir nie etwas werden.« Trevors Vater explodierte häufig. Er hatte Wutanfälle, deren Grund nicht immer erkennbar war. Um damit fertigzuwerden, entwickelte Trevor eine kühle, distanzierte Fassade. Wenn er mit unangenehmen Emotionen konfrontiert war, ob diese nun von ihm oder von jemand anderem kamen, dann lenkte er entweder ab oder machte sich darüber lustig. Von seinem Vater lernte er, dass Status, Geld und die äußere Erscheinung alles waren. Trevors Vater glaubte, dass man als Mann nur dafür geschätzt wurde.

Trevors Mutter beschützte ihren Sohn nicht vor dem ständigen emotionalen oder verbalen Missbrauch, dem der Junge zu Hause ausgesetzt war. Sie half ihm nicht, sich emotional sicher zu fühlen. Obwohl sie Trevor zutiefst liebte, hatte sie Angst vor ihrem Mann und verfiel automatisch in den Bambi-Reflex, wenn er zugegen war. So machte sie seine Launen und seine grobe Behandlung des Jungen überhaupt erst möglich. Trevor erfuhr also so gut wie keine emotionale Unterstützung, da beide Bezugspersonen nicht für ihn da waren: Sein Vater versetzte ihn in Angst und Schrecken. Seine Mutter war selbst zu verängstigt, um etwas dagegen zu tun. Trevor verspürte einen enormen Druck, bei schwierigen Situationen zwischen den beiden zu vermitteln. Dabei griff er zu den gleichen Mitteln, die auch seine Mutter gebrauchte, um dem Vater zu gefallen oder ihn zu beruhigen.

Trevor hatte viel zu viel Angst, um etwa Emotionen oder Bedürfnisse zu äußern. Sein Nervensystem war ständig in Alarmbereitschaft, um ihn gegen künftige Angriffe zu schützen. Wie sein Vater entwickelte auch Trevor zwei Seiten, was seine Außenwirkung anging. Meist bewahrte er eine stoische Ruhe oder litt schweigend vor sich hin. Kochte der Kessel dann automatisch irgendwann über, reagierte er voller Zorn auf die Menschen, die ihm nahestanden. Diese finsteren Gefühle verbarg er für gewöhnlich vor der Welt, aber für seine späteren Partnerinnen war dies eine schwierige Erfahrung. Sie fühlten sich übersehen und reagierten ihrerseits oft mit stiller Wut auf seine Jekyll-und-Hyde-Persönlichkeit.

Trevors Nervensystem war ganz auf Kampf ausgelegt. Er hatte von seinem Vater gelernt, dass Wut eine effektive Methode war, seine Umgebung zu kontrollieren. Als Erwachsener schüchterte Trevor mit seinem Zorn andere Menschen ein, wodurch er sich mächtiger fühlte. Unbewusst kompensierte er damit all jene Kindheitserfahrungen, in denen er sich hilflos gefühlt hatte. Und die Momente, in denen er sich gegen jene unerwünschten Emotionen, die ihn schwach machten, nicht zu wehren wusste. Sein aufbrausendes Temperament zeigte sich vor allem im Straßenverkehr, wo er derart ausrasten konnte, dass jedem Beifahrer angst und bange wurde, und auf Partys, in Restaurants, Geschäften oder im Büro, wann immer Trevor sich übersehen oder beleidigt fühlte. Trevors Nervensystem scannte ständig seine Umgebung und suchte nach Beweisen dafür, dass man ihn nicht wertschätzte. Und die fand er unweigerlich, auch wenn sie nicht da waren. Für ihn sah alles nach Bedrohung aus, weil in seiner Kindheit alles bedrohlich gewesen war: sein autoritärer Vater, seine passive Mutter und die Unmöglichkeit, jenen Gefühlen Ausdruck zu verleihen, die ihn schwach wirken ließen.

In seinen Liebesbeziehungen unterdrückte Trevor sämtliche Emotionen, außer der Wut, so sehr war er in seine Ego-Geschichte verstrickt, dass echte Männer keine Gefühle zeigen. Er spielte immer wieder den Strahlemann und tat so, als wäre alles in bester Ordnung. Weil er unfähig war, seine Wünsche und Bedürfnisse anderen Menschen gegenüber authentisch auszudrücken, fand er keinen echten Zugang zu seinen Partnerinnen, die ihn häufig als zornig, gefühllos und grob wahrnahmen. Nicht als den differenzierten, komplexen, gütigen, mitfühlenden, großzügigen und liebenden Mann, der er sein konnte, wenn er *ganz er selbst* war.

Trevors Ego-Geschichte hielt ihn davon ab, sich auf seine Partnerinnen einzustellen, da ihm Gefühle, eigene wie fremde, in erster Linie Angst machten. In seiner Kindheit hatte ihm niemand vorgelebt, wie man sich emotional gesund ausdrückt. Niemand hatte ihm geholfen, angemessen mit den eigenen Emotionen oder denen anderer Menschen umzugehen. Angesichts des vermeidenden, explosiven Bindungsstils in seiner Familie wusste er nicht, wie er mit seinen schwierigen Gefühlen klarkommen sollte. Und als Erwachsener fühlte er sich immer unwohl, wenn irgendjemand in seinem Umfeld Gefühle zum

Ausdruck brachte. Er wurde oft extrem sachlich, um seine Partnerinnen in solchen Fällen einfach »abzuschalten«. Ohne es zu wollen, entwertete er ihre Gefühle, wenn sie mit ihm über Probleme sprechen wollten. Hatte seine Partnerin einen schweren Tag bei der Arbeit gehabt, meinte Trevor nur, ihr Boss sei nun mal ein Arschloch und sie müsse endlich mal befördert werden. Oder dass sie sich auf den Job hätte bewerben sollen, den er ihr schon vor Monaten vorgeschlagen hatte. Gestand sie ihm, dass sie sich einsam fühlte, stellte er die Berechtigung dieses Gefühls infrage und erinnerte sie, dass sie erst gestern mit Freundinnen aus gewesen war. Mit dem Resultat, dass seine Partnerinnen sich nie sicher genug fühlten, sich ihm gegenüber wirklich zu öffnen. Viele hörten ganz auf, mit ihm über Gefühle zu reden, sodass sie sich innerhalb der Beziehung bald isoliert und verängstigt fühlten.

Dein Weg zum geistigen Gewahrsein

Deine Ego-Geschichte unterscheidet sich vermutlich von der Trevors. Manche Menschen haben keine Probleme, in Beziehungen ihre Gefühle auszudrücken. Sie stecken aber trotzdem fest in dysfunktionalen Mustern wie Verlassensangst oder der »emotionalen Müllhalde«, die auf Verletzungen unseres inneren Kindes zurückgehen. Wie unsere individuelle Ego-Story auch aussehen mag, sie verstrickt uns wahrscheinlich immer wieder in schambesetzte Verhaltensweisen, weil wir ja Teile von uns selbst verstecken. Dabei bemühen wir uns verzweifelt darum, uns gut und würdig genug zu fühlen.

Entwickeln wir hingegen geistiges Gewahrsein, können wir unsere Ego-Geschichte in Aktion beobachten und uns selbst dafür schätzen, wer wir wirklich sind. Nicht für jene Persönlichkeitsanteile, die wir in der Kindheit herausgekehrt haben, um uns sicher fühlen zu können. Das gibt uns die Möglichkeit, unserer Ego-Geschichte ihre Macht zu nehmen, sodass sie sich nicht mehr auf unsere Beziehungen auswirkt. Und wir können anfangen, neue Narrative zu schaffen, die erzählen, wer wir sind und wer wir sein wollen. Wenn wir an unserem Ego arbeiten, können wir endlich glauben, dass wir, so wie wir sind, wertvoll genug sind. Und können uns ganz und liebenswert finden, ohne Bestätigung von anderen Menschen zu brauchen.

Bevor wir uns nun damit auseinandersetzen, wie du dein geistiges Gewahrsein stärkst, um deinem Ego auf die Spur zu kommen, möchte ich noch einmal unterstreichen, wie wichtig es ist, mit den Körpergewahrseins-Übungen fortzufahren, damit sich dein Nervensystem einpendelt und du einen Schritt weiter gehen kannst. Wenn dein Nervensystem aufgrund unerfüllter Bedürfnisse dysreguliert ist, wird es sehr schwer, zu geistigem Gewahrsein zu finden. Fehlt es dir an Nährstoffen, Schlaf oder Bewegung, wird sich dein Körper weiterhin unsicher fühlen. Du wirst weiterhin Stress erleben oder Angstreaktionen zeigen, ganz egal, wie viel du an deinem Ego arbeitest. Erst wenn du deine körperlichen Bedürfnisse Tag für Tag erfüllst und damit dein Nervensystem regulierst, kannst du den nächsten Schritt auf deinem Weg hin zu einem authentischen Selbst machen.

Dein Unbewusstes erschafft deine Wirklichkeit

Die meisten Menschen verbringen den Großteil ihrer Zeit in ihrem Kopf. Wir steigern uns in unsere Gedanken hinein und analysieren ständig, was wir glauben oder fühlen. Wir denken, dass die Geschichten in unserem Geist ein exaktes Abbild von uns selbst und unserer Erfahrung sind. Viele meinen auch, wir könnten unser Verhalten kraft unseres Willens und unseres Denkens nach Wunsch steuern.

Das stimmt alles nicht. Unsere Gedanken und Gefühle machen keineswegs unsere Identität aus. Sie sind nicht, wer wir sind. Wer wir sind, wird von unserer Intuition bestimmt, wenn wir lernen, den instinktiven Gefühlen unseres Herzens zu trauen und uns mehr im Körper verankern als im Geist. Solange wir uns der Botschaften unseres Herzens nicht bewusst sind, werden unsere täglichen Gewohnheiten und Automatismen von unserem Unbewussten gelenkt und von unserem dysregulierten Nervensystem. Werden wir uns dieser starken inneren Kräfte bewusst, indem wir unsere gewohnheitsmäßigen Gedanken und unsere körperlichen Empfindungen wahrnehmen, dann haben wir die Chance, unser Leben und auch die Reaktion auf unsere Lebensumstände bewusst zu lenken.

Obwohl die meisten Menschen glauben, dass wir die Welt um uns herum exakt wahrnehmen, sehen wir in Wirklichkeit nur das, was unser Unbewusstes uns aufgrund früherer Erfahrungen sehen lassen will. Und um seine Verarbeitungsgeschwindigkeit zu erhöhen, damit wir schnell im sicheren Bereich des Vorhersagbaren ankommen, trifft unser Gehirn nicht selten vorschnelle Urteile und verzerrt dabei die vorhandenen Informationen. Wenn dies im Rahmen unserer Beziehungen geschieht, tun oder sagen wir manchmal unvernünftige Dinge und verbergen jene Persönlichkeitsanteile, von denen wir glauben, dass sie uns zu wenig liebenswerten oder wertlosen Menschen machen. Dies gilt vor allem für Liebesbeziehungen, wo unser Unbewusstes für gewöhnlich auf die frühesten Beziehungserfahrungen unserer Kindheit zurückgreift, um die Zukunft vorherzusagen. Da meine Mutter emotional nur selten verfügbar war und sich wenig um meine Bedürfnisse kümmerte, filtert mein Unbewusstes heute auf der Suche nach Sicherheit all meine Beziehungserfahrungen mit der uralten Drehbuchanweisung, dass weder ich noch meine Bedürfnisse je Berücksichtigung finden.

Wenn ich auf meine früheren Erfahrungen gestützt Vorhersagen treffe, dass meine Partnerinnen nicht gewillt oder nicht interessiert sind, meine emotionalen Bedürfnisse zu unterstützen, schränke ich von vornherein die Möglichkeit ein, dass die Dinge auch anders laufen könnten. Da mein Unbewusstes mich überzeugt hat, dass ich erst gar nicht versuchen sollte, meine Gefühle mit meinen Partnerinnen zu teilen, schließe ich mich in meinem Zimmer ein, wenn ich Unterstützung brauchen würde. Oder ich mache passiv-aggressive, giftige Bemerkungen, die indirekt signalisieren sollen, was ich brauche. Ich sage: »Ich wünschte, ich hätte jemanden, der mir hilft«, statt einfach um Hilfe zu bitten. Und wenn ich meiner Partnerin tatsächlich mal offenbare, was in mir vorgeht, sucht mein Unbewusstes in ihrem Mienenspiel nach den kleinsten Hinweisen (ein Blick, ein Stirnrunzeln), dass ich für sie eine Belastung bin, wie ich es ja auch erwartet habe.

Vermutlich siehst du jetzt, dass es bei den meisten Beziehungskonflikten nicht um das geht, was tatsächlich zwischen zwei Menschen vorgeht. Vielmehr stellen wir nach, was in der Vergangenheit zwischen uns und anderen Menschen passiert ist. Wenn unser Unbewusstes im Rahmen unserer Beziehungen Vorhersagen trifft, projizieren wir vergangene Traumata auf unsere aktuelle Situation und treffen Entscheidungen, die von den Verletzungen unseres inneren Kindes gesteuert werden. Hier ein paar klassische Beispiele dafür, wie das aussehen kann:

- Wenn du in der Kindheit von deinen Eltern wiederholt kritisiert wurdest (indem man dir sagte, was du denken, fühlen oder tun sollst), interpretiert dein Unbewusstes alles, was dein geliebter Mensch tut oder sagt, als Kritik an dir, ob es nun als solche gemeint ist oder nicht. Mit dem Ergebnis, dass du ständig in eine Verteidigungshaltung gehst. Dein Unbewusstes betrachtet die Aussagen anderer Menschen als bedrohliches Signal dafür, wie negativ dich dein Gegenüber *wirklich* wahrnimmt.
- Wenn deine Elternfiguren ständig herumgebrüllt oder mit Türen geknallt haben, oder ungefragt in dein Zimmer gekommen sind, dann interpretiert dein Unbewusstes jedes laute Geräusch, jedes plötzliche Ereignis – eine zugeschlagene Tür, einen verschlossenen Küchenschrank, einen Menschen, der unvermutet hinter dich tritt – als Grund zum Erschrecken. In der Annahme, dass man dich gleich herunterputzen oder ausschimpfen wird, deutet dein Unbewusstes laute Geräusche oder unvermittelte Gesten als Bedrohung.
- Bist du in einem Haus aufgewachsen, wo Geld ständig knapp war und die Familie dementsprechend finanzielle Probleme hatte, dann hatten deine Elternfiguren aufgrund dieser Tatsache wahrscheinlich wenig Zeit für dich oder haben dich getadelt, wenn du Essen oder andere Dinge verschwendet hast. Dann bist du vermutlich mit der Angst

groß geworden, dass das Geld nicht reichen wird und du deine Bedürfnisse nicht decken kannst. Dein Unbewusstes wertet Reaktionen anderer Menschen als Hinweis, dass sie nicht genug für dich übrig haben, sei es nun Zeit, Unterstützung, Aufmerksamkeit oder Liebe. Dann versuchst du dich in Beziehungen immer zu schützen und achtest darauf, dass du auch ja deinen Anteil bekommst, weil du dir Sorgen machst, dass nicht genug da ist, auch wenn diese Sorgen nicht berechtigt sind. Oder du brauchst alles, was da ist, sofort auf, um dich gegen künftigen »Mangel« zu wappnen.

Die Lieblingsstory deines Unbewussten

Wurden deine körperlichen und emotionalen Bedürfnisse in der Kindheit nicht erfüllt, glaubt dein Unbewusstes möglicherweise, dass mit dir grundsätzlich etwas nicht stimmt. Diese Überzeugung verursacht eine tiefe Angst vor dem Verlassenwerden – dass andere uns ablehnen oder sich von uns abwenden, sobald sie sehen, wie wertlos oder wenig liebenswert wir sind. Das aber versetzt unser Nervensystem in Dauerstress. Mit der Zeit bewirkt diese ständige Aktivierung des Nervensystems, dass wir in automatische Gewohnheiten verfallen, weil das emotionale und körperliche Unwohlsein, das wir empfinden, uns überfordert.

Unser Unbewusstes übersieht jeden Beleg dafür, dass wir ein wertvoller Mensch sind, nur damit wir weiterhin im Rahmen unserer vertrauten neurobiologischen Schaltkreise agieren können. Da wir diese Wertlosigkeit für unseren unleugbaren Wesenskern halten, interpretieren wir alles, was von außen kommt, als Bestätigung dieser Überzeugung. Wie du dir vielleicht vorstellen kannst, hat dies gravierende Auswirkungen auf all unsere Beziehungen.

Jadas Geschichte zeigt sehr schön, wie die frühkindliche Überzeugung, nichts wert zu sein, sich auf unsere Erwachsenenbeziehungen auswirken kann. Vielleicht kennst du ja auch jemanden wie Jada, die alles, was um sie herum geschieht, als unfair oder schlechte Behandlung erlebt. Jada wuchs in einer von Armut geprägten Familie mit drei älteren Geschwistern und einem jüngeren Bruder auf. Ihre Eltern machten häufig Überstunden, um die siebenköpfige Familie zu ernähren. Sie waren zwar »gute« und »liebevolle« Menschen, aber meistens eben nicht verfügbar – oder zu erschöpft, um sich um ihre Kinder zu kümmern. Ihre körperliche und emotionale Abwesenheit sorgte dafür, dass Jada und ihre Geschwister im Glauben aufwuchsen, es nicht wert zu sein, dass ihre Bedürfnisse erfüllt werden. Da die Eltern oft mit der Miete in Rückstand gerieten, musste die Familie häufig umziehen. Die Kinder wanderten von Schule zu Schule. Jadas Geschwister hatten Schwierigkeiten, sich anzupassen. Um Stress abzubauen, schikanierten sie die kleinere Schwester sowohl körperlich als auch emotional. Dass Jada nirgendwo einen Hort der Ruhe fand, stärkte noch ihren Glauben, dass es in der Welt von gefährlichen Menschen nur so wimmelte. Schließlich war ja nicht einmal ihre Familie nett zu ihr. Ihre Ego-Geschichte trug den Titel: »Ich bin es nicht wert, mit Respekt behandelt zu werden.«

Je älter Jada wurde, desto mehr verführte ihre Ego-Geschichte sie dazu, ihren Alltag als ungerecht wahrzunehmen. Meist war Jada zutiefst empört und fühlte sich gleichzeitig hilflos und allein. Sie hielt ständig Ausschau nach möglichen Bedrohungen und nahm meist eine kämpferische Haltung ein, um sich Sicherheit zu verschaffen, vor allem gegenüber Menschen in Machtpositionen. Dieser fehlgeleitete und extrem wachsame Selbstschutz führte häufig dazu, dass sie überreagierte, wenn sie das Gefühl hatte, dass ihr Unrecht geschah. Sie wurde aufgebracht und wütend, wenn man sie bei der Arbeit überging, wenn sie in den Sozialen Medien einen Kommentar las, den sie beleidigend fand, oder wenn sich im Coffeeshop jemand in der Schlange vordrängte. Ihr Unbewusstes sah überall Konflikte und traf meist polarisierte Einschätzungen im Sinne von: Wer nicht »für mich« ist, ist »gegen mich«. Andere Menschen sortierte sie je nach Machtverhältnissen in spezielle Schubladen ein. Jada stand natürlich immer auf Seiten der Geknechteten, auch wenn diese anderen Schaden zufügten.

Sowohl in der Liebe als auch im Beruf fühlte Jada sich zu Menschen hingezogen, von denen sie glaubte, sie bräuchten ihren Schutz oder ihre Hilfe. Das war ihr Traumabindungsmuster. Ihr verletztes inneres Kind brachte sie dazu, für andere die Retterin und Beschützerin zu spielen. Ihr Unbewusstes war immer in Habachtstellung, weil Jada nach Indizien dafür suchte, dass ihre Schützlinge irgendwie ausgenutzt wurden. Natürlich fand sie entsprechende Belege und ging dann zum Angriff über: Sie schrie die Person an, die sich ihrer Ansicht nach unfair verhielt. Sie projizierte ihre innere Erfahrung der Ohnmacht auf andere und sah in anderen Menschen meist Opfer, die gerettet werden mussten. Die Wirklichkeit ihres Egos sah so aus, dass sie sich für andere Menschen so einsetzte, wie sie sich gewünscht hätte, dass ihre Eltern sich für sie eingesetzt hätten. Im Umgang mit anderen hatte sie keinen Platz für irgendeine andere Sichtweise. Daher wirkte sie häufig selbstgerecht und aggressiv, obwohl sie es tatsächlich gut meinte.

Übung: Lerne dein Ego kennen

Du kommst deinem Ego auf die Spur, wenn du auf die Gedanken und Geschichten achtest, die du dir über dich selbst, andere Menschen und die Welt im Allgemeinen erzählst. Achte in den nächsten Tagen einmal darauf, was sich in deinem Kopf in dieser Hinsicht so abspielt. Schreib – ohne dich zu verurteilen – auf, was dir im Laufe des Tages auffällt. Dazu kannst du die Zeilen unten verwenden oder dein Tagebuch. Wenn du diese Geschichten als das siehst, was sie sind – Geschichten, die dein Unbewusstes zusammenspinnt –, kannst du aufhören, so zu reagieren, als stellten sie die absolute Wahrheit dar. Stattdessen kannst du neue Wege finden. Während dieser Übung solltest du dir ganz viel Mitgefühl gönnen. Vergiss nicht, dass diese Geschichten dich und dein inneres Kind einst vor schlimmem Schmerz geschützt haben.

Beispiele:
»Ich bin nicht gut genug.«
»Man kann anderen Menschen nicht trauen.«
»Die Welt ist nicht sicher.«
»Ich bin …«
»Andere Menschen sind …«
»Die Welt ist …«

Meditation: Lerne dein Ego kennen

Meditation hilft dir, im Zeugenbewusstsein zu bleiben und deine Gedanken objektiv als das zu sehen, was sie sind – ohne sie zu verurteilen, ihnen eine Bedeutung zu geben oder sie zu bewerten. Wenn du deinen Gedanken ihre Gewichtigkeit nimmst und damit ihre Kraft, kannst du eher erkennen, dass deine Ego-Geschichte nicht deine Identität ist. Dann kannst du neue Überzeugungen ausbilden, die besser zu deinem innersten Wert passen.

Wenn du noch nie meditiert hast, fragst du dich vermutlich, wie du es angehen sollst. Aber keine Sorge: Beim Meditieren kannst du nichts falsch machen. Vergiss nicht: Dein Ziel ist einfach, in deinem Körper im gegenwärtigen Moment präsent zu sein. Du beobachtest deine Gedanken, ohne sie zu verurteilen, wie Wolken, die am Himmel vorüberziehen.

Mit geschlossenen Augen in einem ruhigen Raum zu meditieren, hilft dir, Ablenkungen auszublenden, sodass du statt der äußeren deine innere Welt sehen kannst. Aber du kannst auch lernen, in Gegenwart anderer Menschen präsent zu sein. Wenn sich deine Meditationspraxis vertieft, kannst du üben, deine Ego-basierten Gedanken in Echtzeit wahrzunehmen. Zu lernen, in diesen Zustand umzuschalten, wenn gerade einer deiner Automatismen abläuft, verschafft dir den Abstand, den du brauchst, um innezuhalten, nachzudenken und dann eine authentischere Herzensentscheidung zu treffen.

Das Ego-Gewahrsein und dein konditioniertes Selbst

Wenn unsere Ego-Geschichte sich doch so sehr nach Identität anfühlt, nach Wahrheit, wie können wir das Ego dann vom Gegenteil überzeugen? Die Antwort lautet: Können wir nicht. Auch wenn du etwas anderes gehört haben solltest, ist es nicht deine Aufgabe, dein Ego zu töten oder zu überwältigen. Unser Ego ist ein wichtiger Teil unserer menschlichen Erfahrung. Es hat uns von Kindesbeinen an in schwierigen Situationen

Sicherheit verschafft. Und heute, als Erwachsene, haben wir mit der Präsenz unseres Egos ein sicheres Indiz, dass frühere Erfahrungen unser Erleben in der Gegenwart färben. Mit der Zeit lernen wir, die Präsenz des Egos als Signal zu nutzen, um wieder in die Sicherheit des gegenwärtigen Moments zurückzukehren.

Unser Ego ist zwar ein wichtiger, schützender Teil von uns, aber es ist eben nicht unser *ganzes* Selbst. Wenn wir zulassen, dass unser Ego bestimmt, wie wir über uns denken und mit anderen Menschen umgehen, dann sind wir in einem Raum aktiv, den ich Ego-Bewusstsein nenne: Wir statten, je nach unseren unerfüllten Bedürfnissen, uns selbst, andere Menschen und das, was sie über uns denken, automatisch mit einer bestimmten Bedeutung aus. Wir können nicht anders als Teile unseres Selbst zu verstecken, weil unsere Ego-Geschichte uns glauben macht, dass diese Anteile keinen Wert haben.

Wenn ich im Ego-Bewusstsein verharre, bin ich der festen Überzeugung, dass mein Overachiever-Ich ausmacht, wer *ich* bin. Ich glaube, dass mein Selbstwert vollständig davon abhängt, ob meine Beziehungen gelingen, indem ich andere beeindrucke, ohne Fehler und unangreifbar bin und alle an mich gestellten Erwartungen erfülle. Mein Unbewusstes analysiert dann ständig, was andere sagen und tun, weil es nach Belegen sucht, dass ich geliebt und wertgeschätzt werde. Da ich tief drinnen nicht glaube, dass ich wertvoll bin, suche ich Bestätigung bei anderen, um mich besser zu fühlen. Paradoxerweise kann kein noch so großes Lob mir das tief verwurzelte Gefühl der Wertlosigkeit nehmen: Diese Überzeugung kommt ja von mir, nicht von anderen Menschen.

Das Ego-Bewusstsein verleitet mich häufig zu selbstquälerischen Spekulationen darüber, ob andere wirklich mit mir glücklich sind und mit mir zusammen sein wollen. Wenn ich für einen geliebten Menschen etwas Besonderes geplant habe, kann ich die ganze Nacht damit zubringen, mich zu fragen, ob die Person das wirklich zu schätzen wusste – weil ich instinktiv glaube, dass sie mit mir zufrieden ist, wenn sie zufrieden ist mit dem, was ich für sie organisiert habe. Da mein Unbewusstes darauf programmiert ist, Hinweise zu finden, dass ich nie gut genug bin oder meine Aufgaben gut erledige, interpretiere ich die Reaktion meines Gegenübers als Zeichen, dass ihr nicht gefallen hat, was ich geboten habe, und dass sie mich deshalb nicht mag. Diese eingebildeten Gründe sorgen dafür, dass ich mich schmollend in die Ecke verziehe und meiner Liebsten Undankbarkeit vorwerfe.

Natürlich identifiziert sich nicht jeder Mensch mit dem Overachiever-Ideal. Wenn du eher zu den Fürsorglichen gehörst, glaubt dein Unbewusstes, dass du nur dann wertgeschätzt wirst, wenn du etwas für andere tust. Wenn du dich bedroht fühlst oder ins Ego-Bewusstsein verfällst, dann prüft dein Unbewusstes deine Interaktion mit anderen daraufhin, ob du dich um diese Menschen adäquat kümmerst, weil es denkt, dass dein Selbstwert davon abhängt. Du fragst vielleicht ständig nach, ob auch alles in Ordnung ist, oder machst dir Gedanken, was du für diese Personen tun kannst. Und du analysierst deren Reaktion auf all das, was du für sie tust, zu Tode: Du willst wissen, ob ihnen das Abendessen *wirklich* geschmeckt hat oder sie sich *ehrlich* freuen, dass du dich um ihre Kranken- oder Rentenversicherung kümmerst. Deine Ego-Geschichte macht es dir unmöglich, anderen nicht ständig deine Fürsorge beweisen oder ihre Bedürfnisse über deine eigenen stellen zu müssen, einfach weil dein Unbewusstes dir sagt, dass du nichts wert bist, wenn du das nicht tust. Natürlich gehört es zu einer emotional unterstützenden Beziehung, sich um den anderen zu kümmern, aber wenn du ständig die Bedürfnisse deiner Liebsten über deine eigenen stellst, sorgst du vermutlich nicht gut für dich.

Devin ist eigenen Aussagen zufolge eine Heldenverehrerin, die sich ständig nach anderen richtet und von ihnen wissen will, was sie denken, fühlen und tun soll, weil sie sich ihrer inneren Stimme unsicher ist. Sie ist in einer streng religiösen Familie aufgewachsen, mit einer Mutter, die stolz darauf war, eine »gute« und tugendhafte Gläubige zu sein. Devins Vater trank fast täglich nach der Arbeit einige Biere und am Wochenende noch ein paar mehr. Da er meistens alkoholisiert war, machte er häufig sexuell anzügliche Witze in der Öffentlichkeit. Oder er spielte die Rolle des glücklichen Familienvaters, der kein Wässerchen trüben konnte. Da er nie zornig oder gewalttätig wurde, wenn er betrunken war, tolerierte Devins Mutter dieses Verhalten. Ohnehin wurde in der Familie nie offen darüber gesprochen, stattdessen wurde alles, was verletzend und dysfunktional war, ausgeblendet. Manchmal log die Familie sogar, wenn es um das oft unangemessene Verhalten des Vaters ging.

Wann immer Devin versuchte, Vater oder Mutter gegenüber Gefühle oder Beobachtungen anzusprechen, mit denen sie sich unwohl fühlte, hieß es, sie könne eben keinen Scherz vertragen und solle doch ein »braves« Mädchen sein. So lernte sie schnell, dass es Dinge gab, die sie zu anderen nicht sagen durfte oder konnte. Sie hatte Angst vor Gedanken und Gefühlen, die vielleicht »nicht brav« waren. Ständig richtete sie den Blick auf ihre Eltern, damit diese ihr signalisierten, wie sie sich fühlen und was sie tun sollte. So entwickelte sie eine scharfzüngige innere Kritikerin, die sich von der strengen Moral nährte, die Devins Erziehung bestimmte. Die Kritikerin hatte meistens nichts anderes zu tun, als ihre Gefühle und Gedanken zu verurteilen, wenn sie sie nicht gleich selbst Witze oder andere herabsetzende Bemerkungen über sich machen ließ.

Die Ego-Geschichte der erwachsenen Devin lautete: »Ich muss gut sein, um geliebt zu werden.« Da sie unbedingt ein »guter Mensch« sein wollte, ging sie allen aus dem Weg, die dieses Selbstbild infrage stellten. Wenn sie selbst eine schlechte Meinung von jemand anderem hatte, verurteilte sie sich scharf dafür. Sie fühlte sich schuldig oder bestrafte sich selbst, wann immer sie instinktiv etwas tun wollte, das ihren konditionierten Werten widersprach. Da sie glaubte, dass sie nie gut oder klug genug sein würde, um eigene Entscheidungen zu treffen, lieferte sie oft wortreiche Erklärungen, wenn das, was sie sagte oder tat, bei anderen keine Zustimmung fand.

Heute ist Devin etwa vierzig Jahre alt. Sie ist verheiratet und hat zwei Kinder. Sie verhält sich anderen Menschen gegenüber immer noch unterwürfig, weil sie sich nicht zutraut, dass sie ihre eigenen Bedürfnisse erfüllen oder ihr Leben und ihre Beziehungen selbst meistern kann. Als perfekte Heldenverehrerin idealisiert sie die Menschen in ihrem Leben, wie sie es als Kind mit ihren Eltern gemacht hat. Hinweise auf Probleme oder die Schattenseiten von geliebten Menschen ignoriert sie geflissentlich. Obwohl die Menschen in ihrer Heimatstadt wissen, dass ihr Mann außereheliche Beziehungen hat, überhört Devin die Gerüchte und übersieht die Beweise dafür, denn ihr Ego drängt sie, schmerzliche Erfahrungen zu meiden. Sie verschließt die Augen vor der Wirklichkeit und richtet den Blick einzig darauf, was für ein guter Vater ihr Mann für ihre noch kleinen Kinder doch ist. Familie und Freundinnen geht sie aus dem Weg, denn diese könnten das Ganze ja anders sehen und sie darauf ansprechen. Je öfter sie Gerüchte über die Affären ihres Mannes zu hören bekommt, desto mehr klammert sie sich an ihr Bild von der Bilderbuchfamilie. Sie vertraut ihrer Intuition nicht, die ihr sagt, dass es in ihrer Ehe Probleme gibt. Den Kontakt zu Menschen, die mit ihr über die Untreue ihres Mannes reden könnten, lehnt sie ab und kämpft stattdessen um dieses falsche Gefühl der Sicherheit in ihrem idealisierten Leben.

Wie du dir deiner Stärke bewusst wirst

Was unser konditioniertes Selbst auch immer glauben mag: Je umfassender das Gewahrsein unserer Ego-Geschichten ist, je mehr Distanz wir zwischen uns und diese Narrative bringen können, desto klarer erkennen wir, was in und um uns herum passiert. Auch wenn das Verhalten der Menschen in unserem Umfeld unverändert bleibt, können wir uns doch aus dem Klammergriff unserer angstgesteuerten Reaktionen lösen, wenn wir unser Ego in Aktion sehen. Wir können anfangen, die automatischen Annahmen infrage zu stellen, die uns zu diesem konditionierten Verhalten treiben, wenn wir das entwickeln, was ich *Gewahrsein deiner Stärke* nenne.

Mit dem Gewahrsein unserer eigenen Stärke kommt auch die Fähigkeit, die automatischen Gedanken unseres Egos zu erkennen. Wir verabschieden uns von der Überzeugung, dass wir wertlos sind, und entscheiden neu, wie wir handeln wollen. Dies wiederum festigt das Gewahrsein unserer Stärke und hilft uns zu erkennen, wenn unsere Ego-Geschichten uns zu Reaktionen veranlassen, die auf früheren Erfahrungen beruhen und nicht auf dem, was jetzt tatsächlich passiert. Wenn wir in der Lage sind, wahrzunehmen, dass wir gerade ego-gesteuerte Gedanken und Gefühle erleben, können wir sie einfach vorbeiziehen lassen und uns entscheiden, unseren gegenwärtigen Erfahrungen eine neue

Bedeutung zu geben. Hierfür ließen sich natürlich viele Beispiele bringen. Ich möchte dir hier nur zwei nennen:

- Der einzige Grund, weshalb ich meine, alles stehen und liegen lassen zu müssen, um meiner Partnerin in ihrer Krise beizustehen, ist die Tatsache, dass ich mich dann wichtig und wertvoll fühle. Aber ich muss meine eigenen Bedürfnisse nicht für sie opfern. Ich bin wertvoll, auch wenn ich den geliebten Menschen im Moment nicht unterstützen kann.
- Meine Ego-Geschichte möchte mich glauben machen, dass mein Kollege mir gegenüber extrem kritisch ist. Ich möchte mich für die Möglichkeit öffnen, dass er eher rücksichtsvoll und fürsorglich als kritisch ist. Weil ich als Kind ständig kritisiert wurde, versucht mein Unbewusstes, mein verletztes inneres Kind zu schützen und mir Sicherheit zu schenken, indem es mich zu einer wütenden Reaktion verleitet. Aber nun kann ich mich für ein anderes Verhalten entscheiden.

Wie du das Gewahrsein deiner Stärke praktizierst

Jeder hat seine ganz speziellen Ego-Geschichten, und meist mehr als eine. Die im Folgenden beschriebenen Schritte werden dir helfen, diese Geschichten zu erkennen und dich aus den reaktiven Zyklen des Egos zu lösen.

1. **Lerne deine Ego-Geschichte kennen.** Wenn du dir der Geschichten bewusst bist, die du dir über dich selbst erzählst,

merkst du schnell, wann dein Ego das Zepter führt, du Vermutungen anstellst und entsprechend in automatische Reaktionen verfällst.

2. **Stelle deine Gedanken infrage.** Wenn du merkst, dass du dich in der Beziehung zu anderen Menschen von deinem Ego lenken lässt, nimm dir eine Auszeit, um deine Gedanken und Gefühle zu untersuchen. Entsprechen sie tatsächlich deiner Wirklichkeit oder verzerrt dein Ego, was du fühlst und denkst? Ein Beispiel: Dein Partner hat länger nicht auf eine Textnachricht von dir geantwortet. Wenn du jetzt anfängst, zu vermuten, dass du ihm einfach nicht wichtig bist, dann frage dich, ob dies tatsächlich der Fall ist. Vielleicht gibt es ja Gründe für dieses Verhalten, die mit dir gar nichts zu tun haben.
3. **»Beeltere« dein verletztes inneren Kind.** Dein Unterbewusstes hat sich deine Ego-Geschichte ausgedacht, um mit der Tatsache fertigzuwerden, dass deine Bedürfnisse nicht erfüllt wurden und du deswegen glaubst, nichts wert zu sein. Beim Reparenting, dem »Neubeeltern«, gibst du deinem verletzten inneren Kind, was es braucht: Mach dir klar, dass du heute in Sicherheit und in jeder Hinsicht ein wertvoller Mensch bist. Vergiss nicht: Dein Nervensystem hat Stress und ist entsprechend aktiviert. Es ist wichtig für dich, dass du dich um deine Bedürfnisse kümmerst: Übe dich in Selbstfürsorge, wie wir das in Kapitel 5 gelernt haben. So kannst du dein Nervensystem ins Gleichgewicht bringen.
4. **Schreibe deine Ego-Geschichte mithilfe von Affirmationen um.** An den eigenen Wert zu glauben, wenn wir das jahrelang nicht getan haben, ist nicht einfach, denn dieser Glaube ist in Körper und Geist regelrecht eingebrannt. Affirmationen sind positive Mantras, in denen es um uns und

unsere Erfahrungen geht. Sie verändern unsere neuronalen Netzwerke, auch wenn du ihren Inhalt anfangs noch nicht glauben kannst. Dir zu sagen, dass du sicher bist und wertvoll, lässt im Gehirn andere Neuronen feuern als bisher. Je öfter das geschieht, umso stärker wird das neue Netzwerk, und dein Gehirn kann ihm instinktiv folgen. Hier einige Beispiele für Affirmationen, die das bewirken können:

- Ich bin sicher und werde geliebt, gleichgültig, wie ich mich fühle.
- Ich kann mich um mich selbst kümmern, auch wenn ich gelegentlich Hilfe brauche.
- Ich bin der Liebe und Verbundenheit wert.
- Ich schaffe aktiv all meine Lebenserfahrungen.
- Ich bin liebenswert so, wie ich bin.
- Ich bin wertvoll so, wie ich bin.
- Ich bin in der Beziehung zu mir und anderen Menschen sicher.
- Meine Stärke erreicht den höchsten Punkt, wenn ich mit anderen Menschen um mich herum Neues schaffe.
- Ich bin mit meiner emotionalen Welt verbunden und fähig, mich sicher auszudrücken.
- Ich nehme aktiv teil an der Schöpfung meiner Lebenserfahrung und meiner Reaktion darauf.

Je stärker wir mit Affirmationen unsere Überzeugungen beeinflussen, desto mutiger *verkörpern* wir unser authentisches Selbst und desto mehr Selbstvertrauen haben wir in Beziehungen. Wenn wir uns regelmäßig im geistigen Gewahrsein üben und das Wirken unseres Unbewussten wahrnehmen können, haben wir die Möglichkeit, selbst zu entscheiden, wie wir mit anderen Menschen umgehen, statt nur instinktiv aus unserem

Schmerz heraus zu reagieren. Wir eröffnen uns selbst die Möglichkeit, mit unserem Herzen zu antworten, unserem inneren Reservoir an Liebe und Mitgefühl. Wie das geht, werden wir uns im nächsten Kapitel anschauen.

7
Wie du die Kraft deines Herzens entfesselst

Folge deinem Herzen, nicht deinem Kopf.

Diesen Ratschlag hast du vielleicht schon einmal gehört, vielleicht auch schon öfter. Und nachdem du dieses Buch in Händen hältst, stimmst du ihm vermutlich auch zu. Aber hast du dich je gefragt, ob du deinem Herzen auch *tatsächlich* folgst? Viele glauben, dass sie das tun, aber die allermeisten Menschen – mich eingeschlossen – folgen eher ihren Gedanken. Wir bringen den Großteil unserer Zeit damit zu, unserem Denken zuzuhören, statt konkret auf unser Herz zu horchen, mit all seinen Wünschen und Träumen. Entscheidungen treffen wir mit unserem »logischen« und »rationalen« Gehirn. Wir übergehen das Ziehen in unserem Bauch oder das Flattern in unserem Herzen, die uns andere Dinge sagen.

Unser denkender Geist wird zwar als »logisch« und »rational« beschrieben, aber unsere Entscheidungen sind oft alles andere als das. Wenn wir uns von unseren Konditionierungen treiben lassen, hören wir die Stimme unserer inneren Weisheit nicht. Wir haben keinen Zugang zu unserer Intuition, daher versuchen wir, uns denkend durchs Leben zu schlagen. Das ewige Grübeln und Spekulieren, was nun richtig oder falsch ist, lähmt uns mitunter regelrecht. Da wir den inneren Kompass unseres Herzens nicht finden, hören wir meist auf Botschaften von außen, von den Medien, von Gleichaltrigen oder anderen Kräften. Bekannte Probleme lösen wir immer auf die gleiche Weise, unfähig, neue Möglichkeiten zu entdecken oder dysfunktionale Gewohnheiten sein zu lassen. Wir wissen nicht, was wir wirklich wollen und brauchen, und bleiben am Ende unzufrieden, desillusioniert oder verunsichert zurück, weil wir keine Ahnung haben, wie wir unsere Beziehungen und unser Leben meistern sollen.

Um zu deiner inneren Führung zu finden, musst du lernen, wie du Kontakt zu der tieferen Weisheit deines Herzens herstellst. Dein Herz ist nicht einfach nur ein Organ, das Blut durch deinen Körper pumpt. Dein physisches Herz – das jetzt in deiner Brust schlägt – ist auch der Sitz deiner Intuition. Es ist das energetisch stärkste Organ im menschlichen Körper, dessen elektrisches Feld sich über deine körperlichen Grenzen hinaus ausdehnt. Dein Herz überträgt die individuelle Energie, die dich einzigartig macht – das, was ich »Seele« oder »Essenz« nenne. Wenn du also in deinen Beziehungen Entscheidungen treffen möchtest, die im Einklang mit deiner Seele, mit deinem authentischen Selbst stehen, dann musst du dich mit deinem Herzen verbinden.

Viele Menschen betrachten ihr Herz als körperliches Zentrum ihrer selbst. Dorthin würden sie deuten, würde man sie fragen, wo ihre Mitte ist. Nicht wenige glauben auch, dass das Herz das Zentrum unserer Emotionen ist. In aller Welt und durch alle Jahrhunderte der Menschheitsgeschichte hindurch galt das Herz als Sitz der Liebe, von Identität, Intention und Intuition. Allein in der englischen Sprache gibt es Dutzende Redewendungen, die das Herz als Zentrum unseres emotionalen und intuitiven Selbst schildern: Man spricht vom »Herzstück« einer Sache, wünscht etwas »von ganzem Herzen« oder spricht von »herzlichem Dank«.

Diese historische und kulturelle Gewichtung kommt nicht von ungefähr. In den letzten Jahrzehnten konnte die Forschung zeigen, dass das Herz mächtiger ist, als wir immer angenommen haben. Wir wissen heute, dass das Herz mit dem Gehirn kommuniziert, dass es Nervenimpulse und Hormone leitet, Druckwellen und elektromagnetische Energie ausstößt. All das wirkt sich auf unser Nervensystem aus. Die Signale unseres Herzens sind tatsächlich so stark, dass andere Menschen und Tiere sie als unsere Energie spüren können. Würde ich eine Elektrode in ein Gefäß mit Wasser hängen und dieses dicht bei dir aufstellen, könnte ich deinen Herzschlag an winzigen Bewegungen im Wasser sehen.

Wenn du nicht weißt, was es heißt, mit deinem Herzen verbunden zu sein, kann ich das nachfühlen. Mir ging es jahrelang genauso. Wenn Yoga-Lehrerinnen oder andere Heiler darüber sprachen, sich in den Herzraum zu begeben, um Entscheidungen zu treffen oder Frieden und Klarheit zu finden, hatte ich echt keine Ahnung, wovon da die Rede war. Erst als ich nach Bali reiste – genauer gesagt, als ich eine Nacht im balinesischen Dschungel verbrachte –, fing ich an zu verstehen, was es heißt, mit dem eigenen Herzen verbunden zu sein. Und auch, warum das so wichtig ist.

Nachdem ich meinen Doktortitel erlangt hatte, schenkten mir meine Eltern etwas Geld. (Finanzielle Belohnungen für akademische Leistungen wurden in meiner Familie als probater Liebesbeweis betrachtet.) Lolly und ich beschlossen, es für einen Rucksackurlaub auf Bali zu verwenden. Wir kurvten auf einem Moped über die Insel und nächtigten in billigen Guesthouses.

Am Ende unserer Fahrt landeten wir in einem beliebten Retreatzentrum ganz in der Nähe der Stadt Ubud, die von Reisfeldern, Schluchten und Tempeln umgeben war. Unsere Unterkunft war auf eine stille Weise schön, die Fenster öffneten sich auf Felder, so grün, dass sie fast blau wirkten. Während unseres ersten Tages im Retreatzentrum gingen wir gleich in den Leseraum, und jede suchte sich ein Buch aus. Ich fühlte mich angezogen von Gregg Bradens Buch *Im Einklang mit der göttlichen Matrix*.

Braden ist ein bekannter spiritueller Lehrer. Der Physiker geht davon aus, dass es ein energetisches Netz gibt, das alle Menschen miteinander verbindet. Seine Ideen begeisterten mich auf Anhieb. Auf der Liege in meinem Zimmer ließ ich den Wind über mich hinwegstreichen und verschlang Seite um Seite. Der Hibiskus duftete, und draußen vor der offenen Tür gaben uns die Vögel ein Konzert. Zwei Tage später verließen wir das Zentrum, und ich hatte das Buch zu Ende gelesen.

Als wir nach Hause zurückkehrten, besorgte ich mir weitere Bücher, die Ideen wie die von Braden näher untersuchten. Bei meinem tiefen Eintauchen in diese Welt stieß ich auch auf das Konzept der Herzkohärenz: Das ist ein wissenschaftlich messbarer psycho-physiologischer Zustand, der eintritt, wenn Herz und Gehirn effizient zusammenarbeiten. Wenn unser Herz kohärente, energetisch rhythmische Signale an unser Gehirn schickt und umgekehrt. Davon hatte ich noch nie etwas gehört. Aber ich wollte umgehend mehr darüber wissen, und so begann mein Weg zum *Herzbewusstsein*.

Als *Herzbewusstsein* bezeichne ich einen Zustand des Gewahrseins, der sich auf das Herz konzentriert. Dabei öffnen wir uns für die Botschaften des Herzens und treffen unsere Entscheidungen aufgrund seiner Intelligenz. Sind wir uns unseres Herzens gewahr, entdecken wir unsere wahren Leidenschaften, unseren Lebenssinn. Wir können anderen Menschen unsere einzigartige Energie zeigen und lassen uns von unseren wahren Interessen und Wünschen leiten. Wenn wir auf unser Herz hören, haben wir eine authentischere Verbindung zu uns selbst, wir sind offener für ebensolche Bande zu anderen Menschen. Unsere geerdete Präsenz schenkt uns Sicherheit im Rahmen unserer Beziehungen, und unser Nervensystem sendet beruhigende Signale an die Menschen in unserem Umfeld, sodass diese sich in unserer Gegenwart auch körperlich ruhig fühlen. (Mehr über den Prozess der Co-Regulation im nächsten Kapitel.) Und schließlich trägt das Herzbewusstsein dazu bei, dass wir die Stimme unserer Intuition besser hören, sodass wir Entscheidungen treffen können, die mit unserem authentischen Selbst im Einklang stehen. Für uns und unsere Beziehungen, und das obwohl uns die Zukunft immer unbekannt sein wird.

Das Herzstück des Ganzen: die Herzkohärenz

Obwohl die meisten Menschen den Begriff der Herzkohärenz nicht kennen, wird sie schon seit Jahrzehnten studiert. In der Medizin verwendet man sie, um den Menschen zu körperlichem und emotionalem Wohlbefinden zu verhelfen. Die wissenschaftliche Forschung konnte zeigen, dass es mithilfe der Herzkohärenz möglich ist, eine Reihe von Krankheiten zu verhindern oder zu heilen, darunter Herzerkrankungen, Diabetes, chronische Erschöpfung, chronische Schmerzen, Bluthochdruck, Autoimmunerkrankungen und Fibromyalgie.[30] Andere Studien haben festgestellt, dass die Herzkohärenz einen positiven Einfluss auf Angststörungen, Depressionen, posttraumatische Belastungsstörungen, ADHS, Drogen- und Alkoholsucht,

Aggressionsprobleme und Essstörungen ausübt. Außerdem trägt sie dazu bei, das Gedächtnis und die kognitiven Leistungen zu verbessern.[31]

Zur Herzkohärenz kommt es, wenn sich unser Gehirn, unser Herz und unsere Emotionen im Gleichklang befinden, sodass sie energetisch gut koordiniert sind und effizient zusammenarbeiten. Einfacher ausgedrückt: Es geht dabei um einen Zustand körperlicher und emotionaler Verbundenheit mit dem Herzen, in dem wir uns dessen Botschaften gemäß verhalten können. Die Herzkohärenz ist ein Zustand der ausgeglichenen Kommunikation zwischen den wichtigsten physiologischen Kontrollzentren des Körpers, also dem Herz-Kreislauf-System, dem Nerven-, Hormon- und Immunsystem. Diese innere Choreografie erlaubt unserem autonomen Nervensystem, zwischen dem sympathischen und dem parasympathischen Zustand hin und her zu schalten. Sie aktiviert, wenn nötig, die Stressreaktion, kehrt aber dann ebenso schnell in den Zustand der Homöostase zurück. Die Herzkohärenz bringt auch unseren inneren Dialog zum Verstummen und fördert so geistige Klarheit beziehungsweise die Fähigkeit, auf unsere Intuition zu hören.

Die Wissenschaft misst die Herzkohärenz, indem sie die elektrischen Signale aufzeichnet, die das Herz ans Gehirn schickt. Ist diese Kohärenz gegeben, schickt unser Herz ans Hirn schöne s-förmige Impulse, die die Druckwellen des Blutes steuern, die Nervenimpulse, die ausgeschütteten Hormone beziehungsweise Neurotransmitter und die elektromagnetische Energie. Dadurch wird unsere Stresswahrnehmung verringert und unsere Stressresilienz gestärkt, das heißt, das Niveau an Anspannung, das wir bewältigen. Diese harmonischen Signale senken auch den Stress der Menschen in unserer Umgebung, was wieder einmal belegt, dass jedes Individuum die Welt um sich herum verändern kann.

HERZRHYTHMUS-MUSTER

Inkohärenz:
Frustration, Angst, Sorge, Gereiztheit

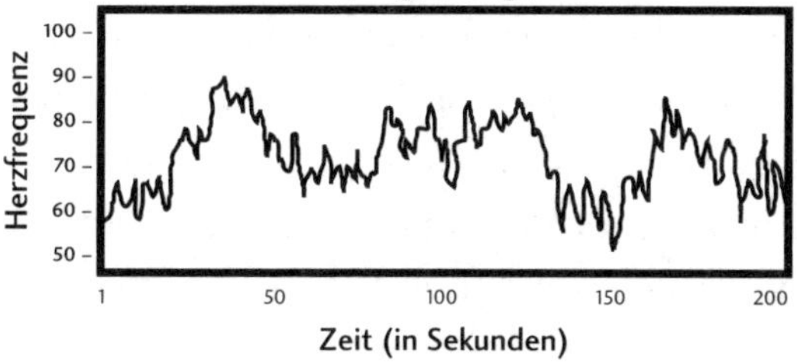

Überschießende/verbrauchte Energie

Dysreguliertes Nervensystem

Rasende/sich wiederholende Gedanken/Zerstreutheit

Wettbewerbsbetont

Kohärenz:
Wertschätzung, Liebe, Fürsorge, Mitgefühl

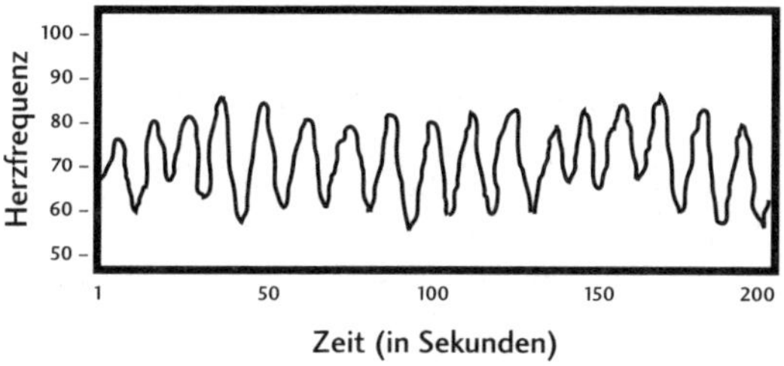

Neue Energie

Reguliertes/resilientes Nervensystem

Ruhe/Konzentration/geistige Klarheit

Auf Gemeinschaftlichkeit ausgerichtet

Unser Herz hat also sein eigenes »kleines Gehirn«, wie die Forschung es nennt. Es besteht aus rund 40 000 Neuronen.[32] Wie das Gehirn in unserem Schädel kann auch das Herz Kurzzeit- und Langzeiterinnerungen speichern. Das erklärt, warum sich manche Menschen nach einer Herztransplantation an das Leben der Spenderperson erinnern können oder ihre Charakterzüge übernehmen.[33]

Unser Herz ist das energetisch machtvollste Organ unseres Körpers. Es strahlt ein elektrisches Energiefeld aus, das sechzigmal so stark ist wie das des Gehirns, sein Magnetfeld ist gar hundertmal stärker.[34] Die elektromagnetische Energie des Herzens kann überall auf der Hautoberfläche gemessen werden. Sie erstreckt sich gut eineinhalb Meter über unseren Körper hinaus. Die Menschen, die uns nahekommen, spüren sie, weil sie sich auf ihre Gehirnwellen auswirkt.[35] Unser Herz nutzt elektrische und elektromagnetische Felder sowie Hormone und andere sensorische Signale, um Informationen an uns und die Menschen in unserer Umgebung zu schicken. Gleichzeitig empfängt es ständig Informationen aus der Umwelt und leitet diese weiter.[36] Tatsächlich ist es unser Herz, nicht unser Gehirn, das die elektromagnetischen Signale aus der Außenwelt verarbeitet. Daher ist das Herz der Sitz unserer Intuition.

Vielleicht ist dir schon mal aufgefallen, dass manche Menschen eine bestimmte Energie haben. Vielleicht strahlen sie Leichtigkeit, Wärme oder Freude aus. Oder sie scheinen stets traurig, düster oder schwermütig. Manche sind auch immer ängstlich, aufgeregt und gereizt. Was du da spürst, ist das elektromagnetische Feld des oder der anderen, das wir fühlen können, wenn wir einige Dezimeter entfernt sind. Wenn zwei Menschen einander berühren, wenn sie nebeneinandersitzen oder liegen, dann beeinflusst ihr Herzschlag jeweils die Gehirnwellen der anderen Person. Und selbst wenn wir uns mit jemandem unterhalten, der sich auf der anderen Seite des Zimmers befindet, kann unser Herzschlag diese Person beeinflussen.[37]

Unser Herz wird von einem sensorischen System beeinflusst, das von Moment zu Moment sämtliche Veränderungen registriert, denn unsere Energie verändert sich, wenn wir mit den Menschen und Dingen in unserer Umgebung interagieren. Im Zustand der Herzkohärenz ist unser Nervensystem offen für den energetischen Zustand der Menschen um uns herum. So erhalten wir Zugang zu einer Form der Intuition, die man als *energetische Sensitivität* bezeichnen könnte.[38] Diese erlaubt uns, die Energie der Menschen zu bemerken, die uns physisch am nächsten sind oder mit denen wir eine enge emotionale Verbundenheit haben. Diese Intuition kennst du vermutlich von jenen Augenblicken, in denen du gespürt hast, dass einem geliebten Menschen etwas sehr nahegegangen ist, ohne dass er oder sie das erwähnt hat. Oder du hast eine gewisse Leichtigkeit, eine energetische Ladung verspürt, wenn du neben jemandem gestanden hast, der gerade eine gute Nachricht erhalten hat – ohne dass du zu diesem Zeitpunkt explizit davon gewusst hättest.

Unser Herz kennt auch noch eine andere Form der Intuition, die man als »nicht-lokal« oder Intuition auf Distanz bezeichnet. Diese Form der Intuition macht es möglich, dass wir den Zustand von Menschen kennen und um Ereignisse wissen, die räumlich oder sogar zeitlich von uns getrennt sind. Obwohl viele Menschen dies für »esoterischen Unsinn« halten, gibt es für diese Form der Intuition solide wissenschaftliche Beweise. Forschungsarbeiten zeigen, dass unser Herz Ereignisse vorhersagen kann, *bevor* sie passieren. Eine Studie zeigte sogar, dass das Herz der Probanden auf erschütternde Bilder reagierte, noch bevor die Menschen sie mit ihren Augen sehen konnten.[39] Und diese Resultate ließen sich über verschiedene Kulturen hinweg bestätigen, wobei mit unterschiedlichen Reizen gearbeitet wurde.[40]

Vielleicht hast du diese nicht-lokale Intuition schon selbst erlebt, wenn du an einen Menschen dachtest und plötzlich eine SMS oder einen Anruf von dieser Person bekommen hast. Oder wenn du wusstest, was ein geliebter Mensch dachte, noch bevor er oder sie es ausgesprochen hatte. Es gibt auch Beispiele von Eltern, die spürten, dass ihrem Kind etwas passierte, auch wenn das Kind sich an einem anderen Ort aufgehalten hat. Oder Menschen mit einem Unternehmen eine erstaunliche Ahnung hatten, die ihr Geschäft außerordentlich erfolgreich machte.[41]

Neben dieser nicht-lokalen Intuition verfügt unser Herz über intuitive Kräfte, von denen selbst die Wissenschaftler sagen, dass sie diese nicht vollständig messen können. Trotzdem – oder vielleicht gerade deshalb – ist den Forscherinnen und Forschern klar, dass unser Herz »an ein Informationsfeld angeschlossen ist, das von den klassischen Begrenzungen von Raum und Zeit nicht betroffen ist«. Ein Feld, das eine geradezu überirdische Qualität hat und einen »tiefgründigeren Teil unser selbst« abbildet.[42]

Wir haben nur dann Zugang zu diesem Informationsfeld, wenn wir uns in einem sicheren und sozial verbundenen Zustand ventral-vagaler parasympathischer Aktivierung befinden, worüber wir in Kapitel 3 schon gesprochen haben. In diesem Zustand kann unser Körper das Rauschen unserer Gedanken beruhigen, sodass wir das intuitive Ping unseres Herzens besser hören können. Denk an den Zustand der Offenheit und Leichtigkeit, in den dein Herz eintaucht, wenn du vollkommen entspannt und friedlich bist und vergleiche diesen Zustand mit der Enge und Schwere, die du fühlst, wenn du verängstigt, gestresst oder besorgt bist. Hier spricht deine Intuition zu dir.

Wenn Herz und Gehirn energetisch und emotional im Gleichklang sind, dann spüren wir die Empfindungen unseres Herzens eher und können anfangen, seine Botschaften zu verstehen. Nehmen wir unser Herz als geerdet, ruhig und offen wahr, wenn wir überlegen, wie wir in unserer Beziehung reagieren sollen, dann wird auch unsere Entscheidung ausgewogen und sicher ausfallen. Spüren wir im Herzen aber Enge, Angst oder Ablehnung, dann ist das, wofür wir uns in diesem Moment entscheiden, vielleicht nicht in unserem Interesse.

Mit der Zeit hören wir diese leise Stimme im Hinterkopf, diese Momente eines tiefen Wissens, unser Bauchgefühl, das uns unerwartete Worte, Bilder oder Visionen schickt. Diese Schmetterlingsflügel im Herzen. Wenn wir uns für die Empfindungen in unserem Herzen öffnen und seine Botschaften empfangen, kann unser Gewahrsein auch in anderen Bereichen zunehmen. Wir werden Augenblicke der Einsicht und Klarheit erfahren, wenn eine Idee oder eine Lösung plötzlich im Bewusstsein aufscheint und die sich ständig wiederholenden Gedanken unterbricht. Wir werden diese sanften Nasenstüber bemerken, die uns dazu anhalten, unsere Lieblingstasse vom Tischrand wegzuschieben, damit sie nicht hinunterfällt. Oder einen Regenschirm mitzunehmen, um vor einem Schauer sicher zu sein. Oder einen anderen Weg zur Arbeit zu nehmen, damit wir das Kätzchen finden, das unbedingt unsere Hilfe braucht. All das sind Beispiele dafür, wie unsere Intuition zu uns spricht.

Mit unserem Herzen verbunden zu sein, in einem Zustand der Kohärenz, heißt, dass wir Zugang zu unserer ureigenen Kreativität haben und dass wir leichter in den »Flow« eintauchen, in dem uns das, womit wir gerade beschäftigt sind, sei es ein berufliches Projekt, unser Hobby oder ein Gespräch, vollkommen absorbiert.[43] Diese Augenblicke der Weite und Verbundenheit, in denen sich die Konzentration von selbst einstellt, können uns helfen, unsere wahre Leidenschaft, unseren Lebenssinn zu finden.

Das Problem ist nur, dass die meisten Menschen sehr wenig Zeit für die Verbundenheit mit ihrem Herzen aufbringen, für den Zustand der Herzkohärenz. Wenn die äußeren Umstände uns permanent überfordern, weil wir mit chaotischen und unsicheren Lebensbedingungen zu kämpfen haben, oder wenn unser Innenleben nur aus Sorgen besteht, dann wird unser Körper überreizt und gestresst. Das wiederum verhindert die Verbindung zu unserem Herzen und dessen Kohärenz mit dem

Gehirn. In solchen Augenblicken geraten die Botschaften von Herz, Gehirn und Umwelt durcheinander. Dann sind wir nicht mehr fähig, Situationen richtig einzuschätzen oder anderen Menschen offen und neugierig zu begegnen. Unser Herz sendet uns weiter Nachrichten, aber wir können sie nicht hören, weil das Gehirn diese Signale übertönt. Steht das Gehirn nicht im Einklang mit unserem Herzen, dann sieht es nur Konflikte. Es hebt das Trennende hervor, all die Differenzen, die wir mit den von uns geliebten Menschen haben. Glücklicherweise gibt es Mittel und Wege, die elektrostatischen Störungen zu beseitigen, die uns davon abhalten, die ewige Präsenz der Liebe zu verkörpern.

Wir können lernen, die Momente der Herzkohärenz zu genießen und Zugang zu unserer Intuition zu finden, sodass wir trotz unserer zwangsläufig ungewissen Zukunft Sicherheit und Vertrauen entwickeln können. Doch auch die Herzkohärenz wird nicht jede stressige und belastende Erfahrung von uns nehmen. Das ist gar nicht möglich, denn solche Situationen gehören zum Leben einfach dazu. Aber die Herzkohärenz kann uns helfen, unser Nervensystem wieder in die sichere Zone zu bringen, wenn wir unangenehme Erfahrungen gemacht oder belastende Gefühle erlebt haben. Diese höhere Stressresilienz lässt uns eine größere Bandbreite an Situationen akzeptieren, ohne dass wir uns überfordert fühlen und uns in einer automatischen Reaktion unseres Nervensystems verfangen. Können wir uns nämlich nicht selbst beruhigen, wenn wir uns aufgeregt haben, dann schickt unser Gehirn uns weiterhin angstgesteuerte Botschaften, und wir werden uns in unserem Körper nie sicher genug fühlen, um auf unser Herz zu hören.

Wie du mit Herzkohärenz deine Beziehungen heilst

Wenn Herz und Hirn harmonisch und effizient zusammenarbeiten, nehmen wir unsere Umgebung präziser wahr und treffen Entscheidungen, die uns Verbundenheit mit anderen Menschen ermöglichen. Wir können klarer denken und werden daher mit emotionalen Belastungen besser fertig.

Unser Nervensystem ist darauf ausgelegt, uns vor Gefahren zu schützen, unser Herz aber kann mitfühlende Bande aufbauen. Stress und ein emotionales Auf und Ab akzeptieren zu können, ohne dass wir uns aufregen, uns überfordert fühlen oder uns ganz zurückziehen, ermöglicht es uns, liebevoller und ruhiger auf andere Menschen zu reagieren. Natürlich werden wir in Beziehungen und im Leben allgemein weiterhin stressige Momente erleben, doch wir sind trotzdem offen dafür, wie andere die Dinge sehen und erleben. Wir haben auch innerhalb unserer Beziehungen genug Raum, um uns auf andere, einzigartige Menschen einlassen zu können. Gleichzeitig ziehen wir klare Grenzen, damit uns etwaige Differenzen keine Kraft kosten oder Groll verursachen. So können wir der liebende und mitfühlende Mensch sein, der zu sein uns gegeben ist.

Wie aber lassen wir die lebens- und beziehungsverändernde Kraft der Herzkohärenz für uns fruchtbar werden? Das beginnt mit kurzen Momenten während des Tages, in denen wir uns auf das einlassen, was die Forschung *core heart feelings* nennt, grundlegende Herzgefühle wie Wertschätzung, Dankbarkeit, Mitgefühl, Fürsorge und Liebe. Diese Emotionen harmonisieren deinen Herzrhythmus, sodass er alle Unregelmäßigkeiten verliert und »sinusartige« Wellen entstehen. Außerdem verringern diese Emotionen die Aktivität unseres sympathischen Nervensystems und erhöhen die des Parasympathikus.[44]

Vor allem Dankbarkeit kann helfen, uns besser im gegenwärtigen Augenblick zu verankern, statt ständig alte Probleme und Schwierigkeiten durchzukauen oder uns Sorgen über die Zukunft zu machen. Dankbarkeit hält uns im Gewahrsein dessen, was im Hier und Jetzt *ist*. So können wir die Wirklichkeit akzeptieren, wie sie jetzt ist, und die energetischen Widerstände überwinden, in denen wir so oft festhängen. Wie Dankbarkeit wirkt, kannst du ganz leicht selbst feststellen. Nimm dir einen Moment Zeit, in deinen Körper hineinzuspüren, wenn du das nächste Mal denkst, du »müsstest« oder »solltest« etwas tun, sei es ein Rückruf oder das Zähneputzen vor dem Schlafengehen. Dann halte einen Augenblick inne, um dein Denken zu ändern: Sei dankbar für die Gelegenheit, diese Handlung zu vollziehen. Anders ausgedrückt, sagst du nicht: »Ich muss noch X machen« oder: »Ich sollte unbedingt Y tun«, sondern stattdessen: »Ich kann mich entscheiden, X zu tun.« Achte dabei darauf, wie die Energie deines Körpers auf diesen mentalen Wandel reagiert. Mitunter ist es hilfreich, diese Übung noch auszubauen, indem du überlegst, was die entsprechende Handlung dir in puncto Lebenssinn und -freude bringt. Zum Beispiel: »Ich kann meinen Schatz zurückrufen, weil wir uns dann stärker miteinander verbunden fühlen.« Oder: »Ich kann mich fürs Zähneputzen entscheiden, weil mir das Wohlergehen meines Körpers wichtig ist.«

Tag für Tag diese winzigen Momente der Verbundenheit mit deinem Herzen zu üben, ist die Grundlage für den Raum, den du brauchst, um dich authentisch auszudrücken und anderen den Raum zu geben, dasselbe zu tun. Dieser authentische emotionale Ausdruck ermöglicht uns eine echte Verbundenheit mit anderen Menschen, sodass diese uns wirklich wahrnehmen können. Und unsere Liebsten fühlen sich sicher genug, um sich uns zu zeigen. Jemanden wahrhaft zu kennen und sich mit Herz und Hirn auf diese Person einzulassen, sorgt dafür, dass wir die Dinge aus *ihrer* emotionalen Perspektive fühlen können. Und das wiederum ist das Fundament jeder authentischen und empathischen Verbundenheit.

Die Geheimnisse deines Herzschlags

Der Herzschlag ist der Rhythmus unseres Lebens, eine Kraft, die wir im ganzen Körper spüren. Er ist das erste Vitalzeichen, das Ärzte überprüfen, wenn sie feststellen wollen, ob jemand lebt oder tot ist. Aber der Herzschlag ist nicht nur der Beleg für unsere physische Existenz. Er ist die »intelligente Sprache« unseres Herzens, mit dem dieses unsere emotionalen Erfahrungen an unser Gehirn übermittelt, an unseren Körper und die Welt um uns herum. Jedes Mal, wenn unser Herz schlägt, schickt es neuronale Impulse aus, die die elektrische Aktivität in unserem Gehirn verändern, vor allem in den Regionen, die für Emotionen zuständig sind. Unser Herzschlag kann sogar die elektrische Aktivität im Gehirn der Menschen und Tiere verändern, die sich in unserer Nähe aufhalten.[45]

Dabei hat jeder Mensch seine eigene Sprache des Herzens. Anders als viele Menschen glauben, schlägt unser Herz nicht wie ein Metronom einen stets gleichbleibenden Rhythmus. Tatsächlich ändert sich der Abstand zwischen zwei Herzschlägen von Sekunde zu Sekunde, kann länger oder kürzer werden. Man nennt dies auch Herzfrequenzvariabilität (HFV). Dies ist die Maßzahl für diese winzigen Veränderungen der Herzfrequenz, die wir nicht spüren, eben weil sie so minimal ausfallen. Kontrolliert wird die HFV von unserem autonomen Nervensystem mit dem sympathischen und parasympathischen Zweig, das für die verschiedenen Impulsreaktionen zuständig ist: Kampf- oder Flucht-Reflex, Erstarren, Totstellen oder Unterwerfung.

Je öfter das Herz unterschiedlich schlägt, desto größer die Herzfrequenzvariabilität. Je weniger Unterschiede es im Intervall zwischen den Schlägen gibt, desto niedriger ist die HFV. Mit einer hohen HFV können wir besser mit Stress umgehen, weil unser Herz sich nach einer belastenden Erfahrung schneller erholt und zu seinem üblichen Rhythmus zurückkehrt. Mit einer niedrigen HFV hingegen reagieren wir schlechter auf Belastungen, weil unser Herz sich nicht so schnell erholt und häufig noch lange nach der belastenden Erfahrung schnell schlägt.

Vielleicht hast du diesen Unterschied schon einmal selbst erlebt, wenn du die Straße überquert hast und plötzlich ein Auto auf dich zukam. Mit einer hohen HFV hat dein Herz vermutlich kurz schnell geschlagen, damit du die Energie hattest nötigenfalls zur Seite zu springen. Bald danach aber hat sich dein Herzschlag wieder verlangsamt, und du hast dich beruhigt. Mit einer niedrigen HFV hingegen behält das Herz nach so einer Situation seinen schnellen Takt länger bei, weshalb du länger als nötig aufgeregt bist.

Eine hohe HFV geht im Allgemeinen einher mit einem besseren körperlichen Zustand, emotionalem Wohlbefinden, resilientem Verhalten und besserer emotionaler Regulierungsfähigkeit. Bei einer hohen HFV verbringt unser Nervensystem mehr Zeit im ventral-vagalen Zustand. Das verbessert unsere Herzkohärenz und unsere Fähigkeit, offen auf andere Menschen zuzugehen und mit ihnen zusammenzuarbeiten.

Eine niedrige HFV hingegen heißt, dass wir schlechter mit Stress und schwierigen Emotionen umgehen können, auch wenn wir uns wünschen würden, unter Belastung ruhig zu bleiben. Möglicherweise sind wir ständig ungeduldig, übererregt, gereizt. Wir erleben immer wieder tiefen Schmerz und verhalten uns irrational. Dabei verletzen wir uns selbst und andere Menschen, weil wir uns mit Drogen, Alkohol, Essen, Sex oder anderen Formen dysfunktionalen Verhaltens trösten wollen. Stets haben wir das Gefühl, um unser Überleben kämpfen zu müssen, und richten daher den Blick immer nur auf uns selbst. Wir können uns gar nicht auf andere Menschen einstellen oder die Dinge aus deren Perspektive sehen oder fühlen.

In Beziehungen macht sich der Unterschied zwischen hoher und niedriger HFV zum Beispiel bemerkbar, wenn unsere Partnerin offensichtlich erschüttert nach Hause kommt. Im ersteren Fall reagieren wir ruhig und gehen auf sie ein, im letzteren nehmen wir das Ganze sehr persönlich und übernehmen ungeprüft ihren emotionalen Zustand. Mit einer höheren HFV können wir unserem Gegenüber den Raum und die Zeit lassen, um sich selbst zu regulieren. Oder wir können auf die andere eingehen und mit ihr co-regulieren. Sind wir es, die gestresst nach Hause kommen, können wir uns schnell selbst regulieren, indem wir uns kurz Zeit für uns nehmen oder indem wir dem Partner oder der Partnerin mitteilen, welche Art von Unterstützung wir brauchen, ob es nun Raum, Zeit oder ein offenes Ohr ist.

Fragebogen zur Herzfrequenzvariabilität (HFV)

Schaue dir die folgenden Fragen an und kreuze an, was am häufigsten auf deine Erfahrungen zutrifft.

Wenn du Schwierigkeiten mit anderen Menschen hast, gehst du manchmal in die Luft, fühlst dich überfordert oder verlierst die Kontrolle?
1. Nie
2. Manchmal
3. Häufig

Bist du in Gegenwart anderer Menschen unfähig, dich zu entspannen und wohlzufühlen?
1. Nie
2. Manchmal
3. Häufig

Fühlt es sich für dich nicht sicher an, anderen Menschen körperlich nahe zu sein oder körperlich Kontakt mit ihnen aufzunehmen? Hast du Angst davor?
1. Nie
2. Manchmal
3. Häufig

Kannst du dich anderen Menschen gegenüber nicht emotional verletzlich zeigen? Empfindest du das als gefährlich oder unangenehm?

1. Nie
2. Manchmal
3. Häufig

Fühlt es sich für dich unangenehm an, Liebe zu geben oder zu empfangen? Wehrst du dich dagegen, wenn jemand dir seine Liebe gesteht oder eine emotionale Bindung zu dir aufbauen möchte? Hast du Angst davor?

1. Nie
2. Manchmal
3. Häufig

Findest du es unmöglich, entspannt und locker zu sein, wenn du allein bist? Empfindest du Augenblicke der Stille und Einsamkeit als unangenehm, zum Beispiel bei der Meditation oder wenn du allein zu Hause bist?

1. Nie
2. Manchmal
3. Häufig

Zähle die Punktwerte deiner Antworten zusammen (1 Punkt für »nie«, 2 für »manchmal«, 3 für »häufig«). Je höher deine Gesamtpunktzahl ausfällt, desto niedriger ist deine HFV und desto seltener erlebst du den Zustand der Herzkohärenz. Gehe mitfühlend mit dir um, egal, welchen Punktwert du erzielt hast. Diese Übung gibt dir Gelegenheit, Körper, Geist und Herz zu verändern. Und dieser Wandel ist immer möglich, in jeder Minute jedes Tages. Wo auch immer du auf deinem Weg zur Heilung stehst: Deine HFV zu erhöhen und dich in Herzkohärenz zu üben, indem du ein Gewahrsein von Körper und Geist entwickelst, hilft dir, deine automatischen Reaktionsmuster hinter dir zu lassen. Du wirst

Frieden finden und die Botschaften deines Herzens klarer vernehmen.

Mein eigener Weg zum Herzbewusstsein

Wie viele von uns wurde auch ich mit emotional abwesenden Eltern groß. Das hatte zur Folge, dass ich mich ängstlich von meinem Herzen abkoppelte. Meine Eltern waren beide Einwanderer in der zweiten Generation. Sie wuchsen in einem sowohl körperlich als auch emotional unterversorgten Umfeld auf. Meine Mutter war von ihren eigenen Eltern weitgehend ignoriert worden, was dazu geführt hatte, dass auch sie als Erwachsene emotional unterentwickelt war und mit Stress nicht umgehen konnte. Dementsprechend konnte sie keine authentische Beziehung zu anderen Menschen herstellen. Als meine Schwester als kleines Kind eine Reihe gesundheitlicher Krisen durchmachte, waren meine Eltern überfordert und hatten keinerlei Hilfe. Die Verwandten distanzierten sich, weil sie wohl entweder nicht wussten, was sie tun sollten, oder keine Lust hatten, sich damit zu belasten. Meine Mutter machte emotional vollkommen zu, weil sie mit dem Dauerstress nicht fertig wurde und hatte bald selbst mit chronischen Schmerzen und verschiedenen gesundheitlichen Problemen zu kämpfen. Unfähig, ihre Emotionen zu regulieren, begann sie eine schier endlose Odyssee durch alle möglichen Arztpraxen, um Hilfe wegen ihrer chronischen Schmerzen zu finden.

Als ich zur Welt kam, waren meine Eltern Mitte vierzig. Sie lebten seit Jahrzehnten in ihren dysregulierten Körpern mit einem Nervensystem, das ständig in Alarmbereitschaft war. Was sie antrieb, war eine tiefsitzende Angst. Für sie stand ihr Überleben im Vordergrund, sodass sie sich nicht auf mich oder meine emotionale Welt einlassen konnten. Da niemand mir beim Umgang mit dem half, was in mir und um mich herum geschah, wuchs ich ebenfalls mit dem Gefühl latenter Gefährdung auf. Auch ich fühlte mich überfordert und dysreguliert. Der ventral-vagale Zustand des Parasympathikus, den wir brauchen, um uns geerdet zu fühlen, in unserem Körper und unseren Beziehungen zu Hause, war mir weitgehend fremd.

Ich wurde die lebende Verkörperung der Überzeugung, die in unserer Familie von Generation zu Generation epigenetisch weitergegeben wurde: dass die Welt ein angsteinflößender und einsamer Ort ist. Diese Überzeugung wurde mir von meinen Eltern vererbt und wurde zu meiner gelebten Erfahrung. Mit Anfang zwanzig – sie war gerade von zu Hause ausgezogen – erfuhr meine Mutter, dass ihr Vater urplötzlich an einem Herzinfarkt gestorben war. Dieser unvermittelte Verlust aktivierte ihre tief verwurzelte Angst vor dem Verlassenwerden und verstärkte noch ihr Gefühl, ganz allein zu sein. Jahre später kamen meine Eltern aus den Flitterwochen zurück und wurden Zeugen, wie sich vor ihren Augen ein Auto mehrmals überschlug. Dieses erschreckende Erlebnis sollte noch auf Jahre hinaus über jedem einzelnen unserer Familienausflüge mit dem Auto schweben. Mein Vater wiederum war als Kind auf brutale Weise gehänselt worden. Als er später dann auch noch Opfer eines Identitätsdiebstahls wurde, festigte sich dadurch seine Überzeugung, dass die ganze Welt nur darauf aus war, ihn zu betrügen.

Meine eigenen Erfahrungen verstärkten die Sorgen meiner Eltern noch. Ich wuchs in einem Viertel von Philadelphia auf, das zu jener Zeit nicht zu den sichersten gehörte. Nachts wurde ich häufig von Sirenengeheul geweckt, weil Polizei und Krankenwagen zu einem Unfall oder einem Tatort unterwegs waren.

An dem Tag, als meine Eltern mich aus der Geburtsklinik nach Hause holten, brannte unsere Garage wegen eines Funkenflugs ab, den mein älterer Bruder bei der Reparatur eines alten Autos versehentlich verursacht hatte. Mehr als einmal erlebte ich, dass unser Auto nachts aus der Einfahrt gestohlen worden war. Und als unsere Nachbarin bestohlen wurde, während sie im Garten hinter dem Haus arbeitete, wurden meine Eltern nicht müde, mir zu erklären, dass ich nie wirklich sicher sein konnte, nicht einmal im eigenen Haus.

Mit der Zeit fühlte ich mich immer weniger in Sicherheit, ob nun in meinem Körper oder in der Welt da draußen. Krankheiten, Verluste oder der Tod jener Menschen, auf die ich für mein Überleben angewiesen war, waren in meinem Geist als Möglichkeit immer präsent. Nachts lag ich häufig im Bett und spürte die Angst, die mir die Brust zuschnürte. Obwohl meine Mutter mich ständig ermahnte, mich gerade zu halten, saß ich den lieben langen Tag mit hängenden Schultern herum, weil ich mein verletzliches Herz schützen wollte. Es sollte nicht viel Zeit vergehen, bis ich zur Verkörperung des LePera-Familienmantras wurde, dass es immer einen berechtigten Grund gab, sich Sorgen zu machen. Tatsächlich sah ich aus, als trüge ich die Last der Welt auf meinen Schultern. Und bald fing mein Körper an, bei jeder Gelegenheit in den Überlebensmodus zu schalten – wie bei meinen Eltern. Die Angst schnürte mir die Luft ab, ich machte mich stets auf das Allerschlimmste gefasst. Ich hätte keinen Zugang zu meinem Herzen gefunden, selbst wenn ich es versucht hätte. Ich konnte mich anderen Menschen gegenüber nicht öffnen, daher blieb ich der Außenwelt gegenüber meistens still und schmerzlich schüchtern. Kam Besuch, verkroch ich mich unter dem Tisch. Begegnete meine Mutter irgendwo draußen einem mir fremden Menschen, versteckte ich mich hinter ihren Beinen. Um meine tief verwurzelten Ängste zu lindern, lutschte ich am Daumen (wie ich es schon im Mutterleib getan hatte). Ich nagte mir die Nägel so weit ab, dass es wehtat, obwohl meine Familie mich ständig damit aufzog.

Als Teenager und in den frühen Zwanzigern war Überleben das Wichtigste für meinen Körper. Ich hatte mich von meinem Körper und meinem physischen Herzen abgenabelt und damit auch keinen Zugang zu meiner Intuition. Jahrzehntelang richtete ich mich nach anderen. Das ging so weit, dass ich schließlich nicht einmal die einfachsten Entscheidungen selbstständig treffen konnte, zum Beispiel was ich zu Mittag essen oder mit einer Freistunde anfangen sollte. Lange Zeit verließ ich mich einfach auf die Signale anderer, um herauszufinden, was von mir erwartet wurde. Ich war abhängig geworden von der Bestätigung durch andere, während ich mich ununterbrochen mühte, bloß niemanden zu enttäuschen. Instinktiv glaubte ich, mein Wert hänge davon ab, wie andere Menschen mich erlebten. Und so gab ich meine authentischen Wünsche und Bedürfnisse auf, um die falschen und häufig unrealistischen Erwartungen zu erfüllen, die ich an mich selbst stellte. Bald war mir meine neurobiologisch konditionierte Rolle der Overachieverin so selbstverständlich geworden, dass sie sich ganz natürlich anfühlte, als wäre es Teil meiner Persönlichkeit, mich so zu verhalten, dass meine Selbstachtung und mein Selbstvertrauen Schaden nahmen. Selbst wenn ich »angenehme« Dinge tat wie Tagebuch zu schreiben, an einem künstlerischen Projekt zu arbeiten oder mein Outfit zusammenzustellen, machte ich mir Sorgen, ob ich meine Sache auch gut genug machte, und kritisierte mich selbst für meinen schlechten Stil, für die Farben oder Kleider, die ich auswählte.

Gleichzeitig glaubte ich ehrlich, dass ich meiner Intuition folgte, weil ich alles vermied, was mir ein körperlich unangenehmes Gefühl verursachte. Auch das hatte ich von meiner Mutter gelernt, die davon überzeugt war, dass körperliches Unwohlsein immer signalisierte, dass irgendetwas im Argen lag. Noch jahrelang glaubte ich, wenn es mir körperlich nicht so toll ging (auch beim Sport oder beim Stretching), dass ich sofort aufhören müsse mit dem, was ich machte. Erst viel später merkte ich, dass ich mich fast immer unwohl fühlte, meine Muskeln ständig angespannt waren und ich andere unangenehme Empfindungen hatte, weil mein Körper ständig unter Stress stand und sich mein Nervensystem grundsätzlich im Alarmzustand befand. Wenn während der Sporteinheiten meine Herzfrequenz stieg und mir das Blut in den Schläfen pochte, bekam ich Angst, weil ich eben diese Empfindungen auch bei meiner ersten Panikattacke gehabt hatte. Das führte natürlich dazu, dass ich alle potenziell förderlichen Ausdauersportarten vermied. Ohnehin ließ ich von allem die Finger, worin ich nicht auf Anhieb gut war, weil ich mit der Frustration nicht zurechtkam, die beim Lernen nun mal ein häufiger Gast ist. Meine Mutter meinte es gut, aber dass sie mir erlaubte, Aktivitäten, die sich unangenehm anfühlten, wieder aufzugeben, führte letztendlich nur dazu, dass ich Weltmeisterin im Ausreden-Erfinden wurde. Stresstoleranz aber baute ich so keine auf.

Als ich mich allmählich besser kennenlernte, wurde mir bewusst, dass ich keineswegs die stets nette, rücksichtsvolle Person war, für die ich mich immer gehalten hatte, weil mir die Meinung der anderen ja so ungeheuer wichtig war. Nachdem ich die Kraft des menschlichen Herzens kennengelernt hatte, wurde mir klar, dass ich nie echtes Mitgefühl empfinden können würde, solange ich keinen Zugang zu meinem Herzen hatte und alle Entscheidungen vor dem Hintergrund meines persönlichen Überlebens traf. Und doch fühlte sich Verbundenheit mit anderen Menschen auf einer emotionalen Ebene für mich so gefährlich an, dass ich mein Herz weiterhin gut verschlossen hielt.

Was auch bedeutete, dass ich keinerlei persönliche Vorlieben, Hobbys oder Interessen hatte, ja noch nicht einmal einen erfüllenden Beruf. Ich wusste schon in jungen Jahren, dass ich unbedingt Psychologin werden wollte. Aber obwohl ich eigentlich eine Getriebene war, fühlte ich mich trotzdem eher leidenschaftslos, was meinen Beruf anging. Als ich um die zwanzig war, las ich ein Buch von Dr. Wayne Dyer, auch er Therapeut. Darin beschrieb er, wie er seine Leidenschaft fürs Schreiben und für die Lehre entdeckte. Als meine Partnerin Lolly mir erzählte, dass sie oft diesen Funken der Neugier verspürte, ein lebendiges Interesse für bestimmte Themen oder Erfahrungen, glaubte ich, ich hätte dieses »Leidenschaftsgen« (als ob es so etwas gäbe!) einfach nicht mitbekommen.

Heute erkenne ich, dass ich meinem Herzen so fern war, dass ich tatsächlich keine Ahnung hatte, wofür ich wirklich brannte. Wenn ich auf meine Kindheit zurückblicke, dann spüre ich den Funken der Leidenschaft bei dem kleinen Mädchen, das ihre Tanzkurse liebte. Und doch hörte ich damit auf, als ich merkte, dass andere Aktivitäten mir mehr Lob einbrachten. Heute sehe ich mich – wie alle anderen Menschen – als Person voller Kreativität, als Mensch mit einer einzigartigen Berufung, die darin besteht, meine Gedanken und Ideen mit anderen zu teilen. Heute spüre ich den Funken leidenschaftlicher Schöpfung, der uns alle innerlich leuchten lässt.

Nach der Balireise mit Lolly wusste ich, dass ich den Kontakt zu meinem Herzen wiederherstellen musste. Zu diesem Zweck musste ich zuallererst mein Nervensystem regulieren. Ohne das wäre ich zu verschlossen, um überhaupt zu irgendetwas Zugang zu finden, ob nun zu mir oder jemandem in meinem Umfeld.

Also fing ich mit den Übungen an, die du ja schon kennengelernt hast. Ich beruhigte mein Nervensystem und fühlte mich dabei auch körperlich sicherer. Ich wurde mir meiner Ego-Geschichte bewusst und erkannte, wann und wie sie meine emotionale Erfahrung färbte und mein Gehirn dazu anstiftete, die Botschaften meines Herzens zu übertönen. Ich achtete bewusst auf jeden Moment, in dem ich den Zwang fühlte, Entscheidungen daran auszurichten, was andere Menschen von mir wollten oder brauchten. Ich schaltete sogar mein Mobiltelefon stumm, um nicht jederzeit und für jedermann auf Abruf zur Verfügung zu stehen und mehr Zeit mit mir selbst zu verbringen. Wenn jemand mir eine Nachricht hinterließ, spürte ich, wie der Druck wuchs, sofort zurückzurufen. In dieser Situation hielt ich erst einmal inne und nahm Kontakt zu meinem Herzen auf. Das half mir, meinen Unterwerfungsmodus zu verlassen, sodass ich mich fragen konnte, was *ich* in diesem Moment wirklich wollte. War ich gestresst oder überfordert, sagte ich mir, dass ich ja nicht sofort zurückrufen müsse. Ich gab mir die Erlaubnis, Nein zu sagen, mir Zeit und Raum zu nehmen, um zuerst einmal mein Innerstes zu befragen und dann zu entscheiden, wann und wie ich mich melden wollte. Als ich bewusst entscheiden lernte, wie ich für andere da sein wollte, verschwand auch der Druck, auf eine bestimmte Weise handeln zu müssen, wenn ich meine Beziehungen aufrechterhalten wollte. Und wenn ich mich angesichts meiner neuen Entscheidungen schuldig fühlte, was ganz natürlich ist, wenn wir neue Grenzen setzen und unsere Beziehungen ändern, dann erinnerte ich mich daran, dass meine Bedürfnisse zu erfüllen das Liebevollste war, was ich für einen anderen Menschen tun konnte.

Als ich erkannte, wie schwer es mir fiel, mit körperlichem Stress und emotional unangenehmen Situationen fertigzuwerden, fing ich an, mich solchen ganz bewusst auszusetzen. Zum Beispiel machte ich eine Kryotherapie, bei der man sich bewusst einem Kälteschock aussetzt. Ich stellte mich immer wieder kurz unter die eiskalte Dusche oder hielt meine Hände einige Minuten lang in Eiswasser. Wenn dann mein Körper als Abwehrreaktion gegen den Kältereiz die betroffenen Muskeln anspannte, atmete ich langsam und tief in die Spannung hinein. So lehrte ich meinen Körper, dass er auch in Stressmomenten sicher sein konnte. Das übte ich eine ganze Weile und trainierte damit mein Nervensystem so, dass es sich schneller von Belastungssituationen erholte, weil ich meine Toleranz für körperlich und emotional unangenehme Erfahrungen erhöhte.

Mittlerweile hatte ich auch erkannt, wie sehr ich es vermied, mit mir allein zu sein. In meinen Zwanzigern war ich kaum einmal ohne Gesellschaft gewesen. Ich hatte in Großstädten gelebt und ein aktives Sozialleben gepflegt. Meine Freizeit war genau durchgeplant, und ich hielt mich selbst auf Trab, indem ich ständig Treffen mit anderen Leuten vereinbarte. Ich kann mich noch gut an den Tag erinnern, an dem ich zum ersten Mal allein zum Mittagessen ausging und mit allerlei unangenehmen Gefühlen kämpfen musste. Während ich durch meine täglichen Entscheidungen Unbehagen besser aushielt, machte ich es mir zur Aufgabe, täglich eine gewisse Zeit still und für mich allein dazusitzen.

Anfangs konnte ich mit der Stille nicht gut umgehen. Das ist bei dir vielleicht ganz ähnlich: Wenn wir im Überlebensmodus sind, fühlen wir uns getrieben. Wir sind ständig in Habachtstellung, einfach weil unser Kampf-oder–Flucht-Modus aktiv ist. Wenn wir nicht in Bewegung sind, verfallen wir vielleicht in den Erstarrungs- oder Totstellmodus. Wir koppeln uns vom Körper ab, damit wir nichts empfinden müssen.

Aber wenn wir uns die Zeit nehmen, ganz bewusst still zu sitzen, wenn wir *nicht* gestresst sind, dann können wir unsere Emotionen fühlen, statt vor ihnen davonzulaufen, gegen sie anzukämpfen oder uns vor ihnen zu verschließen. Dich in aller Stille auf deine körperlichen Empfindungen einzulassen, mag sich anfangs ungewohnt anfühlen, aber es zeigt unserem Gehirn, wie es den Gleichklang mit unserem Herzen erreichen kann. Um die Verbindung zwischen Herz und Gehirn neu aufzubauen, nahm ich mir jeden Tag Zeit zum Stillsitzen und dabei auf mein Herz zu hören. Ich setzte auf dem Handy den Timer auf fünf Minuten oder machte die Herzbewusstseins-Meditation, die du auf Seite 294 findest.

Mit der Zeit erkannte ich Muster in den Botschaften meines Herzens. Bestimmte Entscheidungen und Beziehungen sorgten dafür, dass mein Herz sich offen und weit anfühlte, andere hingegen führten zu einem Gefühl der Enge und Verschlossenheit. Wenn ich mit bestimmten Freundinnen zusammen war, merkte ich plötzlich, dass mein Herz danach nicht mehr leicht war. Diese Beziehungen ließ ich auslaufen. Gleichzeitig hörte ich auf das, was mein Herz mir über meine damalige Frau sagte. Das wiederum verhalf mir zu dem Entschluss, die Scheidung einzureichen.

Bald merkte ich, dass ich in Gegenwart anderer Menschen Momente der Stille kaum ertrug. Im sozialen Umfeld füllte ich sie sofort mit oberflächlichen Beobachtungen oder irgendwelchen Geschichten. Mit dieser Gewohnheit ging ich dem für mich unangenehmen Gefühl der Stille aus dem Weg und konnte mich gleichzeitig darauf verlassen, dass andere mich schätzten, weil ich sie zu unterhalten wusste. Je mehr ich aber lernte, die Stille für mich als Freundin zu betrachten, desto leichter fiel es mir auch, diese Augenblicke der Stille mit anderen Menschen zu begrüßen. In solchen Momenten erlaubte ich mir nun zu überlegen, ob es tatsächlich etwas gab, was ich teilen wollte. Dann nahm ich die Gelegenheit wahr, tiefschürfendere Dinge zu erzählen, statt einfach nur mit unterhaltsamem Geplauder den leeren Raum zu füllen. Das übe ich auch heute noch, vor allem, wenn ich Podcasts aufnehme. Ich widerstehe dem Drang, einen Moment der Stille zu füllen, indem ich in den »Lehrerinnenmodus« schalte, und das, obwohl die Angst und die Scham, meine persönlichen Erlebnisse preiszugeben, mir immer noch Herzklopfen bereitet (von der körperlichen Anspannung ganz zu schweigen).

Die stärkere Verbundenheit mit meinem Herzen veränderte nicht nur mein privates, sondern auch mein berufliches Leben. Ich sah meine Klienten künftig nicht mehr als reine Fallgeschichten. Ich merkte, dass meine eigentliche Leidenschaft darin bestand, anderen dabei zu helfen, ihren eigenen Weg zu Veränderung und Heilung zu finden. Ich lancierte meinen Instagram-Account, den ich eigentlich zu dem Zweck eingerichtet hatte, um meinen persönlichen Weg authentisch mit anderen Menschen teilen zu können. Mich in den Sozialen Medien verletzlich zu zeigen, war anfangs schwieriger, als ich gedacht hatte. Ich kann mich an viele Augenblicke erinnern, in denen ich gegen mein gewohntes Unwohlsein bei der Vorstellung ankämpfte, mich vor anderen Menschen zu zeigen, vor allem, wenn ich etwas Ungewohntes ausprobierte, wie zum Beispiel vor laufender Kamera zu sprechen. Mittlerweile gelingt es mir besser, den Prozess, etwas Neues zu lernen, zu umarmen. Ich arbeite an meinen Widerständen und habe mich beruflich für einen neuen Weg entschieden: dafür, anderen Führung anzubieten. Und nun empfinde ich in meinem Beruf mehr Leidenschaft und Erfüllung als je zuvor. Ich komme ganz leicht in den

Flow und kann meine Umgebung vollkommen ausblenden, ob ich nun schreibe, lehre oder einen Vortrag halte. Was mich inspiriert, ist dieses tiefe Gefühl des inneren Wissens.

Ich führe noch immer jeden Morgen mein Tagebuch für mein künftiges Selbst. Und ich erinnere mich täglich daran, dass ich meinem Herzen verbunden bleiben will. Zum Beispiel durch Affirmationen wie: *Ich bin fest in Frieden und liebendem Gewahrsein verankert. Meine Seele steht im Einklang mit meinen Absichten und täglichen Entscheidungen. Heute werde ich Liebe verkörpern.* Dann verbringe ich einige Minuten in stiller Betrachtung, während ich in einem spirituellen oder meditativen Buch lese. Tagsüber konzentriere ich mich immer wieder auf mein Herz und verkörpere Dankbarkeit, Mitgefühl oder Liebe, was meine Herzkohärenz fördert. Es gibt natürlich immer noch Momente, in denen ich mich überfordert oder gestresst fühle und mein Nervensystem dysreguliert reagiert. Das ist ganz normal, ich bin schließlich ein Mensch. Dann beruhige ich als Erstes meinen Körper, damit ich wieder Verbindung zu meinem Herzen bekomme. Wenn ich das tue, bin ich im Frieden mit mir selbst und kann mich sowohl beruflich als auch privat besser ausdrücken. Wenn ich von meinen Partnerinnen getrennt bin, fühle ich mich nun sicherer, weil ich weiß, dass wir trotzdem verbunden sind und ich immer noch geliebt werde. Und ich kann mich ihnen gegenüber verletzlicher zeigen und offenbaren, was in meinem Kopf und meinem Herzen vorgeht. Endlich kann ich mich von diesem uralten Gefühl lösen, in einem überfüllten Raum ganz allein zu sein.

Hassans Weg zum Herzbewusstsein

Als Hassan als Klient zu mir kam, versuchte er verzweifelt, einen Grundlagenkurs fürs Medizinstudium abzuschließen, obwohl er schon beim Bachelor in Biologie enorme Probleme gehabt hatte. Er war der älteste Sohn einer indisch-amerikanischen Einwandererfamilie der ersten Generation. Seine Eltern hatten ihm alles vorgeschrieben, einschließlich seine Berufswahl: Er *musste* Arzt werden, damit die Familie stolz auf ihn sein konnte und er sie ernähren würde.

Zu dieser täglichen Angst, was seine Ausbildung anging, kam noch, dass Hassan homosexuell war, was ihm Probleme bereitete. Er fühlte sich zutiefst verunsichert, wollte sein Schwulsein nicht zeigen und versteckte die wenigen, sehr kurzen gleichgeschlechtlichen Beziehungen auch vor den ihm am nächsten stehenden Menschen. Er war ständig deprimiert, hoffnungslos und innerlich wie taub, als führe er das Leben eines anderen. Obwohl er sich innigst einen Partner (und einen Beruf) wünschte, war er von seinem Herzen ebenso weit entfernt wie von seinem Körper. Er hatte keine Ahnung, wie er die Verbindung zu sich selbst wiederherstellen sollte, geschweige denn die zu einer anderen Person.

Wie in meiner eigenen Geschichte hatte Hassans Selbstentfremdung schon in seiner Kindheit begonnen. Als er klein war, begegneten seine Eltern all seinen Interessen, die nicht mit den ihren im Einklang standen, sehr kritisch. Hassan malte und zeichnete gerne und ging mit Freuden allein im Wald spazieren. Mit Freunden zu spielen interessierte ihn nicht, und die Biologie schon gar nicht. Als seine Eltern herausfanden, dass er in seinem Zimmer meistens malte, statt zu lernen, machten sie ihm Vorwürfe: Er sei unmotiviert und faul. Man bestrafte ihn sogar für das, was seine Eltern als nutzloses Hobby betrachteten. Daher versteckte er seine Malbücher vor den Eltern und erzählte ihnen auch nichts von seinen Ausflügen in den Wald. Mit der Zeit verbarg er immer mehr von seiner Persönlichkeit, weil er Angst hatte, dass seine Eltern ihn noch mehr beschämen würden. Je älter er wurde und je mehr Druck seine Eltern auf ihn ausübten, desto mehr versuchte er, sich kleinzumachen, um nicht im Weg zu sein. Er hoffte stets, dass niemand seine »Fehler« bemerkte.

Mit der Zeit legte Hassan sich eine Identität als »Minderleister« zu. Er machte sich unsichtbar, um jeglicher Kritik aus dem Weg zu gehen. Die Gefahr, verurteilt zu werden, war so lebendig, dass sein Nervensystem sich Schritt für Schritt herunterfuhr. So entstanden die emotionale Taubheit, die Leere, Verschlossenheit und Depression, unter denen Hassan litt.

Bald nach seinem zehnten Geburtstag wurde Hassan klar, dass er schwul war. Er wagte jedoch nicht, dies seiner Familie zu offenbaren, vor lauter Angst, dass man ihn nicht akzeptieren würde. Und so wurde er noch geheimniskrämerischer. Bei Familienfesten verschmolz er förmlich mit der Tapete. Er schämte sich für jeden Aspekt seiner Identität und zeigte immer weniger von sich, weil er glaubte, dass das, was er im Grunde seines Herzens war – ein begabter, scheuer Waldwanderer, introvertiert und gay –, nicht genug war. Hassan schützte sich selbst vor der tief verwurzelten Scham angesichts seiner Identität und war von sich selbst und seinen Gefühlen immer mehr getrennt.

Obwohl er intelligent war und eine schnelle Auffassungsgabe hatte, engagierte er sich in der Schule nie so, wie er es gekonnt hätte. Mit seinem Gefühl der Wertlosigkeit, der geringen Selbstachtung und der Zurückhaltung, die er sich auferlegte, fühlte er sich bei seinen Eltern am sichersten. Er schloss die Highschool mit einem Notendurchschnitt von 3 ab und konnte daher nicht auf das College gehen, das seine Eltern für ihn ausgesucht hatten. Also ging er an eine staatliche Universität und hatte mit dem von den Eltern gewählten Hauptfach Biologie die größten Schwierigkeiten. Hassan war unglücklich. Er hatte nur wenige Freunde und noch weniger Liebespartner. Seine Beziehungen blieben stets oberflächlich, weil er sich ja unbewusst weigerte, sich für andere Menschen zu öffnen. Diese hätten schließlich all seine Fehler entdecken können. Er machte ständig herabwürdigende Witze über sich selbst und vertrieb so Freunde und mögliche Partner. Ja, er stilisierte sich selbst zur Witzfigur, nur um seiner inneren Stimme Genüge zu tun, die sich in den frühesten Erfahrungen mit seinen Eltern herausgebildet hatte.

Als Hassan erstmals den Weg zur Heilung beschritt, war er depressiv, unerfüllt und hoffnungslos. Er mühte sich durch ein universitäres Programm, das ihm viel abverlangte, und von dem er nicht so recht wusste, warum er es eigentlich studierte. Sein Energiepegel war so niedrig, dass er ständig kalt oder gleichgültig wirkte, obwohl er eigentlich ein sensibler, leidenschaftlicher junger Mann war. Doch diese Identität war mittlerweile unter den Konditionierungen verschüttet, die seinen Selbstwert so untergraben hatten.

Als Hassan von der »Polyvagal-Theorie« erfuhr und die diversen Modi des Nervensystems kennenlernte, erkannte er, dass er sich vollkommen verschlossen hatte. Er fragte sich, ob seine depressive Symptomatik – die Apathie, Lethargie und die schlechte Stimmung – nicht die physiologischen Signale einer parasympathischen Dominanz waren: niedrige Herzfrequenz, flache Atmung, langsame Verdauung und geringes Energieniveau. Um sein Nervensystem stärker zu stimulieren, übte er die Wim-Hof-Atmung. Er nahm kalte Duschen und trieb viel

Sport. In der Nähe seiner Wohnung gab es eine gute Laufstrecke, die er häufig nutzte. Diese Aktivitäten holten ihn aus dem dorsal-vagalen parasympathischen Zustand heraus. Bald hatte er mehr Energie, war wacher, motivierter und präsenter.

Hassan fühlte sich bald sehr viel lebendiger, und sein Nervensystem konnte auf stressige Situationen flexibler reagieren. Wenn nötig, meldete sich der Kampf-oder–Flucht-Impuls, aber nach solchen Momenten kehrte sein Nervensystem schnell wieder zu Ruhe und Frieden zurück. Auch in seinem Körper fühlte Hassan sich sicherer. Das verschaffte ihm die Möglichkeit, seine Ego-Geschichte kennenzulernen: dass er sich isolieren, sich unsichtbar machen sollte, weil er Angst hatte, seine »Fehler« würden ihn jeglicher Liebe unwürdig machen. Je mehr er sich selbst und seinen Entscheidungen vertrauen lernte, desto klarer wurde ihm, dass er durchaus liebenswert war, und zwar genau so, wie er war.

Unterstützt von seinem neu gewonnenen körperlichen und geistigen Gewahrsein nahm Hassan sich tagsüber immer wieder Zeit, um zu prüfen, was sein Herz sagte, vor allem, wenn es um wichtige Entscheidungen ging. Außerdem übte er jeden Tag fünf Minuten lang, in absoluter Stille zu sitzen und auf seine verschiedenen körperlichen Empfindungen zu achten. Dabei lenkte er seine Aufmerksamkeit insbesondere auf die Herzgegend. Während dieser Zeit versuchte er, Mitgefühl, Fürsorge und Dankbarkeit für sich und seine Lieben zu verkörpern. (Wie das geht, sehen wir uns gleich an.)

Allmählich wurde Hassan klar, dass sein Herz ihm ständig Botschaften schickte. Je mehr er sein Herzbewusstsein verstärkte, desto klarer wurde ihm, dass Medizin ihn nicht interessierte und er kein Arzt werden wollte. Kein Wunder, dass das Biologiestudium und die Vorbereitungskurse fürs Medizinstudium ihm so schwer fielen! Hassan interessierte sich vielmehr für Kunst und Design. Als er anfing, sich über Berufe im Grafikdesign zu informieren, verspürte er zum ersten Mal, seit er ein kleiner Junge gewesen war, Leidenschaft für etwas aufflammen. Auch seine Freizeitgestaltung überdachte er neu. Er hörte auf mit all den Aktivitäten, von denen er geglaubt hatte, ihnen nachgehen zu müssen: sich Sportveranstaltungen ansehen oder in Gay Clubs gehen. Stattdessen konzentrierte Hassan sich auf das, was ihm wirklich Freude machte: Museumsbesuche und Spaziergänge in der freien Natur.

Als er den Zugang zu seinem Herzen und seiner Intuition wiedergefunden hatte, merkte Hassan, dass er sich einen innigeren Kontakt zu seinen Partnern, Eltern und Freunden wünschte. Da er sich nun in seinem Körper wohlfühlte und sich weniger von seiner Ego-Story lenken ließ, gewann er genug Sicherheit, um sich ihnen gegenüber verletzlich zu zeigen und sein authentisches Selbst nach außen durchdringen zu lassen. Als er das tat, stellte er überrascht fest, dass niemand ihn deshalb fallen ließ. Da sein Selbstbewusstsein stärker war als je zuvor, konnte er seine Lieben um Unterstützung bitten. Und er war fähig, die Liebe und Fürsorge anzunehmen, die sie ihm schenkten. Hassan öffnete Schritt für Schritt sein Herz und war auf diesem Weg mitfühlend und geduldig mit sich selbst. Schließlich konnte er sich auch öffnen für Beziehungen, die besser zu seiner wahren Natur passten.

Dein Weg zum Herzbewusstsein

Herzbewusstsein zu entwickeln braucht Zeit. Da reicht es nicht, mal schnell eine Checkliste abzuarbeiten. Jeder Mensch beschreitet dabei einen eigenen Weg. Doch dieser beginnt immer mit der Regulierung des Nervensystems. Sonst bleibt dieses im Alarmzustand stecken, und du kannst Herz und Gehirn nicht in Einklang bringen, was auch immer du tust. Hier helfen die Techniken, die ich in Kapitel 5 vorgestellt habe, da sie alle die Herzfrequenzvariabilität und die Herzkohärenz stärken. Genau wie alles, was du sonst in Sachen Selbstfürsorge gerne für dich tust wie Tagebuch-Schreiben, Yoga üben oder ein warmes Bad in sanftem Kerzenlicht zu nehmen. Auch auf diese Weise lernst du, besser mit Stress umzugehen und dein Herz anzusprechen.

Um Herzbewusstsein zu entwickeln, musst du fähig sein, still mit dir allein zu sitzen, damit du auf dein Herz lauschen kannst. Ich weiß aus eigener Erfahrung, wie schwierig es sein kann, sich in die Stille hinein zu entspannen. Mit dir zu sitzen, um den Kontakt zu deinem Herzen herzustellen und Gefühle wie Wertschätzung oder Dankbarkeit zu entwickeln. Das fällt schwer, wenn wir traurig, übererregt oder einsam sind. Mein Körper hatte jahrelang Probleme, sich Ruhe zu erlauben, geschweige denn Herzgefühle zu spüren. Ich fühlte mich dazu oft körperlich und emotional nicht in der Lage. Wenn es dir ähnlich geht, dann mach dir klar, dass mit dir alles in Ordnung ist. Du bist nicht irgendwie »schwierig«. Wenn du für dein Nervensystem Sicherheit herstellst, bekommst du Zugang zu den Herzgefühlen. Und je öfter du übst, desto öfter wirst du sie erleben.

Übung: Erwecke dein Herz

Die folgende Übung wird dir helfen, die Energie deines Herzens zu wecken, sodass der Kommunikationsweg zwischen Herz und Hirn gestärkt wird und du seine intuitiven Signale empfangen kannst. Es ist hilfreich, diese Übung jeden Tag zu machen oder zumindest so regelmäßig wie möglich, vor allem, wenn du unter Stress leidest. Da es verständlicherweise schwierig ist, seine Herzgefühle auch auf jene Menschen auszudehnen, zu denen wir eine problematische Beziehung haben, ist es wichtig, dass wir geduldig mit uns sind. Je regelmäßiger du praktizierst, desto stärker wird die Verbindung zu deinem Herzen, unabhängig von deinen persönlichen Umständen.

1. Suche dir einen ruhigen Ort, an dem du dich hinsetzen oder -legen kannst, ohne gestört zu werden. Wenn du dich damit sicher fühlst, kannst du die Augen schließen.
2. Atme einige Male tief ein und aus. Wenn du spürst, wie dein Körper sich entspannt, lasse deine Schultern nach hinten unten sinken. Wenn du sitzt, lass die Arme locker herabhängen, die Handflächen zeigen nach vorne. Erlaube der Brust- und der Herzregion, sich zu öffnen.
3. Lenke nun deine Aufmerksamkeit auf die Herzgegend. Atme tief in diesen Raum hinein. Vielleicht hilft es dir, wenn du dir einen Ball aus goldenem oder gelbem Licht vorstellst, der aus der Herzregion seine Strahlen aussendet. Wenn du dich damit wohlfühlst, lege eine Hand auf dein Herz und spüre dessen kraftvollen Schlag.
4. Verbringe die nächsten Minuten damit, dir etwas ins Gedächtnis zu rufen, das in dir ein Gefühl bedingungsloser Liebe weckt. (Das kann ein Mensch sein, ein Tier, eine Erfahrung oder etwas anderes.) Lade dabei Mitgefühl und Liebe ein, in dein Herz zu kommen.
5. Wenn du anfängst, Mitgefühl und Liebe zu spüren, gehe diesem Gefühl nach. Nimm wahr und erforsche, wie sich diese heilende Energie in deinem Körper anfühlt. Kehre während des Tages immer wieder zu diesem Gefühl zurück und dehne es auf all deine Lieben aus. Lass es weit werden,

sodass es die ganze Welt umfasst. Vergiss nicht: Liebe ist deine wahre Natur.

Eine gesprochene Anleitung (in englischer Sprache) findest du hier:

Check deine Intuition

Je regelmäßiger du übst, dich mit deinem Herzen zu verbinden, desto eher wirst du die intuitiven Botschaften deines authentischen Selbst spüren. Die folgende Übung kann dir helfen, mehrmals täglich kurze Pausen einzulegen, um auf dein Herz und seine Botschaften zu hören. Auf diese Weise findest du Zugang zu deiner inneren Weisheit und kannst bessere Entscheidungen treffen.

- Halte kurz inne und atme langsam und tief in deine Herzregion. Wenn du dich damit wohlfühlst, lege die Hand auf dein Herz.
- Richte deine Aufmerksamkeit auf deine Herzgegend und höre dir zu, während du dir gleichzeitig die Frage stellst: »Was sagt mir mein Herz?« Bleibe offen und sei neugierig auf alles, was du dabei erlebst. Höre auf deinen Körper, ohne für deine Erfahrung nach Worten oder logischen Erklärungen zu suchen.

- Wenn du eine besondere Frage hast oder um Führung bei einer bestimmten Entscheidung bittest, dann nimm dir die Zeit, dir jedes der möglichen Szenarien vor Augen zu rufen. Dabei fragst du dich: »Wie steht mein Herz zu dieser Möglichkeit? Fühlt sich mein Herz dabei leicht, weit und offen an? (Das steht für ein Ja zu diesem Ergebnis.) Oder fühlt sich mein Herz dabei eng, schwer und ängstlich an? (Was einem klaren Nein gleichkommt.)«
- Nimm dir nach der Übung ein wenig Zeit, um deine Gedanken und Gefühle schriftlich festzuhalten, ohne deine Antworten zu bewerten. Schreib einfach alles auf, was im Raum deines Gewahrseins aufscheint.

Herzbewusstes Zuhören

Je mehr du dich auf dein Herz einlassen kannst, desto besser ist dein Draht zu deiner inneren Weisheit auch in Beziehungen. Mit ganzem Herzen zuzuhören heißt, dass du präsent bist und hörst, was dein Gegenüber zu sagen hat, ohne groß zu überlegen, wie du reagieren möchtest, oder dich anderweitig ablenken zu lassen. Achte darauf, wie oft du dich tatsächlich in aktivem Zuhören übst, wenn andere mit dir reden. Dazu sind folgende Schritte sinnvoll:

- Achte tagsüber immer wieder darauf, wie du anderen zuhörst. Schau dir sozusagen beim Zuhören zu.
- Nimm wahr, wie häufig du dich in deinen Gedanken verlierst, wenn jemand mit dir redet. Auch wenn du dich von deinem Denken hast ablenken lassen, kritisiere dich dafür nicht. Lenke einfach deine Aufmerksamkeit zurück auf

dein Herz. Wenn du die Hand aufs Herz legst, hilft dir das, den Fokus erneut auf den Körper zu richten.

- Atme tief und langsam in deinen Herzraum. Achte aufmerksam auf die Worte und Erfahrungen deines Gegenübers und auf die Veränderungen, die diese in deiner Herzregion bewirken.

* * *

Wenn du dich auf den Weg zum Herzbewusstsein machst, sollte dir klar sein, dass dies Zeit erfordert – Wochen, Monate, mitunter sogar Jahre, je nachdem, wie fremd dir das Herzerleben ist und wie oft du diese Übungen machst. Außerdem wirst du nicht für den Rest deines Lebens in deinem Herzbewusstsein oder der Herzkohärenz verbleiben können. Deinem Herzen zu folgen ist immer eine Momentaufnahme, die letztlich davon abhängt, was um dich herum und in deinem Körper passiert. Je öfter du diesen Raum der Sicherheit schaffen kannst und darin dein Herz öffnest, desto öfter wirst du seine Botschaften vernehmen. Dann kannst du in deinem Leben und deinen Beziehungen Entscheidungen treffen, die von Intuition, Mitgefühl und Liebe getragen sind. Nur wenn wir einen guten Draht zu unserem Herzen haben, können wir eine authentische Verbindung mit anderen Menschen eingehen. Und nur wenn wir wirklich mit unserem Herzen verbunden sind, können wir *die Liebe sein, die wir suchen*. Das gelingt uns durch eine Praxis namens Co-Regulation, die wir uns im nächsten Kapitel genauer ansehen werden.

8
Wie du die Liebe wirst, die du suchst

»Es passiert wieder und wieder«, dachte Alejandra. Im vergangenen Jahr hatte sie immer wieder angesprochen, ob sie und ihr Partner Luca nicht zusammenziehen sollten. Aber Luca wechselte jedes Mal das Thema, griff nach dem Handy und meinte, er müsse dringend noch eine E-Mail oder SMS beantworten. Sein Vermeidungsverhalten tat Alejandra weh, aber nach vier gemeinsamen Jahren überraschte es sie auch nicht mehr. Luca neigte dazu, schwierigen Gesprächen aus dem Weg zu gehen. Wann immer ihm etwas naheging, lenkte er ab. So verhielt er sich auch, wenn sie mit ihm über ihre Gefühle sprach. Alejandra sah, wie schwer es ihm fiel zu zeigen, wie er sich fühlte, vor allem, wenn es um schwierige Gefühle ging. Wenn er wütend oder traurig war, sprach er nicht an, was nicht stimmte, sondern reagierte passiv-aggressiv oder machte bissige Bemerkungen.

Obwohl Alejandra Luca liebte, entstand durch sein Verhalten zwischen ihnen eine Art Tauziehen: Wenn Alejandra ihn drängte zu sagen, was in ihm vorging, führte das bei ihm nur dazu, dass er sich noch mehr zurückzog. Als Alejandra zum ersten Mal mit Luca übers Heiraten redete und – ohne ihn direkt darauf anzusprechen – meinte, sie hätte das schon gerne, erzählte er ihr von einem Kollegen, der mittlerweile geschieden war und ständig mit deutlich jüngeren Frauen ausging. Daraufhin stürmte Alejandra empört aus dem Restaurant. Sie hätte Lucas Reaktion ja noch verstanden, wenn sie dieses Thema nach sechs Monaten oder so angesprochen hätte, aber sie waren nun schon mehr als zwei Jahre zusammen. »Zwei Jahre!«, dachte sie. Die beiden stritten den ganzen Abend weiter. Der Vorfall zog eine gewisse Spannung in der Beziehung nach sich, und »Hochzeit« blieb ein Reizthema.

Das Paar praktizierte dieses Tauziehen weiter, bis Alejandra begann, ihr Nervensystem zu regulieren und die dysfunktionalen Gewohnheiten abzulegen, die damit einhergingen. Allmählich wurde ihr klar, dass sie sich bedroht fühlte, wenn Luca das Thema wechselte oder nicht zuhörte, wenn sie das Thema Beziehung ansprach und die Gefühle, die sie damit verband. Aber mit der Zeit lernte sie, sich durch tiefe Atemzüge mit der Erde zu verankern, sodass sie sich körperlich von ihr getragen fühlte. Wenn sie in Lucas Gegenwart nicht ruhig bleiben konnte, ging sie ins Badezimmer und blieb dort, bis sie sich bereit fühlte, sich wieder auf ihn einzulassen. So geschah es weniger häufig, dass sie hinausstürmte oder ihn mit verletzenden Worten bedachte.

Je mehr Mitgefühl Alejandra in diesen schwierigen Augenblicken mit sich selbst hatte, desto mehr Verständnis und Mitgefühl brachte sie für andere auf, auch für Luca. Ihr wurde bewusst, dass sie aufgrund ihrer Kindheitstraumata Bewältigungsstrategien erlernt hatte, die von Unreife geprägt waren. Und sie sah, dass Lucas Erziehung ihm schwierige Gefühle und Gespräche nicht nur unangenehm, sondern geradezu beängstigend erscheinen ließen.

Luca war mit einem hochbegabten älteren Bruder aufgewachsen und einer Schwester, die als Wunderkind an der Geige galt. Luca stand zwischen ihnen und hatte keine offensichtlichen Begabungen vorzuweisen. Er wurde von den Eltern immer wieder kritisiert und übersehen. Häufig fragte man ihn, »Warum bist du nicht so gut in der Schule wie dein Bruder? Möchtest du nicht auch in irgendetwas gut sein, so wie deine Schwester?« Luca fühlte sich missachtet, unterschätzt und schließlich zutiefst wertlos.

Überfordert von seinen heftigen Gefühlen und von Eltern, die ihm nicht zeigten, wie er damit zurechtkommen sollte, fing Luca an, sich abzulenken, so gut er es vermochte. Schon in jungen Jahren entdeckte er den Alkohol für sich. Dieser half ihm, den tiefen Schmerz in seinem Inneren zu betäuben, der durch eine sexuelle Missbrauchserfahrung noch verschlimmert wurde, die er machte, als er anfing, mit einer Gruppe älterer Kids abzuhängen. Obwohl er zu jener Zeit dringend Unterstützung gebraucht hätte, fühlte er sich am schlechtesten, wenn er mit seinen Eltern und seinen »perfekten« Geschwistern zusammen war. Und so blieb er mit seinen Freunden immer lange aus, machte Party und geriet in Schwierigkeiten. Wenn seine Eltern versuchten, mit ihm über seine schlechten Noten oder seinen Mangel an Motivation zu reden, entzog er sich dem Gespräch, indem er in seinem Zimmer laute Musik hörte. Oder er gab vor, Kopfschmerzen zu haben oder dringend etwas essen zu müssen. Tief in seinem Herzen war Luca kein Lügner, aber sein inneres Kind war so tief verletzt, dass er buchstäblich alles dafür getan hätte, um Konfrontationen, Kritik und noch mehr Demütigung zu vermeiden. Er konnte mit den meisten Formen körperlicher und emotionaler Nähe nicht umgehen und zog lockere Beziehungen einer stärkeren Verbindlichkeit vor. Er wollte sich nicht angreifbar machen oder die tief verwurzelte Scham aktivieren, die er stets empfand, wenn es zu Intimitäten kam.

Als Alejandra immer besser verstand, wie Lucas frühere Traumatisierungen sein jetziges Verhalten steuerten, hatte sie Mitgefühl mit ihm. Sie wurde nicht mehr wütend oder fühlte sich verletzt, wenn er sich in schwierigen Momenten zurückzog. Sie erkannte, dass sein Verhalten nichts damit zu tun hatte, dass er sich nicht für sie oder ihre gemeinsame Zukunft interessierte. Und sie sah, dass sein Nervensystem aktiviert war, sodass er sich ständig bedroht und verunsichert fühlte. Luca hatte nie gelernt, wie er schwierige Gespräche führen oder mit belastenden Gefühlen umgehen konnte. Die meiste Zeit verbrachte er im Ablenkungsmodus, einer der vier Stressreaktionen, die wir in Kapitel 3 genauer untersucht haben. Auf Bedrohungen reagierte er mit Ablenkung, wie er es schon als Junge gemacht hatte. Seine Reaktion auf Alejandra hatte tatsächlich absolut nichts mit ihr zu tun, sondern nur damit, wie sein Nervensystem verschaltet war.

Da sie für Luca immer mehr Mitgefühl empfand, konnte Alejandra in den für sie schwierigen Momenten nun anders handeln. Dabei war die Lösung keineswegs, belastende Gespräche mit Luca zu vermeiden. Für sie war es wichtig, ihre Gefühle auszudrücken. Aber nun wusste sie, dass für solche Gespräche das Timing entscheidend war. Wenn Lucas Nervensystem bereits im Alarmzustand war, weil er einen harten Tag gehabt hatte, nicht gut geschlafen oder erst kürzlich mit seiner Familie Kontakt gehabt hatte, machte er natürlich sofort dicht, wenn sie das Gespräch auf ein Thema brachte, das er als belastend empfand.

Doch selbst das beste Timing konnte Luca nicht davor bewahren, sich weiter bedroht zu fühlen, wenn das Gespräch für ihn unangenehme Themen berührte. Und er würde sich weiterhin ablenken, um dem damit verbundenen körperlichen und emotionalen Unbehagen zu entgehen. Aber Alejandra nahm dieses Verhalten nicht mehr persönlich. Wenn seine Reaktion sie aufregte, besänftigte sie zuerst ihr Nervensystem und versuchte, auch während des Gesprächs ruhig zu bleiben.

Dass Alejandra ihr Nervensystem in Echtzeit regulieren konnte, führte dazu, dass das Paar immer tiefer gehende Gespräche führte. Alejandra fing an, mit Luca eine Form der Co-Regulation aufzubauen. Sie nutzte das sichere Fundament ihres Nervensystems, um ihm zu mehr Sicherheit zu verhelfen, und dies ohne ein einziges Wort. Das Phänomen der Co-Regulation wird seit Jahrzehnten von Entwicklungspsychologen und Neurologen untersucht. Dabei stellte sich heraus, dass sie durch weitgehend unsichtbare Signale funktioniert, die unser Körper an die Menschen in unserem Umfeld sendet.

In Augenblicken von akutem Stress stellte Alejandra sich auf Luca und sein aktiviertes Nervensystem ein. Sie selbst war sicher in ihrem Körper und dessen ruhiger Energie verankert. Daher konnte sie spüren, wenn Lucas Energie sich veränderte, er sich körperlich anspannte, herumzuzappeln begann oder sich von ihr abwandte. Das waren klare Anzeichen, dass sich bei Luca eine Stressreaktion anbahnte. In diesen Momenten legte sie eine Pause ein und fragte ihn, ob auch er an sich eine Veränderung spüre. Wenn er sich offen zeigte und sich mitteilen wollte, fragte sie ihn sogar, wie er sich mit diesem Gespräch fühle.

Anfangs konnte Luca auf diese Fragen kaum eine Antwort geben. Mit der Zeit aber half ihm Alejandras Fähigkeit, auf ihn einzugehen, sich ihr gegenüber zu öffnen. Statt zu denken, dass sie immer empört oder wütend auf ihn war, empfand er sie als weicher, weil sie ihn verstand und ihm mit seinen unangenehmen Gefühlen half. Diese Form der Co-Regulation ermöglichte beiden, jene Sicherheit zu schaffen, die sie brauchten, um gemeinsam ihre Emotionen zu erforschen und diesen Gesprächen das Bedrohliche zu nehmen, das Luca dabei empfand.

Nach einiger Zeit schlug Alejandra vor, dass sie gemeinsam daran arbeiten könnten, Lucas Körper zurück in die sichere Zone zu bringen. Bei einem Gespräch, in dem er sich sehr offen zeigte, schlug sie vor, dass sie zusammen Atemübungen machten: immer fünf tiefe und lange Atemzüge. Manchmal umarmten sie sich auch einfach oder legten sich gegenseitig die Hand aufs Herz, bis sie beide entspannter waren. Wenn Luca sich mit diesen Techniken unwohl fühlte, schlug Alejandra vor, dass sie eine Pause einlegen sollten, bis sie beide bereit waren, sich weiter zu unterhalten.

Und so übten die beiden sich in Co-Regulation, vertieften ihre Gespräche und gestalteten ihre Beziehung sicher, bis sie schließlich einen Zeitrahmen für das Zusammenziehen fanden, der beiden akzeptabel und machbar erschien. Sie setzten sich gegenseitig schon vorher Grenzen, sodass die Aussicht auf die künftige Nähe keinen der beiden erschreckte. Alejandra bestärkte Luca darin, weiterhin jeden Freitagabend mit seinen Freunden auszugehen, da er ein ausgesprochen kontaktfreudiger Mensch war. Umgekehrt reservierte Luca den Samstagabend für Alejandra. Sie kamen überein, dass ein Zimmer in der gemeinsamen Wohnung nur für Luca sein sollte. Dort konnte er so chaotisch hausen, wie er wollte, ohne dass Alejandra sich aufregte oder ihn kritisierte. Fünf Jahre später leben Alejandra und Luca immer noch zusammen, führen tiefgründige Gespräche und erfreuen sich einer authentischen Verbundenheit. Und sie schaffen gemeinsam Sicherheit, wann immer sie gebraucht wird.

Co-Regulation zu praktizieren kann keineswegs all deine Beziehungsprobleme lösen, wie wir in diesem Kapitel sehen werden. Sie kann auch einen emotional völlig verschlossenen Menschen nicht wieder offener machen. Ein solcher Mensch muss selbst Verantwortung übernehmen und sich entschließen, die Beziehung künftig anders anzugehen, um einen echten Wandel herbeizuführen. Aber wenn zwei Menschen bereit sind gemeinsam ein wenig zu arbeiten, dann kann diese Methode die Dynamik in einer Beziehung wirklich verändern, auch wenn sie vorher jahrelang dysfunktional war.

Nun wollen wir ein wenig tiefer in dieses Thema eintauchen.

Die Kraft der Co-Regulation

Menschen sind Beziehungswesen. Es ist Teil unserer entwicklungsgeschichtlich bedingten Natur, dass wir Beziehungen zu anderen Menschen aufbauen und brauchen. Wir sind Teil eines komplexen gemeinschaftlichen Ökosystems, in dem wir körperlich, emotional und neurobiologisch aufeinander angewiesen sind. Unser soziales Gehirn ist von anderen Menschen abhängig, weil diese zu seiner Verschaltung beitragen, und das mehr, als den meisten von uns bewusst ist. Denn die Menschen, die uns umgeben, beeinflussen unser Leben lang die Gesundheit unseres Nervensystems und umgekehrt.

Besteht zwischen zwei Menschen ein nur geringer physischer Abstand, kommunizieren ihre Körper die ganze Zeit über direkt miteinander, auch wenn es keinen Hautkontakt gibt. Dieser Kontakt wird als »soziale Synapse« bezeichnet und ist vergleichbar mit unseren neuronalen Synapsen. Über diese Kontaktstellen schicken unsere Neuronen elektrische und chemische Botschaften durch den Spalt, der sie voneinander trennt.

Zu den sozialen Interaktionen zählen vor allem Signale, die man aktiv »aufnehmen« kann wie Worte, Gesichtsausdruck und Laute. Doch viel stärker noch kommunizieren wir miteinander durch Signale, die wir nicht bewusst wahrnehmen. Diese sind elektrischer, biochemischer, hormoneller, energetischer und emotionaler Natur. Selbst wenn wir mit anderen Menschen nicht reden, sie ansehen oder eine andere Form von direktem Kontakt zu ihnen haben, senden unsere Körper ständig Hormone, Pheromone, elektromagnetische und neuronale Impulse aus, die Einfluss auf die Regulierung des Nervensystems unseres Gegenüber haben.

Wenn du je einen Raum betreten und gespürt hast, dass mit einem der Anwesenden etwas nicht in Ordnung war, hast du vermutlich auf solche unsichtbaren Signale reagiert, auch wenn diese Person nichts dergleichen zu erkennen gab. Du hast die Energie ihres Nervensystems gespürt oder andere biochemische oder hormonelle Signale aufgefangen. Oder du hast dich umgedreht und gemerkt, dass jemand dich aufmerksam mustert, obwohl du ja nicht sehen konntest, was hinter deinem Rücken passiert. Dieses Phänomen wurde übrigens wissenschaftlich bestätigt.[46] Solche unsichtbaren Signale spielen eine wichtige Rolle bei unseren instinktiven oder emotionalen Reaktionen, ohne dass wir dafür einen rationalen Grund angeben könnten.

Viele von uns reagieren auf andere Menschen auf der Grundlage der bewusst wahrgenommenen Signale – also auf das, was jemand anderes tut oder sagt. Dabei könnten wir viele Konflikte innerhalb von Beziehungen lösen, wenn wir diesen unsichtbaren Signalen mehr Beachtung schenken würden.

Unsichtbare Signale helfen uns Menschen schon seit Ewigkeiten, uns in Sicherheit zu bringen. Unseren Vorfahren ermöglichten sie, ihre Familie oder Gruppe zu warnen, ohne Worte,

Schreie oder andere sicht- und hörbare Signale zu gebrauchen, mit denen sie ja auch Beutegreifer oder Kriegsgegner auf sich aufmerksam gemacht hätten. Auch heute dienen sie noch diesem Zweck: den Menschen in unserem Umfeld zu signalisieren, dass Gefahr droht, wenn es nicht möglich ist, andere direkt zu warnen, ohne uns selbst oder sie in Gefahr zu bringen. Wie bereits gesagt sendet unser Herz starke elektromagnetische Signale aus, die für ein Gefühl der Sicherheit sorgen. Spielt man einem weinenden Säugling beispielsweise den Herzschlag seiner Eltern vor, reduziert dies das Weinen um 40 bis 50 Prozent.[47]

Obwohl diese unsichtbaren Signale entwicklungsgeschichtlich hilfreich waren, tun sie uns in Beziehungsdingen häufig keinen Gefallen. Wenn sich unser Nervensystem in der Stressreaktion festfährt und unser Herz stressbetonte oder inkohärente energetische Signale aussendet, dann signalisiert unser Körper den Menschen in unserer Umgebung Stress, Anspannung und Gefahr, auch wenn die einzige Bedrohung unser gestresster Körper ist. Was auch immer der Grund sein mag, die Menschen in unserer Umgebung nehmen diese Signale auf, wodurch sie sich körperlich nicht sicher fühlen und möglicherweise selbst in eine Stressreaktion verfallen. Dann gehen die Gefahrensignale hin und her wie Pingpongbälle, und das gemeinsame Stressniveau steigt und steigt.

Der Knackpunkt aber ist: Liebe muss sicher wirken, damit wir uns für sie öffnen können. Leider *fühlte* sich die einzige Form der »Liebe«, die wir als Kinder erlebt haben, häufig nicht durchgängig sicher an. Da Traumabindungen aber neurobiologisch verankert und vertraut sind, suchen wir Sicherheit in unseren Gewohnheitsmustern, gleichgültig wie viel Unsicherheit sie letztlich uns und anderen Menschen bringen. Da sich die wenigsten Menschen durchgehend entspannt und friedlich fühlen, verfangen wir uns in automatischen Stresszyklen und reagieren in der Partnerschaft eher wie ein in die Enge getriebenes Tier. Wir schaffen Konflikte und heizen sie weiter an, statt in wahrhaft liebevollen Beziehungen zusammenzufinden.

Aber wir können die Kraft der Co-Regulation – den zwischenmenschlichen und physiologischen Prozess, mit dem wir durch unser Nervensystem das eines anderen Menschen beeinflussen – zu unseren Gunsten einsetzen. Einfach ausgedrückt können wir die ruhige und entspannte Energie unseres Körpers dazu verwenden, dass die Körper in unserem Umfeld sich in unserer Gegenwart ebenfalls ruhig und entspannt fühlen.

Stell dir vor, du bist mit deiner Schwester im Restaurant, um deine Beförderung zu feiern und machst eine Bemerkung darüber, dass das Essen lauwarm und nicht besonders schmackhaft war. Deine Schwester, die das Restaurant ausgesucht und dich eingeladen hat, empfindet diese Bemerkung als Kritik. Da sie befürchtet, dass du jetzt den ganzen Abend über muffig sein wirst, verhält sie sich auf eine Art, die den ganzen Abend ruinieren könnte. Sie erstarrt, wird einsilbig, wirkt abgelenkt und scheint sich nicht mehr für das Essen zu interessieren. (Dass man keinen Appetit mehr hat, ist ein häufiges Zeichen für die Erstarrungsreaktion oder den Totstellreflex, weil sich dabei auch die Verdauung verlangsamt.)

Obwohl du diese Reaktion nicht für gerechtfertigt hältst oder findest, das sei nicht weiter ein Drama, reagiert dein Körper darauf. Dein Nervensystem spürt den Stress deines Gegenübers und aktiviert möglicherweise deine übliche Stressreaktion. Vielleicht verfällst du in den Kampfmodus und wirst wütend, weil deine Schwester »überreagiert«. Du fauchst sie an, sie solle nicht so empfindlich sein. Oder du gehst in den Unterwerfungsmodus und fragst alle paar Minuten, ob auch alles in Ordnung ist. Du bietest an, die Rechnung zu teilen, oder schneidest ein Thema an, über das deine Schwester gerne spricht. Wie dein Nervensystem auch immer reagiert, ihr werft euch sozusagen die Stressbälle zu, was am Ende beide überlastet. Deine Schwester zieht sich noch mehr zurück, und du gießt noch mehr Öl ins Feuer. Damit wird das Abendessen endgültig zum Flop. Schluss mit lustig und gemeinsam feiern.

Mit Körpergewahrsein und Co-Regulation hättest du vielleicht rechtzeitig erkannt, was da ablief, und hättest den Abend retten können. Bei den ersten Anzeichen deiner Stressreaktion – du beißt die Zähne aufeinander, dein Atem geht schneller, dein Herz schlägt bis zum Hals, was alles auf einen Kampf-oder-Flucht-Modus hinweist – hättest du ein paar tiefe Atemzüge nehmen können. Du hättest deine Aufmerksamkeit auf deine Fußsohlen lenken und spüren können, wie sie der Boden im Restaurant trägt. Du hättest dir sagen können, dass du in Sicherheit bist. Du hättest dich erinnern können, dass der Perfektionismus deiner Schwester nichts mit dir zu tun hat. Dass es sich dabei vielmehr um eine abgespeicherte Traumareaktion handelt, eine Bewältigungsstrategie, um in eurem überkritischen Familienverband zu überleben.

Wenn du dir selbst hilfst, dich körperlich und emotional sicher zu fühlen, musst du nicht mehr auf den Stress deiner Schwester reagieren, indem du sie anfauchst oder kritisierst. Du änderst mit den unsichtbaren Signalen die Atmosphäre am Tisch und schaffst so körperliche und emotionale Sicherheit für beide. Es gibt auch noch andere, verbale und physische Möglichkeiten, um in solch einer Situation zur Co-Regulation zu kommen (über die wir später noch reden werden). Was ich hier beschreibe, spielt sich alles nonverbal ab.

Dons Erfahrungen sind ein sehr gutes Beispiel, wie Co-Regulation außerdem wirken kann. Während der Corona-Pandemie arbeitete Don vermehrt im Homeoffice und führte eine neue Meditationspraxis ein. Er meditierte jeden Tag zur Mittagszeit für zehn Minuten im Schlafzimmer. Eines Nachmittags aber beschloss er, im Wohnzimmer zu meditieren, wo sein kleiner Sohn spielte. Don fiel auf, dass sein Sohn danach den ganzen Tag über ruhiger war und weniger Wutanfälle hatte. Also entschied er sich für ein Experiment: Er meditierte jeden Nachmittag in der Nähe seines Sohnes. Das Ergebnis fiel fast immer gleich aus: Der Körper des Jungen absorbierte den friedlichen Zustand des Vaters, die ruhige Energie seines Nervensystems. Später führte Don eine zweite kurze Meditationssitzung ein, bevor sein Junge zu Bett ging. Mit dem Resultat, dass der Kleine schneller einschlief. Wenn du mit Meditation nichts anfangen kannst, kannst du dich anderweitig mit Menschen in deinem Umfeld co-regulieren, zum Beispiel durch regelmäßige Übungen in sanftem Stretching, rhythmischem Hin- und Herschwingen oder fröhlichem Tanz.

Wenn es in einer Beziehung zu Konflikten kommt, ist es hilfreich, ganz bewusst auf Co-Regulation zu setzen. Ein Partner kann vorschlagen, im Gespräch eine kurze Pause einzulegen und gemeinsame Atemübungen zu machen oder sich gegenseitig im Arm zu halten, bis beide Parteien wieder entspannt sind. Wenn Umarmen im Moment nicht möglich ist, dann könnt ihr euch an den Händen halten oder still nebeneinandersitzen. Oder ihr schaut euch gegenseitig in die Augen.

Berührungen und Augenkontakt werden nicht immer als angenehm empfunden, daher solltet ihr einfach ausprobieren, was sich für euch gut anfühlt. Am Ende dieses Kapitels werden wir noch mehr Möglichkeiten zur Co-Regulation kennenlernen.

Co-Regulation beginnt in der Kindheit

Als Kleinkinder haben wir beruhigende Co-Regulation erlebt, wenn unsere Elternfiguren uns anlächelten, uns liebevoll ansahen, mit ruhiger Stimme zu uns sprachen, uns umarmt oder geknuddelt haben, wenn sie also beim Kontakt mit uns in einem parasympathischen Zustand waren. Wenn wir Probleme hatten, unser Nervensystem aktiviert wurde und wir in den Kampf-, Flucht-, Erstarrungs- oder Totstellmodus verfielen, setzten unsere Bezugspersonen (unbewusst) die Sicherheit ihres Nervensystems ein, um unseres in einen ruhigeren, empfänglichen Zustand zu versetzen.

Haben wir solche Momente tröstlicher Co-Regulation regelmäßig erlebt, haben wir gelernt, unseren Elternfiguren zu vertrauen. Wir konnten uns darauf verlassen, dass sie uns trösten und unterstützen würden. Die Forschung konnte zeigen, dass Kleinkinder, die von ihren Müttern diese emotionale Sicherheit vermittelt bekamen, noch fünf Jahre danach einen höheren vagalen Tonus[48] hatten und einen niedrigeren Cortisolspiegel.[49] (Im Übrigen hatten auch die Mütter, die diese Co-Regulation mit ihren Kindern beherrschten, einen besseren vagalen Tonus.)

Natürlich sind unsere Eltern nicht ständig anwesend und können sich nicht ununterbrochen auf uns einstellen. Studien zeigen, dass wir eine sichere Bindung entwickeln, wenn unsere Eltern schon in 30 Prozent der Fälle, in denen wir sie brauchen, diese ruhige Co-Regulation vermitteln.[50] Wenn sie uns bei einer belastenden Erfahrung nicht helfen konnten, steigen unsere Chancen auf eine sichere Bindung, wenn sie sich anschließend um Wiedergutmachung bemühen, sobald sie sich selbst reguliert haben. (Mehr dazu im nächsten Kapitel.) Aber diese regelmäßige beruhigende Co-Regulation oder Wiedergutmachung haben leider nur wenige Menschen erlebt.

Die meisten von uns sind stattdessen mit Eltern aufgewachsen, die sich emotional eben nicht auf uns einstellen konnten. Mit dem Ergebnis, dass wir nie gelernt haben, uns in unserem Körper oder unseren Beziehungen richtig sicher zu fühlen. Natürlich haben Mama und Papa uns auch liebevoll angesehen oder uns gelegentlich umarmt. Doch wenn diese Signale dann ausblieben, wenn es Streit gab und zu Hause die Emotionen hochkochten, fehlte es ausgerechnet dann an Trost und Unterstützung, wenn wir sie am nötigsten gebraucht hätten. Für uns als Kind hieß das: Angst, Verwirrung und emotionale Unsicherheit. Und wir konnten nicht lernen, unsere Emotionen selbst zu regulieren. Dann sind wir als Erwachsene emotional vermutlich immer noch unterentwickelt und unfähig zur Selbstregulation, weswegen wir auf Konflikte, Stress oder emotionale Belastungen noch genauso reagieren wie als Kind. Manche Menschen gehen Auseinandersetzungen grundsätzlich aus dem Weg. Sie »ghosten« andere Menschen, statt sich um eine direkte Kommunikation zu bemühen, um sich jede Form von Ärger zu ersparen. Andere sind beleidigt oder stürmen türenschlagend hinaus, wenn sie nicht bekommen, was sie wollen. Oder sie verstummen und ignorieren ihr Umfeld vollständig.

Und selbst die wohlmeinendsten Bezugspersonen, die uns unbedingt unterstützen wollten, konnten uns nicht beruhigen, wenn sie sich in ihrem Körper nicht vollkommen sicher fühlten. Als ich noch klein war, konnte meine Mutter mich nur selten beruhigen, weil sie sich in ihrem schmerzenden Körper nicht wohlfühlte. Stattdessen übernahm ich ihre Dysregulation und bildete meine eigenen Stressautomatismen aus. Jedes kleine Unwohlsein katapultierte mich augenblicklich in den Kampf-oder-

Flucht-Modus. Mit keinerlei emotionaler Resilienz oder Bewältigungsstrategie für diese ständige körperliche Aktivierung ausgestattet schoss ich durchs Haus »wie eine Kanonenkugel«, wie meine Mutter immer sagte. Dabei versuchte ich nur, mein überwältigendes energetisches Unwohlsein abzubauen. Aus der Rückschau glaube ich, dass diese Dauererregung sowie das Fehlen gesunder Bewältigungsmechanismen in meiner Familie mich dazu trieben, mich ständig in irgendwelchen nach- und außerschulischen Aktivitäten zu engagieren, um meine aufgestaute Energie loszuwerden und dafür noch Lob einzuheimsen.

Wenn ich nicht sieben Tage die Woche »auf Achse war«, wie meine Mutter es nannte, beschwerte ich mich, wie langweilig das Leben sei und ließ meinen Geschwistern keine Ruhe, bis sie mit mir spielten. Das sagte ich so oft, dass es in der Familie zum Running Gag wurde. Leider hatte in meiner Familie niemand eine Ahnung, dass für meinen dysregulierten Körper »Mir ist langweilig« in Wirklichkeit hieß: »Ich fühle mich mit mir selbst nicht wohl und brauche Verbindung und Unterstützung.«

Als Kind explodierte ich häufig. Ich schrie alle möglichen Leute, meist aber meine Mutter, an, weil sie meine Erwartungen enttäuscht hatten. Passte mir zum Beispiel der Pferdeschwanz nicht, den sie mir morgens vor der Schule gemacht hatte, dann brüllte ich: »Ich hasse dich.« Ohne eine beruhigende Präsenz in meinem Umfeld gerieten meine Emotionen häufig außer Kontrolle. Eines Morgens brach ich mir den kleinen Zeh, weil ich stocksauer die Treppe hinunterstürmte, nachdem ich mich im Spiegel gesehen hatte.

Manchmal tobte ich sogar, obwohl ich eigentlich Unterstützung bekam. Bei einem Softballspiel stand ich als Pitcherin in einem sehr schwierigen Inning. Meine Mutter rief mir vom Seitenrand aus, wo sie immer saß, hilfreiche Ratschläge zu. Ich aber wurde nicht fertig mit dem miesen Gefühl, dass die ganze Schule Zeuge wurde, wie ich versagte, und so warf ich ihr vom Pitching Mound aus einen giftigen Blick zu. Es war mir egal, wer das mitbekam, obwohl natürlich alle, die mich sahen, diesen Blick bemerkten. Aber in diesem Augenblick empfand ich meinen unübersehbaren Mangel an Perfektion als bedrohlich und beschämend. Es war mir egal, welchen Eindruck ich auf die Leute machte. Ich war total dysreguliert und wollte meine Mutter emotional zurückstoßen, um mit meinem überwältigenden Gefühl von Scham zurechtzukommen.

Mit der Zeit wurden Stress und emotionale Dysregulation bei mir zu Dauergästen. Das ließ mein Nervensystem in den Abkopplungsmodus schalten, mit der Folge, dass ich eine Co-Regulation mit anderen Menschen fast nie mehr hinbekam. Als Erwachsene überstrapazierte ich meist die Ressourcen meines Körpers und steigerte seine *allostatische Belastung*. Damit sind die akkumulierten Auswirkungen von chronischem Stress gemeint. Ich konnte mich nicht selbsttätig entspannen oder mich durch Co-Regulation mit anderen Menschen beruhigen. Ich schlief kaum und hatte ständig Verdauungsbeschwerden, die mich emotional und körperlich noch mehr Kraft kosteten. Meine Stresszyklen setzten sich fort, ja sie kamen mit der Zeit immer öfter. Ich verließ mich auf die in der Kindheit erlernten Bewältigungsmechanismen, lenkte mich durch ständige Geschäftigkeit ab und versuchte zuletzt gar, meine Gefühle mit Medikamenten zu unterdrücken, um diesen tief verwurzelten Schmerz zu betäuben.

Nachdem ich mir der konditionierten Gewohnheiten meines Körpers bewusst wurde, fing ich an, mein Nervensystem zu regulieren. Schritt für Schritt brachte ich mir bei, mich in meinem Körper sicher zu fühlen und diese Sicherheit so weit auszudehnen, dass ich mich für die Co-Regulierung mit anderen Menschen öffnen konnte. Ich checkte mein geistiges Gewahrsein (siehe Seite 95) und prüfte tagsüber regelmäßig mein Stressniveau, vor allem wenn ich spürte, dass meine Herz- oder Atemfrequenz beziehungsweise meine Muskelspannung sich änderte. Allmählich merkte ich es, wenn mein Körper auf Stress reagierte, den ich in der Innen- oder Außenwelt wahrnahm. Das gab mir den Raum, um bewusst und neu zu entscheiden, wie ich mit belastenden Erfahrungen umgehen wollte.

Merkte ich, dass ich innerlich aufgepeitscht war, worauf ich im Normalfall mit einem emotionalen Ausbruch, mit Beschimpfungen oder irgendeiner Form der Ablenkung reagiert hätte, hielt ich inne und konzentrierte mich auf meinen Körper, statt vom Autopiloten in meinem Gehirn steuern zu lassen, was ich als Nächstes tun würde. Wenn ich merkte, dass ich Menschen zurückstieß oder ihnen die kalte Schulter zeigte, schuf ich Raum, um mich wieder mit ihnen verbinden zu können, sobald ich über die nötigen energetischen Ressourcen verfügte. So verhinderte ich, dass ich mich selbst immer mehr isolierte. Und wenn ich nicht genügend Kraft hatte, kommunizierte ich das und akzeptierte, dass ich Ruhe und Raum für mich brauchte, bevor ich mich wieder auf gemeinsame Aktivitäten einlassen konnte. Wann immer ich merkte, dass ich es mit meinem Unabhängigkeitsbestreben übertrieb (zum Beispiel durch Gedanken wie: »Ich bin doch auf diese Leute überhaupt nicht angewiesen.« Oder: »Ich kann und werde mich um mich selbst kümmern.«), hielt ich inne und erinnerte mich daran, dass ich die Unterstützung und Verbundenheit mit anderen Menschen ja wollte.

Diese Augenblicke des Innehaltens verhindern nicht immer, dass ich dennoch tue, wozu Gewohnheit und innere Zwänge mich drängen. Aber sie geben mir zumindest die Chance, eine andere Entscheidung zu treffen. In Momenten, in denen ich in alte Gewohnheiten zurückfalle, reagiere ich mit liebender Güte und Mitgefühl. Und ich sage mir, dass jeder neue Augenblick mir neue Gelegenheiten bietet, um die Liebe zu *sein*, die ich suche.

Wie du erkennst, wenn andere aktiviert sind

Kampf-, Flucht-, Erstarrungs- oder Totstell- und Bambi-Reflexe führen im Endeffekt zu sehr ähnlichen äußeren Verhaltensweisen. Wenn du erkennst, wann du selbst in einen dieser Modi verfällst, merkst du es vermutlich auch bei anderen Menschen. In Kapitel 3 haben wir uns mit den Stressmodi und den zugehörigen vier Stressreaktionen beschäftigt: Explodieren für Kampf, Ablenkung für den Flucht, Abkopplung für die Erstarrung und Unterwerfung für die *fawn response*. Jeder Mensch kann gelegentlich, öfter oder ständig in einen dieser Modi verfallen, je nachdem, mit wem wir zusammen sind und was in oder um uns passiert.

Damit du merkst, in welchem Zustand das Nervensystem deines Gegenübers ist, solltest du dir Zeit nehmen, um die folgenden Fragen zu beantworten. Wenn du glaubst, dass eine dieser Reaktionen haargenau auf deinen Partner oder deine Partnerin passt, dann denke darüber nach, wie oft (und bei welcher Gelegenheit) er oder sie so reagiert. Das gibt dir nützliche Hinweise, um später zu erkennen, wenn dein/e Liebste/r sich bedroht fühlt. Wenn dir das hilft, kannst du die Antworten auf die folgenden Fragen in einem eigenen Notizbuch oder in deinem Tagebuch festhalten.

Der Explosionsmodus (Kampfreflex):
In diesem Modus richtet sich die Aufmerksamkeit der Betroffenen nach außen. Sie brüllen herum, stürmen türenschlagend hinaus oder werfen mit Sachen um sich. Sie versuchen auch, das Gespräch zu beherrschen, indem sie andere überschreien oder in anderer Form niedermachen. Manchmal wirken sie äußerlich völlig ruhig, obwohl es in ihnen kocht. Oder man sieht ihnen an, dass sie kurz vor einem Ausbruch stehen. In der Nähe eines solchen Menschen hast du vielleicht wirklich Angst und das Gefühl, du müsstest wie auf Eiern gehen, während du auf den nächsten Ausbruch wartest.

Wie oft (und wann) habe ich das Gefühl, ich könnte das Falsche tun oder sagen, woraufhin die Stimmung meiner Partnerin sofort umschlägt?

____

____

Wie oft (und wann) habe ich das Gefühl, dass die Wut meines Partners alle Energie im Raum an sich zieht?

____

____

Wie oft (und wann) halte ich mich zurück und sage nicht, was ich fühle, glaube oder denke, aus Angst davor, wie meine Partnerin reagieren wird?

____

____

Der Ablenkungsmodus (Fluchtreflex):
In diesem Zustand richtet eine Person ihre Energie auf alles, was nichts mit den schwierigen oder belastenden Erfahrungen zu tun hat, mit denen sie im Moment konfrontiert ist. Solche Menschen sind häufig Workaholics. Sie haben endlose To-do-Listen, hängen ständig am Computer oder schauen fern. Sie betäuben sich mit Alkohol, Medikamenten oder Drogen oder sorgen für einen lückenlos gefüllten Stundenplan. Dazu gehören auch die Supermütter, Superväter oder Superpartnerinnen: Menschen, die den Laden am Laufen halten, aber ansonsten emotional nicht greifbar sind. Mit einem solchen Menschen fühlt man sich häufig unverbunden oder übersehen. (Außer du greifst auf dieselben Ablenkungsmechanismen zurück wie Arbeit, Alkohol, Hausarbeit etc.)

Wie oft (und wann) hat mein Partner zu tun und einen übervollen Terminplan?

____

____

Wie oft (und wann) würde ich gerne mit meiner Partnerin etwas unternehmen, spüre aber, dass sie gar nicht präsent ist, wenn wir zusammen sind?

____

____

Wie oft (und wann) verbringt mein Partner seine Freizeit mit Videospielen, scrollt sich durch die Sozialen Medien oder konzentriert sich auf andere Aktivitäten, die seine Aufmerksamkeit an äußere Dinge binden und von unserem Miteinander abziehen?

____

____

Der Abkopplungsmodus (Totstellreflex oder Erstarrungsreaktion):
Menschen in diesem Modus richten ihre Aufmerksamkeit meist ganz nach innen. Sie explodieren nicht und lenken sich auch nicht ab. Stattdessen scheinen sie nichts zu empfinden und mit nichts oder niemandem verbunden zu sein. Diese Reaktion ist meist schwer zu erkennen, denn in diesem Modus kann der Betroffene durchaus präsent, ja engagiert erscheinen. Trotzdem ist da eine emotionale Leere und Distanz. Jemand in diesem Modus bleibt immer reserviert. Im Zusammensein mit einem Menschen in diesem Modus kommst du dir vermutlich so vor, als wärest du gar nicht da, egal was du tust oder sagst. Wenn du versuchst, emotional Kontakt herzustellen, wirst du regelmäßig abgeblockt.

Wie oft (und wann) bitte ich meine Partnerin, mir zu sagen, was sie denkt oder fühlt?

____

____

Wie oft (und wann) fühle ich mich von meinem Partner emotional ausgeschlossen oder abgewiesen?

____

____

Wie oft (und wann) fühle ich mich abgelehnt oder kritisiert, wenn ich mit meiner Partnerin neue Interessen oder Erfahrungen teilen möchte?

____

____

Der Bambi-Reflex (*fawn response*):
Menschen im Unterwerfungsmodus wollen vor allem eines: andere glücklich machen. Sie versuchen, die Bedürfnisse anderer im Voraus zu erspüren und ihren Wünschen zuvorzukommen. Daher treten sie als dienstbarer Geist auf und vermeiden Konflikte, wo es nur geht. Menschen in diesem Modus wissen oft gar nicht, was sie wollen, oder können es nicht ausdrücken. Den Ansichten anderer ordnen sie sich meist unter. Wenn du es mit einem Menschen im Bambi-Reflex zu tun hast, dann fühlst du dich vermutlich erdrückt oder emotional erstickt und verspürst einen tiefen Groll.

Wie oft (und wann) sehe ich, dass mein Partner etwas tut, weil seine Familie oder seine Freunde es von ihm verlangen?

____

____

Wie oft (und wann) kommt meine Partnerin zu mir, weil sie etwas braucht (Anerkennung, emotionale Unterstützung, Trost)? Und wie oft fühle ich mich wohl oder sicher genug, um dasselbe von ihr zu verlangen?

____

____

Wie oft (und wann) merke ich, dass mein Partner etwas sagt oder tut um des lieben Friedens willen oder um andere Menschen zufriedenzustellen? Wie oft entstehen daraus langfristig nur noch mehr Konflikte?

____

____

Zu spüren, wenn unsere Lieben dysreguliert sind, kann uns helfen, sie mithilfe der unten geschilderten Co-Regulierungs-Strategien wieder zurück in die sichere Zone zu bringen. Außerdem nehmen wir ihr Verhalten weniger persönlich, wenn wir wissen, dass es auf einen gefühlten Mangel an Sicherheit zurückgeht und nicht auf uns.

Wie du die Co-Regulation für dich nutzen kannst

Nur weil wir als Kinder nicht verlässlich beruhigende Co-Regulation erfahren haben, heißt das nicht, dass wir es als Erwachsene nicht lernen können. Zunächst einmal sollten wir erkennen, wann wir selbst dysreguliert sind. Wenn wir uns selbst nicht sicher fühlen, können wir auch anderen Menschen nicht zu einem Gefühl der Sicherheit verhelfen, gleichgültig, was wir tun. Wir erreichen stattdessen nur das Gegenteil, weil wir Botschaften von Stress und Gefahr übermitteln. Das kann durch unsichtbare Signale ebenso geschehen wie durch sichtbare, zum Beispiel böse Blicke, verletzende Bemerkungen oder passiv-aggressives Verhalten.

Spüren wir, dass wir selbst im Alarmzustand sind, können wir die Sicherheit unserer Lieben stärken, indem wir uns kurz zurückziehen. Müssen oder wollen wir in ihrer Gegenwart bleiben, sollten wir unser Nervensystem beruhigen, indem wir die Methoden einsetzen, die wir in den vorangegangenen Kapiteln erlernt haben: bewusstes Atmen oder Sich-Erden. Vor allem sollten wir uns ins Gedächtnis rufen, dass das Verhalten unseres Gegenübers auf seine erlittenen Traumata zurückgeht, nicht auf sein gegenwärtiges Erleben. Wenn der oder die andere aber in seinem Körper geerdet ist und sich sicher fühlt, können wir auch um Co-Regulation bitten.

Wenn wir unser eigenes Nervensystem regelmäßig regulieren, verfallen wir seltener in eine unserer automatischen Stressreaktionen. Wir haben ja schon erkundet, wie das funktioniert: Wir können anfangen, unserem Körper mit der Ernährung wichtige Vitalstoffe zuzuführen und alles vermeiden, was zu Entzündungen führt. Wir können für körperliche Bewegung sorgen, die uns guttut, und für ausreichend gesunden Schlaf. Wir arbeiten daran, gegenüber körperlich und emotional unangenehmen Erfahrungen toleranter zu werden. Wir erkennen unsere Ego-Geschichten, die uns einreden wollen, dass wir wertlos sind. Und wir verbinden uns so oft wie möglich mit unserem Herzen. All diese Schritte stärken unsere Stressresilienz, sodass wir mit einer größeren Bandbreite an schwierigen Erfahrungen fertig werden, ohne in Alarmzustand und unsere üblichen Stressreaktionen zu verfallen. Dann projizieren wir unseren Ärger oder unsere Kritik auch nicht auf andere und müssen uns hinterher nicht für unsere Reaktionen schämen beziehungsweise unseren Selbstausdruck einschränken.

Ich selbst musste lernen, mit den Ängsten und dem Unwohlsein zurechtzukommen, die sich unweigerlich einstellten, wenn meine Lieben nicht bei mir waren oder ich mich selbst als emotional distanziert erlebte, vor allem in meinen Liebesbeziehungen. Wenn ich in der Verbundenheit mit einer Partnerin einen Bruch erlebte oder merkte, dass sie wütend auf mich war, nahm ich an, dass das allein meine Schuld war. Diese Annahme führte dazu, dass mein Körper sich verschloss, und meine Ego-Geschichte, der zufolge ich keine Beachtung verdiente, meinen Geist völlig in Beschlag nahm. In diesen Momenten wurde ich körperlich und emotional zu dem kleinen Mädchen, das von seiner Mutter emotional nicht beachtet wurde. Da ich für diese Erinnerung keine Worte fand, lebte mein Körper diesen tiefen Schmerz mittels unangenehmer Empfindungen und wenig nützlicher Verhaltensweisen aus.

Als mir dies allmählich bewusst wurde, machte ich mir klar, dass Distanz in Beziehungen nicht grundsätzlich schlecht ist. Tatsächlich ist Distanz für das Gleichgewicht in Beziehungen sogar nötig. Jeder Mensch braucht Raum und Zeit für sich selbst, um seine Batterien wieder aufzuladen, und sei es nur für einen kurzen Moment.

Ich war förmlich ausgehungert, was emotionale Verbundenheit anging. Dies führte zu einem damit in Verbindung stehenden Verhaltensmuster: Ich zwang mich, für andere da zu sein, wann immer diese Menschen Zeit für mich erübrigten. Oder ich beschimpfte mich selbst, wenn ich, aus welchen Gründen auch immer, keine Lust auf Offenheit und Verbundenheit hatte. Mittlerweile lerne ich, mir diese Augenblicke zu erlauben: den Raum, um mit mir allein zu *sein*. Zum Beispiel, indem ich über Kopfhörer beruhigende Musik höre oder zum See rausfahre, um ein paar Stunden spazieren zu gehen. Manchmal buche ich mich auch einfach in einem Hotel in der Nähe ein und mache Ferien für mich. Ich lerne auch, wie ich mich selbst emotional unterstützen kann, und sei es nur durch einen Spaziergang oder ein Bad, wenn ich mich innerlich angespannt fühle. (Das sind die Augenblicke, in denen ich früher immer sagte, dass mir langweilig ist.) Ich erwarte nicht mehr von anderen Menschen, dass sie mir helfen, mich besser zu fühlen, und kritisiere sie auch nicht, wenn sie das nicht tun. Heute erkenne ich diese Momente als das, was sie sind: ein klares Signal, dass ich Zeit für mich brauche, bevor ich mich wieder auf die Menschen in meinem Umfeld einlassen kann.

Uns selbst beruhigen zu können und zurück in die sichere Zone zu kommen, ob allein oder durch die Co-Regulation mit einer anderen Person, ist die Grundlage, um wahres Mitgefühl verkörpern zu können. Wann immer wir uns bedroht fühlen, verengt sich unser Blickwinkel ganz auf uns selbst. Wir sehen unsere Erfahrungen einzig aus unserer Perspektive und beurteilen sie allein danach, ob sie unser Überleben gefährden könnten. Was bedeutet, dass wir unter Umständen unsere Mitmenschen verletzen, auch in unseren Liebesbeziehungen. Können wir uns selbst hingegen mit Fürsorge und Mitgefühl begegnen, können wir beides auch auf Menschen ausdehnen, die uns verletzt haben. Denn die verletzenden Worte und Taten, zu denen es kommt, wenn unsere Lieben verängstigt, gestresst, überfordert oder wütend sind, spiegeln keineswegs wider, wer sie tief im Innersten sind.

Mitgefühl ist eine verkörperte Reaktion, die von der Regulierung unseres Nervensystems und von unserem Gefühl der Sicherheit abhängt. Um echtes Mitgefühl für andere Menschen empfinden und sie in ihrem Leiden unterstützen zu können, müssen wir zuerst fähig sein, uns auf ihr Leiden einzulassen. Und um uns emotional auf andere Menschen einzustellen, müssen wir in der Lage sein, auf Abstand zu den Überlebensreaktionen unseres Körpers zu gehen, damit wir begreifen können, wie sie die Situation sehen und erleben. Das gelingt nur, wenn unser Körper sich sicher genug fühlt, sodass unser Geist seinen

Fokus weg von unserer eigenen Erfahrung richten kann. Mitgefühl und Geduld für uns selbst zu haben, während wir uns darin üben, diese Sicherheit zu verkörpern, ist vor allem dann wichtig, wenn Sicherheit für uns eine ungewohnte Erfahrung ist. Denn wie bei allem, was uns nicht vertraut ist, werden Körper und Geist Widerstand gegen diese neue Erfahrung leisten und im Angesicht des Unbekannten versuchen, zu den vertrauten stressigen Gewohnheitsmustern zurückzukehren.

Sicherheit und Mitgefühl verkörpern zu können ist vor allem dann hilfreich, wenn Konflikte eskalieren. Schaffen wir es, im Körper geerdet und ruhig zu bleiben, nehmen wir die Stressreaktion des Gegenübers nicht persönlich, weil wir ja wissen, dass es sich dabei um eine Bewältigungsstrategie für eine als Bedrohung erlebte Situation handelt. Dann schreien wir nicht zurück, zwingen den anderen nicht zu mehr oder weniger Verbundenheit. Wir wissen, dass wir mit solchen Verhaltensweisen das Stressniveau unseres Gegenübers nur verstärken würden und können deswegen mitfühlend reagieren.

Wie aber schaffen wir Sicherheit, wenn jemand anderes in Panik gerät? Wenn wir merken, dass unser Gegenüber im Alarmzustand ist, haben wir drei Möglichkeiten.

1. *Wir halten den Raum für diese Person*, indem wir unsere Erfahrung der Situation umdeuten, sodass wir ihre Stimmung, Äußerungen oder Reaktionen nicht persönlich nehmen. Wir begreifen, dass unser Gegenüber in einer automatischen Stressreaktion steckt, und können mitfühlend und verständnisvoll auf seinen Schmerz reagieren. Die Wahrscheinlichkeit, dass wir selbst automatisch reagieren, sinkt somit. Stattdessen können wir die emotionale Erfahrung des anderen nachvollziehen.

2. *Wir können uns von ihr entfernen*, bis die Person wieder in einen regulierten Zustand zurückgefunden hat. Das ist vermutlich die beste Lösung, wenn jemand im Explosionsstadium ist. Um dich zurückzuziehen, ohne dabei herablassend zu wirken, kannst du etwas sagen wie: »Ich muss an dieser Stelle eine Pause einlegen.« Das regt die Person im Explosionsmodus möglicherweise noch mehr auf, aber es ist wichtig, dass du ihr klarmachst, dass deine Sicherheit für dich an erster Stelle steht. Vergiss nicht: Sobald du dich körperlich, emotional oder sexuell bedroht fühlst, solltest du sofort die Notrufnummer wählen.
3. *Wir können auf Co-Regulation setzen* und dazu die Techniken anwenden, die wir bereits kennen. Einige neue möchte ich dir im nächsten Abschnitt vorstellen.

Wie du mit anderen Menschen aktive Co-Regulation betreibst

Unsere Fähigkeit der ständigen Co-Regulation ist die Grundlage für emotionale Sicherheit in Beziehungen. Hat man uns aber als Kindern automatische Überreaktionen oder Abkopplung vorgelebt, haben wir vermutlich Schwierigkeiten, uns bei Auseinandersetzungen mit anderen verbunden zu fühlen. Aber wir können dieses »gefühlte« emotionale Vertrauen entwickeln, wenn wir uns angewöhnen, nach Konflikten wieder eine Verbindung herzustellen und in die sichere Zone zurückzukehren. Das ist vor allem im Umgang mit Kindern wichtig, die sich nach solchen automatischen Stressreaktionen, wenn sie von ihren Elternfiguren angeschrien oder mit Schweigen bestraft wurden, verwirrt, einsam oder überfordert fühlen.

Der Großteil der Co-Regulation erfolgt durch die unsichtbaren Signale unseres Körpers und das Gefühl der Sicherheit, in dem unser Nervensystem operiert. Aktive Co-Regulation hingegen funktioniert über: Umarmungen, Händchen halten, liebevolle Blicke, stilles Beieinandersitzen oder die Herzübung von Seite 294.

Wenn du mit jemandem Co-Regulation üben möchtest, solltest du dich auf Widerstand einstellen, wenn diese Praxis deinem Gegenüber fremd ist. Am besten sprichst du mit deiner Partnerin darüber, wenn sie nicht gestresst ist. Frage einfach, ob sie mitmachen würde, wenn das nächste Mal schwierige Gefühle im Raum stehen. Nachfolgend findest du wichtige Fakten zu dieser Praxis, die deiner Liebsten verstehen helfen, welches Potenzial die Co-Regulation in Partnerschaften hat.

Fünf Fakten über Co-Regulation

- Unser Körper ist darauf ausgelegt, mit anderen in Verbindung zu treten.
- Co-Regulation ist ein Prozess, der uns jene Sicherheit vermittelt, die wir brauchen, um offen für Verbundenheit zu sein.
- Das Nervensystem unseres Körpers kommuniziert mit dem anderer Menschen durch elektrische, hormonelle und energetische Signale, die für uns nicht sichtbar sind.
- Wenn wir selbst emotional unter Spannung stehen (oder Schwierigkeiten haben, unser Nervensystem zu beruhigen), kann der friedliche, entspannte Zustand eines anderen Körpers uns helfen, selbst zur Ruhe zu finden.

- Wir können verschiedene Methoden nutzen, damit wir uns verbundener miteinander fühlen und genau jetzt mehr Sicherheit empfinden.

Übung: Herzbewusste Co-Regulation

Diese einfache Übung verhilft dir zur Co-Regulation mit einem geliebten Menschen. Wenn ihr mit dieser Praxis beginnt, ist es hilfreich, wenn zumindest eine Person in einem ruhigen, vom Parasympathikus gesteuerten Zustand ist.

1. Setzt euch einander gegenüber und legt euch gegenseitig die Hand aufs Herz. Ihr werdet spüren, wie sich die Brust eures Gegenübers hebt und senkt. So könnt ihr euren Atemrhythmus aufeinander abstimmen.
2. Atmet tief und langsam.
3. Stellt euch vor, wie euer Nervensystem eurem Gegenüber Signale des Friedens und der Ruhe schickt. Dann visualisiert, wie euer Nervensystem die Ruhe und den Frieden eures Gegenübers aufnimmt.

Diese Übung ist hilfreich vor möglicherweise schwierigen Gesprächen und aufreibenden Erfahrungen, weil sie das Gefühl der Verbundenheit zwischen zwei Menschen stärkt. Sie trägt dazu bei, die gemeinsame Energie der Beziehung ins Gleichgewicht zu bringen.

Co-Regulations-Menü

Unten stehend findest du eine Liste von Dingen, die du tun kannst, um in stressigen Zeiten die Co-Regulation mit deinen Liebsten zu fördern.

- Lächelt und seht euch ruhig an. So steigert ihr die Signale der Sicherheit und aktiviert den ventral-vagalen Zustand bei allen Beteiligten.
- Setzt euch einander gegenüber und übt gemeinsam langsames und tiefes Atmen, wobei ihr euren Atemrhythmus aufeinander einstimmt.
- Berührt euch liebevoll und kuschelt miteinander. Auf diese Weise wird das »Liebeshormon« Oxytocin ausgeschüttet, das Verbundenheit und Vertrauen stärkt.
- Schaut euch gegenseitig ruhig in die Augen.
- Bitte deine Partnerin, mit deinem Haar zu spielen oder dir zu erlauben, sanft ihr Haar zu streicheln. Das beruhigt und stärkt die gegenseitige Verbundenheit.
- Umarmt einander. Auch das steigert die Oxytocinausschüttung und vermindert die Muskelspannung.
- Küsst euch, um euren Oxytocinspiegel zu erhöhen und das Cortisolniveau zu verringern.
- Geht zusammen spazieren. Stimmt dabei euren Schritt und eure Bewegung aufeinander ab, ohne groß miteinander zu sprechen. Das reduziert Stress und fördert emotionale Verbundenheit und Kommunikation.

Wenn du allein bist oder niemanden hast, mit dem du Co-Regulation üben könntest, dann stell dir einfach einen Moment tiefer Verbundenheit mit einer bestimmten Person vor. Auch das steigert die Oxytocinausschüttung und damit das Gefühl der Sicherheit. Du kannst auch mit einem Tier co-regulieren, um Sicherheit im eigenen Körper zu finden. Ein entspanntes Tier zu streicheln, zu bürsten oder einfach neben ihm zu liegen, erzielt die gleiche beruhigende Wirkung.

* * *

Wie wir gesehen haben, können wir in Beziehungen nur dann echte Sicherheit schaffen, wenn wir verstehen, welchen Einfluss unser Nervensystem auf die Menschen um uns herum ausübt. Diese Sicherheit zu verkörpern versetzt uns in die Lage, Konflikte mit anderen konstruktiver auszutragen. Das geht mitunter ohne ein einziges Wort. Auf jeden Fall macht es uns zu Partnern, die zur Gemeinschaft bereit sind. Indem wir diese Sicherheit im Prozess der Co-Regulation auf andere übertragen, können wir auch in Auseinandersetzungen und anderen schwierigen Situationen die Dynamik zwischen uns und unserem Gegenüber verändern. Wir finden zurück zu dem Mitgefühl, das in unseren Herzen wohnt, und das gibt uns die Kraft, die dysfunktionalen Muster in all unseren Beziehungen abzulegen.

9
Selbstbestimmte Beziehungen

In der Einführung haben wir uns die »Sprachen der Liebe« angesehen, die Gary Chapman in den 1990er Jahren definiert hat. Seiner Ansicht nach hat jeder Mensch besondere Vorlieben, was die Bekundung von Zuneigung angeht. Bringen wir diese geliebten Menschen gegenüber zum Ausdruck, fördern wir die Liebe, die wir suchen. Die fünf Sprachen der Liebe nach Gary Chapman sind:

- *Worte der Anerkennung*: Wir hören gerne, wenn unser geliebter Mensch uns Bestätigung und Lob schenkt.
- *Zeiten der Zweisamkeit*: Wir verbringen häufig geplante und achtsame Zeit mit unseren Lieben.
- *Geschenke, die von Herzen kommen*: Wir wünschen uns, dass unsere Lieben uns sichtbare oder messbare Symbole ihrer Liebe schenken.
- *Hilfsbereitschaft*: Wir wünschen uns, dass unser geliebter Mensch etwas für uns tut.
- *Körperliche Berührung (Zärtlichkeit)*: Wir möchten, dass der geliebte Mensch uns seine Zuneigung durch körperliche Berührung und andere Intimitäten zeigt.

Dieses außerordentlich kluge Konzept verhilft vielen Menschen zu der Einsicht, dass sie und ihr geliebter Mensch möglicherweise verschiedene Vorlieben haben. Manche haben die von Chapman aufgestellten Kategorien auch dazu verwendet, ihre emotionalen Vorlieben innerhalb der Beziehung direkt zu kommunizieren und so ihre zwischenmenschlichen Erfahrungen zu verbessern. Wenn wir akzeptieren, dass unser Erleben, unsere Vorlieben und Sichtweisen einzigartig sind, können wir uns für die grenzenlosen Möglichkeiten des Selbstausdrucks und der emotionalen Verbundenheit öffnen. Aber es ist ein großer Unterschied, ob wir anderen unsere emotionalen Vorlieben kommunizieren oder von ihnen erwarten, dass sie unsere Bedürfnisse auf eine bestimmte Weise erfüllen.

Wünschen wir nämlich, dass unsere Lieben ihren natürlichen Selbstausdruck ändern, verschließen wir uns für andere Formen des emotionalen Ausdrucks oder die Möglichkeit, mehr Verbundenheit herzustellen. Wenn wir übersehen, was anderen selbstverständlich ist, dann schaffen wir dadurch Grenzen, die andere daran hindern, sie selbst zu *sein.*

Und es wird noch komplizierter. Denn ob wir uns wertgeschätzt oder geliebt fühlen, hängt ab von unseren früheren Konditionierungen und Erfahrungen. Wenn wir uns auf diese vertrauten Beweise der Zuneigung beschränken, dann verlangen wir von unseren Liebsten, dass sie unsere frühesten Beziehungen nachstellen. Indem wir von anderen erwarten, dass sie uns auf diese uns vertraute Weise behandeln, riskieren wir letztlich, dass wir die dysfunktionale Dynamik unserer kindlichen Bindungen wiederholen.

Ich hielt mich jahrelang nur dann für geliebt, wenn meine Partnerin hilfsbereit war, den Abwasch erledigte, die Wäsche machte oder putzte. Zeigte sie ihre Zuneigung nicht auf diese spezielle Weise, färbten meine Ego-Geschichten um das Verlassenwerden meine Wahrnehmung, sodass ich mich zu wenig beachtet, versorgt und letztendlich auch nicht geliebt fühlte. Diese Gefühle hatten nichts mit der aktuellen Wirklichkeit meiner Beziehungen zu tun. Sie entstanden vielmehr aus meinen kindlichen Verletzungen. Als ich klein war, hatte meine Mutter mir ihre Zuneigung nämlich hauptsächlich dadurch gezeigt, dass sie meine Lieblingsgerichte kochte, meine Wäsche machte und hinter mir her putzte. Ansonsten war sie – wenn ich nicht gerade in der Schule oder im Sport besonders erfolgreich war – meist von ihren Schmerzen und ihren überbordenden Emotionen abgelenkt oder ganz in ihren Sorgen versunken.

Wenn ich als Erwachsene von anderen nicht die gleiche Art von Zuwendung bekam, katapultierte mich das zurück in diese frühen Erinnerungen, die ich in Körper und Geist gespeichert habe. Als Lolly und ich am Anfang unserer Beziehung standen, fühlte ich mich verletzt und missachtet, wenn sie nicht das Abendessen für mich machte, den Abwasch erledigte oder mir bei der Wäsche half. Sie sagte mir zwar immer wieder, wie wichtig ich ihr sei, und zeigte mir ihre Zuneigung auf andere Weise, aber ich fing regelmäßig Streit an oder verhielt mich passiv-aggressiv, wenn ich abends nach Hause kam und kein Essen auf dem Tisch stand, die Wohnung unordentlich war und die Wäsche sich in den verschiedenen Zimmern stapelte. Das sorgte für Konflikte in unserer Beziehung, aber es aktivierte Lolly auch: Als sie klein war, war ihre Mutter nämlich jedes Mal explodiert, wenn Lolly das Geschirr im Wohnzimmer stehen ließ oder ihre Sachen nicht aufräumte.

Wie das in meinen Beziehungen der Fall war, kann es Konflikte noch verstärken, wenn wir von jemandem verlangen, Dinge zu ändern, mit denen er oder sie sich wohlfühlt. Dabei reagiert unser Gegenüber nicht selten mit Wut, aber möglicherweise auch mit tief verwurzelten Gefühlen der Wertlosigkeit, die verhindern, dass wir eine tiefere Bindung eingehen können. Eine bestimmte Form von Liebesbeweisen zu verlangen, geschieht vielleicht in guter Absicht, kann aber zwei Menschen schnell auseinandertreiben.

In Wirklichkeit müssen wir uns zuerst in unserem Körper sicher fühlen und offen sein für die Signale unseres Herzens, bevor wir uns überhaupt für *irgendeine* Form der Liebe öffnen können, gleichgültig wie wir oder andere Menschen sie ausdrücken mögen. Wenn unser dysreguliertes Nervensystem und die damit verknüpften Ego-Geschichten die Verbindung zu unserem Herzen blockieren, zählt es nicht mehr, was unsere Lieben sagen oder tun, denn dann weisen wir vermutlich jeden Versuch zurück, uns Zuneigung oder Verbundenheit zu zeigen. Ist unser Herz verschlossen, um uns vor möglichem Schmerz zu schützen, werden unsere Bande, unsere Beziehungen immer weiter untergraben. Und wenn wir uns darauf verlassen, dass unsere Partnerin oder unser Partner den für sie oder ihn selbstverständlichen Ausdruck von Liebe verändert, um unsere Bedürfnisse zu erfüllen, dann pflanzen wir dadurch einen Samen der Verbitterung. So installieren wir dysfunktionale Konfliktzyklen, die unsere Verbundenheit nur weiter zerfressen.

Um die Beziehung stabil zu halten, können wir uns im *Bewusstsein der Selbstwirksamkeit* üben und selbst die Verantwortung dafür übernehmen, dass unsere Bedürfnisse in der Beziehung erfüllt werden. Indem wir täglich für uns selbst sorgen und so regelmäßig unser Nervensystem beruhigen, können wir uns in unser natürliches So-Sein, unser authentisches Selbst, hinein entspannen und anderen den Raum geben, dasselbe zu tun. Wenn wir uns unsere Selbstwirksamkeit bewusst machen, haben wir es nicht mehr »nötig«, dass unsere Lieben ihre Zuneigung auf eine bestimmte Weise zeigen. Wir übernehmen vielmehr selbst die Verantwortung für unsere Sicherheit, indem wir darauf achten, unsere Bedürfnisse zu erfüllen und um Unterstützung zu bitten, wenn wir diese wünschen oder brauchen.

Diese Unterstützung kann verschiedene Formen annehmen: eine SMS an eine Freundin, um zu fragen, ob sie Zeit und Energie hat, dir und der Schilderung deiner Gefühle zuzuhören; die Bitte, mit ihr gemeinsam in aller Stille zu sitzen; oder gegenseitige Bestätigung, wenn diese gebraucht wird. Vielleicht bittest du auch ein Familienmitglied, ein paar Stunden auf deine Kinder aufzupassen, damit du dir mal ein ausgiebiges Bad erlauben, ein wenig Schlaf nachholen oder Einkäufe machen kannst. Oder du fragst einen vertrauenswürdigen Kollegen, ob er einen deiner Berichte gegenlesen und dir ehrliches Feedback könnte, bevor du ihn der Chefin vorlegst. Vielleicht möchtest du ja auch deine Geschichte in den Sozialen Medien oder einer virtuellen Community teilen, mit Leuten, die ähnliche Schwierigkeiten haben, damit du dich mit deinen Kämpfen nicht so allein fühlst. Um Hilfe zu bitten ist nicht immer einfach, vor allem, wenn wir in der Kindheit nicht unterstützt wurden. Weiter unten findest du ein paar Tipps, wie du anderen Menschen effektiv und sicher kommunizieren kannst, dass du Hilfe brauchst.

Des Weiteren wirst du in diesem Kapitel lernen, wie du die *Fünf Schritte zur Stärkung deiner Beziehung* gehst. Das ist mein Ansatz, um Konflikte in Beziehungen zu unseren Liebsten oder anderen Menschen zu heilen, ohne sie zu verändern oder Spannungen noch zu verstärken.

Wechselseitige Verbundenheit

Bevor wir uns näher mit dem Bewusstsein der Selbstwirksamkeit auseinandersetzen, wollen wir uns ansehen, was *wechselseitige Verbundenheit* heißt. Wechselseitige Verbundenheit bedeutet, dass eigenständige Subjekte wie Menschen, Tiere, Pflanzen, Unternehmen oder Länder ihre Identität behalten, aber trotzdem miteinander verbunden sind. In zwischenmenschlichen Beziehungen entsteht sie, wenn wir von anderen in puncto Sicherheit oder Unterstützung zwar abhängig sind, aber trotzdem unsere Integrität und unseren Wert als eigenständiges Individuum behalten.

Um diese wechselseitige Verbundenheit in Beziehungen zu schaffen, müssen wir zuerst ein Fundament der Sicherheit legen, auf dem jeder Einzelne für sich den Raum aufbauen kann, um seine ureigensten Fähigkeiten und Leidenschaften auszuleben. Wenn wir uns wirklich sicher fühlen, in der Beziehung unsere Kreativität und unsere einzigartigen Fähigkeiten auszudrücken, dann kommen wir gut alleine zurecht, gemeinsam aber eben noch besser. Das ist ein bisschen so wie beim Mannschaftssport: Jede Spielerin bekommt genug Zeit, Anerkennung und Freiraum, um für ihre Position zu trainieren, kann ihre Fähigkeiten aber nur in der Gruppe wirklich leuchten lassen.

Wechselseitige Verbundenheit in unseren Beziehungen funktioniert nur dann, wenn wir als eigenständige und ganzheitliche Individuen zusammenarbeiten können. Und wie wir bereits wissen, sind wir dann am innigsten mit unserem authentischen Selbst verbunden, wenn wir regelmäßig:

- unser Nervensystem regulieren, vor allem, wenn wir Stress oder Streit haben, damit wir uns körperlich und emotional sicher fühlen;

- den Einfluss unserer Ego-Geschichten erkennen, die häufig automatische Stressreaktionen auslösen und unser Nervensystem aktivieren;
- die Verbindung zu unserem Herzen herstellen, damit wir Entscheidungen treffen, die wahrhaft zu uns passen und mit denen wir uns geerdet fühlen.

Echte wechselseitige Verbundenheit – was ich *eigenständiges Zusammensein* nenne – öffnet den Raum für Harmonie und ein Zusammenwirken der Gruppenmitglieder. Ob wir nun zwei oder zwanzig sind, wir achten auf die unterschiedlichen Bedürfnisse und Interessen der Einzelnen in der Gruppe ebenso wie auf die Bedürfnisse und Interessen der Gruppe als solcher.[51] Wenn wir auf die Sicherheit unserer Verbindung zum »Wir« vertrauen, schaffen wir den Raum, den wir brauchen, um die Dinge aus den unterschiedlichsten Blickwinkeln zu betrachten, sodass wir uns auf andere Menschen wirklich einstellen können. Die Interessen der Gruppe im Auge zu haben sorgt nicht nur bei uns selbst für mehr Wohlbefinden, indem es die Produktion des Hormons Dopamin anregt, auch unsere Motivation und ein Gefühl der Belohnung nehmen zu.[52]

Allerdings entsteht wechselseitige Verbundenheit nicht immer von selbst. Da viele von uns von emotional unreifen Eltern erzogen wurden, haben wir nie das notwendige Sicherheitsgefühl entwickelt, um den Raum einnehmen zu können, den wir brauchen, um uns als eigenständiges Individuum zu erforschen und zu entfalten. Stattdessen verfallen wir immer wieder in die vertrauten Muster des Selbstbetrugs und spielen konditionierte Rollen, statt unserem authentischen Selbst Ausdruck zu verleihen. Wir stecken im Überlebensmodus fest und geben unbewusst unseren eigenen Gedanken, Gefühlen und Ansichten den Vorrang. Wollen wir aber eine mitfühlende Beziehung aufbauen, müssen wir fähig sein, uns auf die Perspektive der anderen einzulassen. Dazu müssen wir aber den Überlebensmodus unseres Körpers verlassen, sonst nehmen wir den Blickwinkel der anderen gar nicht wahr.

Obwohl unser Selbstwertgefühl durch unsere Konditionierung beeinflusst wurde, können wir lernen, Selbstliebe und Selbstverbundenheit mithilfe der in diesem Buch vorgestellten Methoden zu kultivieren, gleichgültig wie unser Beziehungsstatus gerade aussieht. Um ihr Selbstwertgefühl zu entwickeln und sich in Selbstliebe zu üben, werden viele von uns erst lernen müssen, wie sie anderen Menschen gegenüber Grenzen setzen. Nur so haben wir die Zeit, den Raum und die Ressourcen, um unseren eigenen Gedanken, Gefühlen und Interessen nachzugehen. Je mehr wir üben, in unsere Innenwelten einzutauchen, desto eher merken wir, wenn wir uns in unseren Beziehungen anders verhalten sollten. Wir erkennen unsere Grenzen, indem wir kurz innehalten und wahrnehmen, wenn bestimmte Beziehungen oder Erfahrungen uns ständig in Stress oder Aufregung versetzen. Wenn wir unsere Grenzen spüren und akzeptieren, können wir die Verantwortung für unseren eigenen energetischen Raum übernehmen oder, einfacher gesagt, für unser individuelles Selbst.

Wie du dir vermutlich vorstellen kannst, brauchen wir, um diese wechselseitige Verbundenheit in unseren Beziehungen herzustellen, unsere Herzkohärenz. Sind wir im Zustand der Herzkohärenz, sind wir offen dafür, eine dauerhafte und liebende Bindung mit einem anderen Menschen einzugehen. Wir sind emotional resilient und reif genug, um den Raum für den einzigartigen Selbstausdruck des anderen halten zu können, sodass wir uns auf diese Person einstellen können, uns mit ihr co-regulieren und zusammenarbeiten können. Und wir kommen mit den Missverständnissen besser zurecht, die natürlich auftreten, wenn wir mit anderen Menschen durchs Leben gehen, denn wir haben auch genug Raum für unsere Differenzen und unsere wechselseitige Individualität.

Das Bewusstsein unserer Selbstwirksamkeit

Echte wechselseitige Verbundenheit kann sich nur einstellen, wenn wir ein *Bewusstsein unserer Selbstwirksamkeit* entwickeln, einen Zustand, in dem wir die natürlichen und schönen Aspekte unserer Lieben, die sie so einzigartig machen, schätzen können. Wir reagieren mit Offenheit und Neugier auf unsere Unterschiede und versuchen, den einzigartigen Blick der anderen auf die Welt zu verstehen. Wir können uns lösen von der Vorstellung, dass Liebesbezeigungen immer auf eine bestimmte Weise erfolgen müssen, damit wir uns geliebt fühlen. Stattdessen erkennen wir all die anderen Formen der Wertschätzung, die unsere Lieben uns zeigen, weil sie für sie ganz selbstverständlich sind.

Im Bewusstsein unserer Selbstwirksamkeit erwarten wir von anderen nicht, dass sie unsere Gedanken lesen oder intuitiv erraten, wie es uns geht, um unsere emotionalen Bedürfnisse für uns zu erfüllen. Wir erkennen, dass die Verantwortung für unser Wohlbefinden nicht bei anderen Menschen liegt, dass nicht sie uns von Trauer, Einsamkeit, Ärger, Verzweiflung oder anderen unangenehmen Emotionen befreien müssen. Stattdessen bitten wir um Trost oder Unterstützung auf eine Weise, mit der sich alle Beteiligten sicher fühlen. Wir sind emotional resilient und fähig, uns selbst zu regulieren beziehungsweise uns mit anderen auf Co-Regulation einzulassen.

Da ich, wie so viele andere auch, von dysregulierten, emotional unterentwickelten und nicht verfügbaren Eltern aufgezogen wurde, hatte ich immer Schwierigkeiten, um Trost oder Unterstützung zu bitten. Das geht mir heute noch manchmal so. Mir Unterstützung zu wünschen macht mich in meinen Augen verletzlich, so als wäre ich in der Beziehung eine Versagerin. Dadurch werden meine tief verwurzelten Gefühle der Wertlosigkeit aktiviert. Umgekehrt nervt es mich manchmal, wenn meine Lieben mich rundheraus um die Unterstützung bitten, die sie brauchen. Ich zucke zusammen, wenn jemand von mir möchte, dass ich ihm eine Fußmassage gebe. Ich gucke wütend, wenn meine Partnerin mir sagt, dass sie sich in einen der abgelegeneren Räume des Hauses zurückzieht, weil sie den Tag für sich haben möchte. Heute erkenne ich, dass mein Genervtsein ein Zeichen ist, dass ich mich immer noch unwohl dabei fühle, meine Bedürfnisse zu äußern. Mir ist immer noch nicht wohl dabei, wenn ich mir den Raum und die Zeit nehme, die ich brauche. Ich fühle mich immer noch verletzlich, wenn ich direkt um jene Verbundenheit bitte, die ich mir wünsche. Ich denke vielleicht, dass ich auf meine Partnerinnen wütend bin, aber letztlich ärgere ich mich über mich selbst, weil ich mich immer noch selbst betrüge und vernachlässige. Meine Reaktion zeigt, dass ich meine Batterien dringend aufladen müsste, dass auch ich hilfreiche Verbundenheit oder etwas Selbstfürsorge bräuchte.

Ich kann mir gut vorstellen, dass einige von euch sich jetzt Sorgen machen, ob der Partner oder die Partnerin nicht vielleicht tatsächlich unfähig oder nicht bereit ist, euch die Hilfe zu geben, um die ihr bittet. Aber selbst in Momenten wie diesen, in denen wir uns hilflos oder ohnmächtig fühlen, können wir uns, wenn wir uns unserer Selbstwirksamkeit bewusst und mit unserem Herzen verbunden sind, auf unsere Intuition verlassen, sodass wir unseren Entscheidungen trauen können, zum Beispiel wenn wir uns aus einer Beziehung lösen wollen oder unseren Teil dazu beitragen, dass zwischen uns und den anderen ein förderlicher Raum entsteht. Wir können unseren Teil leisten, indem wir die Dynamik einer Beziehung ändern: eine Freundin nicht so häufig sehen, in einem anderen Raum schlafen als unser Liebster oder ganz ausziehen, ohne uns gleich zu trennen. Wir können uns öfter Zeit und Raum für uns selbst nehmen, damit wir innerhalb der Beziehung offener und hilfsbereiter sein können.

Um Hilfe zu bitten ist schwierig für Menschen, deren Elternfiguren nicht fähig waren, dasselbe zu tun, und die daher die dysfunktionalen Gewohnheiten anderer verstärkten. Je nachdem, was wir in unseren frühesten Beziehungen erlebt oder beobachtet haben, verkörpern wir vielleicht noch heute die gleichen Gewohnheiten. Wer sich regelmäßig gezwungen fühlt, einem Freund durch die jüngste, selbst verursachte Krise zu helfen, die Lügen einer Partnerin zu rechtfertigen oder einen Elternteil zu beschwichtigen, damit der nicht explodiert, ermöglicht diesen Menschen, ihr selbstzerstörerisches und schädliches Verhalten fortzuführen. Wir glauben vielleicht, dass wir mitfühlend oder hilfsbereit handeln, in Wirklichkeit aber ermöglichen wir nur uns und anderen, in den immer gleichen dysfunktionalen Zyklen zu verharren, auf Kosten der eigenen emotionalen oder körperlichen Gesundheit wie der der anderen.

Sind wir uns unserer Selbstwirksamkeit bewusst, lassen wir nicht zu, dass andere nach Lust und Laune mit uns umspringen. Wir fühlen uns sicher genug, den Raum zu verlassen oder uns eine Auszeit zu nehmen, ohne Angst, unserer Beziehung zu schaden. Wir vertrauen auf die Sicherheit dieser Bindung, weil wir wissen, dass sie die unvermeidlich auftretenden Konflikte übersteht. Und wenn der Konflikt oder die Beziehung wirklich bedrohlich werden, vertrauen wir darauf, dass wir uns daraus lösen und in die sichere Zone zurückfinden können, selbst wenn das heißt, dass wir im Frauenhaus oder bei der Polizei Hilfe suchen müssen. Auch wenn wir persönlich nicht für missbräuchliches und gewalttätiges Verhalten verantwortlich sind, so liegt es doch an uns festzustellen, wann unsere Grenzen überschritten wurden und unsere Sicherheit bedroht ist.

Das Ziel der Selbstwirksamkeit besteht darin, dass wir die Einzigartigkeit anderer Menschen schätzen lernen, ihre unterschiedliche Art, in der Welt zu sein. Gleichzeitig aber sorgen wir dafür, dass niemand unsere Grenzen verletzt und wir nicht das schädliche Verhalten anderer unterstützen. Wenn du also das nächste Mal eine SMS oder einen Anruf von deiner Liebsten erhältst, weil sie dich unbedingt braucht, du aber selbst gerade unter Stress stehst, dann atme erst einmal durch, bevor du deine Hilfe anbietest. Manchmal ist das Liebevollste, was du für den anderen tun kannst, deine Ressourcen für deine emotionalen Bedürfnisse aufzusparen, denn das verhindert künftige Auseinandersetzungen in der Beziehung.

Ich hoffe, mittlerweile ist klar geworden, dass wir nur dann für die Bedürfnisse unserer Beziehungspartner offen sein können, wenn wir zuerst für uns selbst gesorgt haben. Dieses natürliche Bedürfnis nach Selbstfürsorge lässt sich auch gut kommunizieren. Sage einfach etwas wie: »Ich würde dir wirklich gerne helfen, aber ich habe im Moment selbst Schwierigkeiten und daher wenig Ressourcen zur Verfügung. Ich melde mich in ein paar Stunden/Tagen wieder, wenn ich wirklich für dich da sein kann.«

Daran solltest du dich erinnern, wenn du das nächste Mal aus der Fassung gerätst, weil beispielsweise eine Freundin dir eine SMS schickt, dass eure Beziehung für sie untragbar ist. Oder wenn dein Partner dir erklärt, dass er in einer früheren Beziehung fremdgegangen ist. Halte kurz inne, bevor du reagierst, ob du dich nun darüber aufregst, was der andere getan hat, oder ob deine Gefühle dich überwältigt haben. In dieser Pause siehst du, dass dein Gegenüber sich verletzlich gemacht hat, indem er oder sie dir gegenüber so offen war. Und du merkst, welchen emotionalen Einfluss diese Mitteilung auf dich hat. Um künftigen Ärger zu vermeiden, ist es vielleicht für euch beide das Liebevollste, wenn du dir die Zeit nimmst, um diese Information zu verarbeiten und herauszufinden, wie du dich fühlst. Sag einfach: »Ich weiß zu schätzen, dass du mir [Hier fügst du am besten etwas ganz Persönliches aus dieser Information ein.] mitgeteilt hast. Ich kann mir vorstellen, dass dir das nicht leichtgefallen ist. Ich muss mich im Moment um mich selbst kümmern und brauche ein wenig Zeit, um das zu verarbeiten. Ich wäre dir dankbar, wenn du mir später Gelegenheit gibst, dir zu erzählen, was dabei herausgekommen ist, wenn du das möchtest.«

Gleichgültig, was dein konditionierter Geist dir sagt, du brauchst keinen »wichtigen« oder »stichhaltigen« Grund, um dir Raum und Zeit für dich selbst zu nehmen, ob du nun vor einer Reaktion eine kurze Pause einlegst oder deiner Kreativität, deiner Leidenschaft und deinem Lebenssinn nachgehen willst. Wenn du dir diesen ausgewogenen, produktiven und kreativen Raum gibst, dann unterstützt du damit die Verbundenheit in deinen Beziehungen. Ich versuche, mich darin zu üben, und zwar nicht nur, wenn meine Liebsten bester Stimmung sind, sondern auch wenn sie, aus welchen Gründen auch immer, erregt, gestresst oder distanziert sind. In meinem eigenen emotionalen Raum verankert zu sein, ist nicht selbstsüchtig. Es hilft mir vielmehr, ihnen mit mehr Mitgefühl und Einfühlungsvermögen zu begegnen.

Wenn wir eine gesunde emotionale Beziehung auf Basis wechselseitiger Verbundenheit eingehen, nehmen die Verstimmungen in unseren Partnerschaften ab. Wir fühlen uns in der Beziehung sicherer und dehnen unsere Fähigkeit, uns geliebt zu fühlen, über die eher begrenzten üblichen Gesten der Zuneigung aus. Und wir werden einen dauerhaften Wandel herbeiführen, der uns neue Entscheidungen treffen lässt, wann immer wir in die konditionierten Gewohnheiten der Vergangenheit zurückfallen.

Ist deine Beziehung getragen von Selbstwirksamkeit oder nicht?

Hier findest du eine Tabelle, in der die Charakteristika von Beziehungen mit und ohne Selbstwirksamkeit aufgeführt sind. Achte darauf, wie du selbst oder deine Partnerin sich verhält. Diese Auflistung kann dir helfen, Gewohnheitsmuster in deinen verschiedenen Beziehungen wahrzunehmen.

BEZIEHUNG OHNE BEWUSSTSEIN DER SELBSTWIRKSAMKEIT	BEZIEHUNG MIT BEWUSSTSEIN DER SELBSTWIRKSAMKEIT
Wir stützen uns aufeinander, um uns glücklich zu machen und die meisten, wenn nicht alle, Bedürfnisse und Wünsche der jeweils anderen zu erfüllen, ohne diese je klar mitzuteilen.	Wir sind für unser Glück selbst verantwortlich und praktizieren regelmäßig kleine Akte der Selbstfürsorge, um so unsere eigenen Bedürfnisse zu erfüllen. Wir kommunizieren klar, was wir wünschen und brauchen.

Ist deine Beziehung getragen von Selbstwirksamkeit oder nicht?

BEZIEHUNG OHNE BEWUSSTSEIN DER SELBSTWIRKSAMKEIT	BEZIEHUNG MIT BEWUSSTSEIN DER SELBSTWIRKSAMKEIT
Wir setzen keine Grenzen oder setzen diese nicht durch. Häufig ignorieren wir nicht akzeptables oder dysfunktionales Verhalten oder fördern es sogar. (Mitunter glauben wir, dass wir das verdient haben.)	Wir sind unabhängig und respektieren die Grenzen des anderen. Wir sagen Nein, ohne emotional zu werden. (Das heißt Wut zu zeigen, zu explodieren, uns zurückzuziehen oder dem anderen die kalte Schulter zu zeigen.) Wir lassen uns keinen Druck machen, auch nicht mit Schuldgefühlen, und wir lassen uns zu nichts zwingen.
Wir haben Schwierigkeiten, unsere Emotionen auszudrücken und verhalten uns bei Auseinandersetzungen oder Differenzen verletzend. Oder wir vermeiden unseren Emotionen vollständig.	Wir freuen uns über einen authentischen emotionalen Ausdruck und schaffen einen sicheren Raum, in dem wir unsere Gefühle mitteilen können. Andererseits nehmen wir uns den Raum, um, falls nötig, eine kurze Pause einzulegen, bevor wir wieder auf die Partnerin zugehen.
Wir machen andere Menschen oder die Außenwelt im Allgemeinen verantwortlich für unsere Gedanken und Gefühle. Nur darüber wollen wir reden, daher unterbrechen wir den anderen auch häufig. In unserem Denken geht es nur um uns und unsere Erfahrungen. Uns interessieren nur unsere eigenen Interessen und wir versuchen selten oder nie, etwas wiedergutzumachen.	Wir üben uns regelmäßig im herzbewussten Zuhören, sodass wir uns emotional auf unser Gegenüber einstellen können. Wir wechseln unseren Blickwinkel, sodass wir ein Gefühl für die Erfahrung des anderen bekommen. Wir suchen als Team nach einer brauchbaren Lösung.
Wir halten an unserem Groll aus früheren Auseinandersetzungen fest. Oft verstricken wir uns in Gespräche, bei denen wir den anderen beschämen.	Wir vergeben uns selbst und einander. Wir sehen das Gute in uns beiden und vertrauen darauf, dass wir beide das uns Bestmögliche tun.
Wir räumen den Bedürfnissen und Wünschen der anderen Vorrang ein oder übernehmen Verantwortung für deren Verhalten, woraus häufig Verbitterung entsteht. Es fehlt uns an Wertschätzung füreinander. Wir machen uns gegenseitig Vorwürfe. (»Hättest du nicht X getan, wäre ich nicht Y.« Oder: »Du hast mich dazu gebracht.«)	Wir lassen einander genug Raum, um unsere individuellen Wünsche und Bedürfnisse zu leben (persönliche Verantwortung). Und genug Raum, um zusammen zu wachsen und uns weiterzuentwickeln (beziehungsorientierte Verantwortung).

BEZIEHUNG OHNE BEWUSSTSEIN DER SELBSTWIRKSAMKEIT	BEZIEHUNG MIT BEWUSSTSEIN DER SELBSTWIRKSAMKEIT
Wir stecken häufig im Überlebensmodus oder Krisenmanagement fest. Wir sind unfähig, uns Zeit für uns selbst zu nehmen oder unsere Interessen, Hobbys oder Leidenschaften an erste Stelle zu setzen.	Wir haben uns beiden versprochen, freie Zeit für all jene Dinge zu ermöglichen, die uns Freude machen, sei es nun innerhalb oder außerhalb der Beziehung. Dazu gehören auch die Zeit und der Raum für Alleinsein und individuelle Interessen, Hobbys oder Leidenschaften.

Wie du deine emotionalen Bedürfnisse kommunizierst

Nur weil wir uns nicht ausschließlich auf andere verlassen sollten, um unsere Bedürfnisse zu erfüllen oder uns von unseren schmerzlichen Gefühlen zu befreien, heißt das nicht, dass wir unsere Bedürfnisse nicht äußern und nötigenfalls um Unterstützung bitten sollten. Wenn wir uns unserer emotionalen Bedürfnisse bewusst werden, dann geben wir uns die Oberhoheit über unsere Lebenserfahrung. In diesem selbstbestimmten Zustand erkennen wir, dass wir unser Leben selbst in der Hand haben, und wir neigen nicht mehr so stark dazu, andere oder unsere Lebensumstände für unsere Erfahrungen verantwortlich zu machen. Wenn wir für unsere verschiedenen emotionalen Erfahrungen die Verantwortung übernehmen und sie mit anderen teilen, tragen wir unseren Teil dazu bei, emotionale Nähe zu schaffen. Fühlen wir uns in unseren Beziehungen sicher, wertgeschätzt und geliebt, können wir uns auch verletzlich zeigen und um Bestätigung oder Hilfe bitten.

Wenn dir nun bewusst wird, dass einige (oder alle) deine Bedürfnisse in deinen unterschiedlichen Beziehungen nicht erfüllt werden, dann ist es hilfreich, dich mit folgenden Fragen auseinanderzusetzen.

Habe ich meinem Partner oder meiner Partnerin je klar gesagt, was ich brauche oder wünsche beziehungsweise was ich nicht brauche oder möchte?
Vielen von uns fällt es nicht weiter schwer, klar zu sagen, welche Probleme sie mit ihrem geliebten Menschen haben oder was sie nicht wollen. Aber damit unsere Bedürfnisse erfüllt werden können, sollten wir auch verdeutlichen, was *genau* wir wollen oder brauchen. Das schafft Klarheit, fördert ein Klima des Miteinanders und wir haben einen gemeinsamen Nenner. Statt zu schimpfen: »Ich bin dir gar nicht mehr wichtig, wenn du woanders bist«, können wir fragen: »Könnten wir uns vor dem Schlafengehen nicht noch gegenseitig eine Nachricht schreiben, wie unser Tag gelaufen ist? Dann würde ich mich dir auch mehr verbunden fühlen, wenn du auf Dienstreise bist.« Statt den geliebten Menschen anzuschreien: »Du hörst mir einfach nicht zu!«, können wir einfach bitten: »Können wir uns mal unterhalten, ohne dass einer von uns sich vom Telefon ablenken lässt? Dann kann ich dir leichter meine Gedanken und Gefühle schildern.«

Wie kann ich mir ein Bedürfnis oder einen Wunsch selbst erfüllen, wenn mein geliebter Mensch unfähig oder nicht bereit ist, das zu tun?
Wenn du nicht sicher bist, wie du diese Frage beantworten sollst, dann ist das in Ordnung. Habe Geduld und Mitgefühl mit dir selbst. Nimm dir immer wieder Zeit, um über dich nachzudenken und mithilfe der Übungen

> in diesem Buch mehr über dich zu erfahren. In jeder Partnerschaft, in der die Beteiligten sich aufeinander einstellen, ist Unterstützung eine Frage von Geben und Nehmen. Dass mal die eine mehr Unterstützung braucht, dann wieder der andere, ist ein ganz normaler Zustand, ja nachgerade notwendig, je nachdem, wer gerade mehr Energie zur Verfügung hat. Kein einzelner Mensch kann ständig alle Bedürfnisse eines anderen erfüllen. Es ist also durchaus sinnvoll, außerhalb der eigentlichen Partnerschaft noch andere Menschen zu haben, an die wir uns wenden können.

Viele Menschen finden es schwierig, über ihre Gefühle zu sprechen, selbst in langjährigen Beziehungen. Wir wollen unbedingt geliebt werden und haben Angst, den anderen »zu verlieren«, wenn wir nötige Grenzen setzen oder um Hilfe bitten. Das gilt vor allem, wenn unsere Gefühle in der Kindheit ignoriert oder abgelehnt wurden. Und wenn wir unseren Ego-Geschichten glauben, dass wir es nicht wert sind, dass man unsere Bedürfnisse erfüllt, dann unterdrücken oder leugnen wir unsere Gefühle weiterhin. Aber wenn wir ständig so tun, als wären wir »unabhängig« und »stark« oder als wären wir nie wütend oder bräuchten nie Hilfe (wie ich das getan habe), dann können wir die Sicherheit und Verbundenheit nicht entwickeln, die wir brauchen, um zu gedeihen.

Sind wir nicht in der Lage, unsere Gefühle kundzutun und Grenzen zu setzen, können wir nicht erwarten, uns in unseren Beziehungen je sicher, wertgeschätzt und geliebt zu fühlen. Die folgenden drei Punkte helfen uns, mit anderen Menschen besser zu kommunizieren.

1. **Achte auf das Timing**

   Wenn unsere Partnerin abgelenkt, deprimiert, verletzt, eifersüchtig, unsicher oder in ihre eigenen Traumata verstrickt ist, wird sie unsere Bedürfnisse nicht verstehen, und wenn wir sie noch so klar äußern. Auch wir selbst müssen uns in unserem Körper sicher fühlen, damit wir unsere Bedürfnisse nachvollziehbar und erfolgreich formulieren können. Unglücklicherweise fangen viele Menschen ausgerechnet dann an, über ihre Gefühle zu reden, wenn sie aufgeregt sind, mitten in einer Auseinandersetzung stecken oder von ihrem Gegenüber missachtet werden, weil er oder sie in einer automatischen Stressreaktion gefangen ist. In solchen Augenblicken fühlt sich niemand sicher. Achte darauf, dass ihr beide euch ruhig, geerdet und präsent fühlt, wenn du deine Bedürfnisse schilderst.
2. **Teile deine Absicht mit.**

   Meist sagen wir gar nicht, warum wir unsere Wünsche und Bedürfnisse mit der anderen Person teilen wollen, ob es nun darum geht, dass wir uns in Gegenwart des anderen sicherer fühlen wollen oder dass wir die Bindung zwischen uns stärken möchten. Also überlege dir, was genau dein Anliegen ist, bevor du das Thema Wünsche ansprichst, und sei es nur, dass du die Beziehung verbessern möchtest. Wenn wir das »Warum« des Gespräches offenbaren, fällt es der anderen sehr wahrscheinlich leichter, unseren Blickwinkel zu verstehen.
3. **Wähle deine Worte weise.**

   Wenn wir anderen Menschen unsere emotionalen Bedürfnisse schildern, sollten wir auf Kritik, Schuldzuweisungen oder Ähnliches verzichten. Am besten verwendest du gar keine »Du-Aussagen«, sondern gebrauchst nur Ich-Sätze.

Auch Formulierungen, aus denen eine Alles-oder-Nichts-Haltung spricht, solltest du besser vermeiden: »Du sagst immer X, Y oder Z.« Oder: »Du machst nie A, B oder C!« Das aktiviert nur das Ego – unseres ebenso wie das der Partnerin, und dann fühlen wir uns beide bedroht, sodass plötzlich unsere Differenzen im Vordergrund stehen und wir uns auf den Blickwinkel des anderen gar nicht mehr einlassen können. Und das wiederum macht uns unfähig, ein produktives Gespräch zu führen und das Problem gemeinsam anzugehen, um unser beider Interessen zu berücksichtigen.

Hier ein paar Beispiele, wie du deine emotionalen Bedürfnisse klar und wirksam kommunizieren kannst:

- »Ich hatte einen schlechten Tag und brauche Unterstützung. Hast du genug Zeit und Energie, um mir jetzt oder irgendwann in den nächsten Stunden zuzuhören?«
- »Ich finde einfach keine Lösung für ein Problem, das ich bei der Arbeit habe. Ich würde so gerne hören, was du davon hältst. Darf ich dir das Ganze mal schildern und um deinen Rat bitten?«
- »Ich bin so traurig, ich bräuchte ein wenig Unterstützung. Könntest du dich für ein paar Minuten still zu mir setzen?«
- »Ich fühle mich momentan total abgekapselt und würde gerne unsere Verbundenheit spüren. Wärst du bereit, mit mir für ein paar Stunden … [Hier fügst du die gewünschte Aktivität ein]?«
- »Im Moment ist es mir zu viel, mich um Mama (oder Papa, mein Kind, meinen Partner etc.) zu kümmern. Ich brauche unbedingt Zeit für mich selbst. Könntest du viel-

leicht ein paar Stunden auf sie aufpassen, damit ich mir diese Zeit nehmen kann?«

- »Abends bin ich häufig nervös und ruhelos. Ich brauche jetzt einfach eine halbe Stunde, um ... [Aktivität einfügen] und mich zu beruhigen. Könntest du mir diesen Raum geben?«
- »Manchmal muss ich einfach meinem Ärger Luft machen, ohne dass du versuchst, mein Problem zu lösen. Könntest du mir vielleicht einfach zuhören, ohne mir Ratschläge zu geben oder mir zu sagen, was ich tun soll? So würde ich mich wirklich unterstützt fühlen.«
- »Wenn ich nach Hause komme, merke ich, dass ich nicht sofort auf dich eingehen kann. Ich hätte gerne, dass es in Ordnung geht, wenn ich mir ein wenig Raum und Zeit nehme, um mich darauf einzustellen, dass ich wieder daheim bin, bevor wir aufeinander eingehen. Kannst du mir [Zeit einfügen] geben, bevor wir gemeinsam Zeit verbringen?«
- »Es geht mir nicht gut, wenn du anderen Menschen Details aus unserer Beziehung erzählst, vor allem deiner Familie. Für mich ist es wichtig, dass es Dinge gibt, die einfach nur zwischen uns bleiben. Können wir die Grenzen zu unseren Familien ausloten, sodass wir uns beide damit wohlfühlen?«
- »Ich erzähle nicht gerne intime Details aus meiner Beziehung, wenn wir mit anderen Kolleginnen am Mittagstisch sitzen. Können wir vielleicht darüber reden, welche Grenzen wir gegenüber Kolleginnen einhalten wollen, damit wir uns beide wohlfühlen?«
- »Als ich noch ein Kind war, bedeutete ein Konflikt für mich immer totaler Scherbenhaufen oder Isolation. Daher brauche ich nach einem Streit ein Signal der Sicherheit. Könntest du mir sagen, dass du mich immer noch liebst, wenn du auf mich wütend bist?«

- »Es verletzt meine Gefühle, wenn du mich aufziehst oder über mich spöttelst, wenn wir mit anderen Leuten ausgehen. Du merkst das wahrscheinlich nicht, aber ich möchte, dass du verstehst, wie es mir dabei geht.«
- »Spontan zu sein fällt mir nicht so leicht wie dir. Ich finde das toll an dir, aber ich hätte gerne, dass du mich hier verstehst: Mit ein wenig Planung fühle ich mich sicherer.«
- »Mir ist klar, wie gern du … [Aktivität einfügen], aber ganz ehrlich: Mir gefällt das nicht annähernd so gut wie dir. Ich möchte zwar gerne, dass du diese Leidenschaft weiter pflegst, aber ich werde nicht mehr so oft dabei mitmachen.«
- »Wenn wir meine Familie besuchen, brauche ich emotionale Unterstützung. Du kannst mir helfen, indem du öfter mal nachhakst, wie es mir geht, mich umarmst oder … [einfügen, womit du dich unterstützt fühlst].«

Wenn wir ein Bewusstsein für unsere Selbstwirksamkeit aufbauen, merken wir auch eher, wenn ein anderer Mensch unsere Unterstützung braucht. Wir spüren, wenn unsere Lieben wütend oder überreizt sind und können ihnen Hilfe bei ihren Problemen anbieten oder ihnen einfach zuhören. Wenn wir in solchen dysregulierten Augenblicken mitfühlend unsere eigenen Erfahrungen schildern, können wir sie sogar sanft daran erinnern, dass sie vielleicht Zeit und Raum brauchen, um sich selbst zu regulieren. Zu wissen, was in unserem Inneren geschieht, hilft uns, auch anderen eher den Raum für ihre verschiedenen und wechselnden Bedürfnisse zu geben. Und je mehr wir uns auf unseren Selbstwert verlassen und Sicherheit in Beziehungen erleben können, desto besser können wir auch darauf eingehen, was andere brauchen, ohne ihre Wünsche und Bedürfnisse als Signal für unsere Wertlosigkeit zu interpretieren.

Wie du schädliche Überzeugungen über deine Beziehungen ablegst

Verantwortung für unsere Bedürfnisse zu übernehmen und ein Bewusstsein für unsere Selbstwirksamkeit zu entwickeln, macht uns zu der Veränderung, die wir in unseren Beziehungen sehen wollen, wenn wir sie nachhaltiger und liebevoller gestalten wollen. Wenn wir uns nur darauf konzentrieren, was bitte schön die anderen anders machen sollen, schaffen wir eine enorme Abhängigkeit von äußeren Umständen. Und wir leugnen die Wahrheit und die Kraft, die wir alle besitzen: nämlich die, unsere Erfahrungen zu ändern. Affirmationen sind ein sehr nützliches Mittel, um unseren Geist neu zu programmieren und so den Wandel voranzubringen.

Unten findest du ein paar Beispiele für schädliche Überzeugungen sowie die Affirmationen, die du jeweils benutzen kannst, um Zugang zu deiner inneren Kraft zu finden und jede Beziehung zu verwandeln. Ans Ende der Liste habe ich noch ein paar Tipps angefügt, wie du eigene Affirmationen formulieren kannst, die besser zu deiner individuellen Erfahrung passen.

Alte Überzeugung: Mein Partner ist das Problem. Er muss zuerst mit seinen Schwierigkeiten fertigwerden.

Stärkende Affirmation: An Beziehungen sind stets beide beteiligt. Wenn ich mir das bewusst mache, habe ich die Chance, Entscheidungen zu treffen, die eine gesunde Beziehung schaffen.

Alte Überzeugung: Meine Ex ist eine Lügnerin, Betrügerin, Narzisstin und vollkommen durchgeknallt.

Stärkende Affirmation: In dieser Beziehung, die unsicher, instabil oder chaotisch war, wurde die Dynamik meiner frühesten Bindung an meine Eltern und weitere kindliche Traumata wiederholt.

Alte Überzeugung: Mein Freund nutzt mich nur aus.

Stärkende Affirmation: Es liegt in meiner Verantwortung, die Grenzen zu setzen, die ich nötig habe.

Alte Überzeugung: Mein Partner sagt immer, er habe kein Interesse daran, die Arbeit zu leisten, die nötig wäre, damit wir eine gesunde Beziehung haben.

Stärkende Affirmation: Das ist eine nützliche Information, die mir sagt, wo er steht. Ich habe nun die Wahl, ob ich das akzeptiere oder nicht.

Alte Überzeugung: Meine Mutter/mein Vater und/oder meine Schwester/mein Bruder leugnen meine Realität. (Auch bekannt als Gaslighting.)

Stärkende Affirmation: Wie meine Eltern und Geschwister mit mir umgehen, ist ein klares Indiz für deren eigene emotionale Entwicklung. Ich kann mich entscheiden, ob und wie ich meinerseits auf sie zugehen will.

Alte Überzeugung: Meine Freundin sagt das eine, tut aber dann etwas ganz anderes. Das verletzt mich, und ich fühle mich manipuliert.

Stärkende Affirmation: Ich bin mir bewusst, wie meine Freundin sich verhält. Wie ich mich ihr gegenüber verhalte, entscheide ich aufgrund dessen, was sie tut, und nicht aufgrund dessen, was sie sagt.

Alte Überzeugung: Meine Mutter zieht mich immer in die Familiendramen hinein.

Stärkende Affirmation: Ich kann selbst bestimmen, wofür ich meine Zeit und Energie verwende. Und ich kann anderen Menschen gegenüber meine Grenzen klar kommunizieren, sogar gegenüber meiner Mutter.

Du kannst Überzeugungen, die dir in deiner Beziehung die Selbstbestimmung aus der Hand nehmen, ablegen, indem du die Sprache deines Denkens veränderst. Zu diesem Zweck solltest du im ersten Schritt deinen Fokus zuerst davon abziehen, was die andere Person dir dem Anschein nach »angetan« hat oder »antut«. Dann nimmst du dir im nächsten Schritt die Zeit, um herauszufinden, wie du deine Emotionen und die bestehenden Verhältnisse verändern kannst, um in der Beziehung zukünftig anders aufzutreten.

Fünf Schritte zu starken Beziehungen

An diesem Punkt unseres gemeinsamen Weges wissen wir, welche Schritte nötig sind, um unsere dysfunktionalen Beziehungsgewohnheiten zu verstehen und tiefere, nachhaltigere und authentischere Bindungen einzugehen. Aber ich weiß natürlich, dass sich viele dieser Schritte ungewohnt anfühlen. Es ist ganz normal, sich angesichts all dieser neuen Informationen und Methoden erst einmal überfordert zu fühlen.

Um den ganzen Prozess besser nachvollziehbar zu machen, habe ich alles, worüber wir bisher gesprochen haben, in fünf Schritte zusammengefasst. In diesem Prozess entwickelst du mehr Selbstgewahrsein und stärkst deine Sicherheit sowie die der Menschen in deinem Umfeld.

Die fünf Schritte zur Stärkung deiner Beziehung

1. Verkörpere dein Selbst.
2. Schaffe Sicherheit für dein Nervensystem und lass andere daran teilheben.
3. Betrachte dein konditioniertes Selbst mit Mitgefühl.
4. Stelle die Verbindung zu deinem authentischen Selbst wieder her.
5. Entwickle ein Bewusstsein deiner Selbstwirksamkeit.

Wir haben das alles schon in den vorhergehenden Kapiteln durchgesprochen, trotzdem möchte ich hier noch einmal zusammenfassen, wie sich diese Schritte in der Praxis umsetzen lassen.

1. **Verkörpere dein Selbst.**
   Unser erster Schritt ist es zu merken, dass unsere Beziehungen zu anderen Menschen von mehr beeinflusst werden als von unseren Gedanken, Worten und Taten oder denen der anderen. Weil wir anderen immer als verkörpertes Selbst begegnen, als Einheit aus Körper, Geist und Seele, müssen wir zuerst unsere körperlichen, mentalen und spirituellen Bedürfnisse erfüllen, bevor wir als ganzheitliches Selbst auftreten können.

2. **Schaffe Sicherheit für dein Nervensystem und lass andere daran teilhaben.**
   Der Zustand deines Nervensystems wirkt sich auf dein Denken aus und darauf, was du sagst und tust. Wenn unser Nervensystem in einer Stressreaktion feststeckt, wie das bei den meisten von uns der Fall ist, dann denken, sagen und tun wir Dinge, die Beziehungskonflikte noch anheizen. Unser Nervensystem kommuniziert dieses Gefühl der Bedrohung an die Menschen in unserer Umgebung und verstärkt damit das allgemeine Stressniveau. Werden wir uns der Stressreaktion unseres Nervensystems bewusst, können wir unseren Körper zurück in die sichere Zone bringen oder warten, bis wir wieder ruhig, geerdet oder co-reguliert sind, bevor wir die Kommunikation wieder aufnehmen.
3. **Betrachte dein konditioniertes Selbst mit Mitgefühl.**
   Wir alle haben dieses konditionierte Selbst, das aus jenen Rollen besteht, die wir in unseren ersten Beziehungen zu spielen gelernt haben. Mit diesen Rollen haben wir uns als Kinder sicher, wertgeschätzt und geliebt gefühlt. Wenn wir diese Rollen später als Erwachsene einnehmen, erwarten wir unbewusst von anderen Menschen, dass sie unsere Bedürfnisse erfüllen und ihren Part in der Wiederaufführung unserer Kindheit übernehmen. Erst wenn wir uns unserer konditionierten Verhaltensmuster bewusst werden, können wir beginnen, neue Entscheidungen zu treffen, die besser zu dem passen, was wir wirklich wollen und brauchen.
4. **Stelle die Verbindung zu deinem authentischen Selbst wieder her.**
   Wenn wir die ersten drei Schritte üben, fangen wir ganz von selbst an, Integrität zu entwickeln und Entscheidun-

gen zu treffen, die im Einklang mit unserem authentischen Selbst stehen. Wir sind fähig auszudrücken, was wir wirklich denken und fühlen. Wir können unsere tieferen Leidenschaften offenbaren, unseren Lebenssinn, und gleichzeitig auf die Entscheidungen vertrauen, die wir treffen. Wir fühlen uns mit uns selbst innig verbunden, auch in der Gegenwart anderer. Was uns wiederum dazu verhilft, mit den Menschen in unserem Leben eine authentischere Verbindung einzugehen.

5. **Entwickle ein Bewusstsein deiner Selbstwirksamkeit.** Wenn wir selbstbestimmt und eigenverantwortlich die Sicherheit schaffen, die wir brauchen, um uns authentisch auszudrücken, um zu *sein*, wer wir sind, ermöglichen wir zugleich anderen, es uns gleichzutun. Haben wir eine authentische Verbindung zu unserem Herzen, haben wir Zugang zu unserer Intuition, unserer inneren Weisheit. Wir lernen, unseren Instinkten zu vertrauen. Die Verbindung zu unserer ureigensten Energie lässt uns die Liebe *werden*, die wir suchen.

Fragen zur Selbsterforschung: Wie du deinem Bewusstsein der Selbstwirksamkeit auf die Spur kommst

Die folgenden Fragen können dir helfen, Bereiche zu finden, in denen du in deiner Beziehung bereits selbstbestimmt und in wechselseitiger Verbundenheit lebst. Vielleicht findest du auch Punkte, an denen du arbeiten möchtest, um diese Qualitäten weiter zu verstärken. Nimm dir die Zeit, auf diese Weise all deine Beziehungen anzuschauen. Halte deine Gedanken und Gefühle schriftlich fest, ob nun in einem eigenen Notizbuch oder im Tagebuch.

Wie fühle ich mich, wenn ich in Gegenwart dieses Menschen bin? Wie fühle ich mich davor und danach, wenn ich mit dieser Person Zeit verbracht habe?

____

____

Was mag ich an dieser Person? Was mag ich an ihr nicht, was ist in meinen Augen ein Alarmsignal?

____

____

Ist diese Person ehrlich und gleichbleibend in ihrer Kommunikation? (Tut sie, was sie sagt?) Oder ist sie darin vielmehr unehrlich und widersprüchlich? (Sagt sie das eine, tut aber das andere?)

____

____

Ist in unserer Beziehung Raum für emotionalen Ausdruck und gegenseitiges Aufeinander-Eingehen? Das heißt: Werden meine Gefühle gehört und verstanden?

____

____

Hört mir diese Person zu, wenn ich sie um etwas bitte? Respektiert sie meine Grenzen?

____

____

Bittet diese Person klar um das, was sie braucht?

____

____

Ist sich dieser Mensch der Rolle, die er in der Beziehung spielt, bewusst? Versteht er seine Emotionen? Übernimmt er dafür die Verantwortung?

____

____

Wollen wir die gleichen Dinge? Passen unsere Wertevorstellungen gut zusammen?

____

____

Bin ich im Moment offen für diese Art der Beziehung?

____

____

Fühlt die Beziehungsdynamik sich gesund an? Ist dies etwas, das ich so weiterführen möchte, wie es ist? Was sollte sich an der Beziehungsdynamik ändern, damit sich das Ganze gesund anfühlt und ich es weiterführen möchte?

Es ist völlig normal, wenn deine Antworten auf diese Fragen ein wenig ernüchternd ausfallen. Am besten betrachtest du sie zunächst einmal als Chance, um jene Bereiche zu erkennen, an denen du arbeiten möchtest. Wenn du verstehst, was nicht funktioniert, dann hilft dir das, einen Weg zu funktionalen Methoden zu finden, auch wenn das heißt, dass die Dynamik in deiner aktuellen Beziehung sich ändern muss oder du erst einmal allein ins Unbekannte aufbrichst. Vergiss nicht: Eine Beziehung zu beenden, die nicht mehr zu dir passt und in der du dich – obwohl du dich weiterentwickelt hast – nicht als ganzer Mensch fühlen kannst, ist etwas anderes, als sich zu trennen, um etwas Besseres zu finden. Aber genau das haben viele von uns in der Vergangenheit getan. Also sei geduldig und gib dir selbst den Raum und die Zeit, um über Verluste oder Veränderungen in deinen Beziehungen zu trauern, auch wenn du selbst der Auslöser dafür bist.

Während du deine momentanen Lebensumstände erforschst oder dein Leben umstellst, solltest du dir weiterhin mit Fürsorge und Mitgefühl begegnen. Vergiss nicht: Wir alle sind in ständiger Veränderung begriffen, und wir tun alle unser Bestes. Die Tatsache, dass du so weit gekommen gibt, ist ein klarer Beleg für deinen Wunsch, an dir und deinen Beziehungen zu arbeiten und diesem Wunsch Taten folgen zu lassen.

Wie du ein schwieriges Gespräch führst

Wie du ja bereits weißt, führt es dich in den Raum der Herzkohärenz, in dem Verbundenheit und gemeinsames Wirken erst möglich werden, wenn du dir einen Augenblick Zeit nimmst, um Kontakt zu deinem Herzen herzustellen. Bevor du also ein schwieriges Gespräch angehst, solltest du die Hände auf dein Herz legen und ein paar tiefe, langsame Atemzüge dich durchströmen lassen, während du dich erinnerst, was dir an dieser Person oder Beziehung wichtig ist. Das kann ganz einfach sein, zum Beispiel wenn du dich erinnerst, was du an dieser Person und ihrer Art, diese Beziehung anzugehen, wirklich magst. Verweile in diesem Raum so lange, wie du möchtest, bevor du dich auf den Kontakt oder das Gespräch einlässt. Achte darauf, ob sich dadurch deine Erfahrung oder deine Perspektive irgendwie verändert. Achte dabei auch auf die Unterschiede in der Form, wie du diesen Kontakt anpackst und wie die andere Person auf jedwede Veränderung deiner Energie reagiert.

Denjenigen von euch, die schwierigere Gespräche oder Tatsachen angehen wollen, helfen vielleicht die folgenden Tipps:

- Bitte um ein offenes und ehrliches Gespräch mit der anderen Person, bei dem klar angesprochen wird, was Gegenstand oder Ursache des Konflikts ist. Versuche, jene Gewohnheiten zu durchbrechen, die dich dazu verleiten, schwierigen Themen aus dem Weg zu gehen oder dich davon abzulenken.
- Signalisiere deinem Gegenüber, dass du seine Gedanken, Gefühle und Ansichten akzeptierst, auch wenn du sie nicht teilst. Du musst nicht dasselbe empfinden wie dein Gegenüber oder der gleichen Ansicht sein, um seine Gefühle

zu verstehen und zu akzeptieren. Um zu zeigen, dass du versuchst, sie oder ihn zu verstehen, kannst du beispielsweise sagen: »Ich verstehe, dass dich das wirklich verletzt hat.« Oder: »Mir ist jetzt klar, wieso du dich so gefühlt hast.«

- Lege die nahezu selbstverständliche Gewohnheit ab, deine Annahmen über die Gedanken, Gefühle und Absichten deiner Partnerin für die Wahrheit zu halten oder sie entsprechend deiner Vorstellung zu interpretieren. Stattdessen solltest du Fragen stellen und dir voller Neugier und herzlicher Verbundenheit anhören, was die andere zu sagen hat. Lass sie sprechen, ohne sie zu unterbrechen oder zu übertönen.
- Stehe zu dem, was du zur momentanen Situation beigetragen hast. Sei offen und demütig. Entschuldige dich oder übernimm die Verantwortung, wenn du jemanden verletzt hast.
- Übt euch darin, Kompromisse zu finden und die Konflikte als Team anzugehen, damit ihr zu Lösungen findet, die für beide Seiten funktionieren. Löse dich aus der Gewohnheit, immer nur an dich selbst und deine Interessen zu denken. (Wenn es sich für dich sicher anfühlt, das zu tun.)
- Versuche, beim aktuellen Thema zu bleiben. Hör auf, ständig auf die Vergangenheit zu verweisen oder verabsolutierende Äußerungen zu machen wie: »Das tust du immer!« Oder: »Nie machst du X!«
- Versichere deinen Partner oder deine Partnerin deiner Liebe, gerade auch während einer Auseinandersetzung. Vergiss nicht, dass so ein Gespräch für beide Seiten unangenehm sein kann, auch wenn dein Gegenüber abgelenkt oder gar abgekoppelt wirkt. Wenn euch das während des

Konfliktes nicht gelingt, dann bestärkt eure Verbundenheit, wenn ihr euch wieder beruhigt habt. Lass die andere Person wissen, dass du sie liebst, wertschätzt und eure Beziehung dir wichtig ist. (Das betrifft vor allem diejenigen unter uns, die aus Familien kommen, wo Konflikte explosiv ausgetragen, mit Liebensentzug gedroht oder durch Schweigen bestraft wurde.)

Wie man nach einem Streit wieder Verbundenheit herstellt

Konflikte sind ein normaler Bestandteil von Beziehungen zu anderen Menschen, die natürlich andere Vorstellungen, Gefühle, Blickwinkel und Erfahrungen haben. Wenn wir einsehen, welche Rolle wir und unsere Automatismen bei solchen Konflikten spielen, verstärkt dies unsere Sicherheit und unser Vertrauen in die Beziehung. Bei emotional gesunden Paaren wird die Beziehung nach einer Auseinandersetzung wieder repariert, statt dass man den Streit unter den Teppich kehrt und so tut, als wäre er nie passiert. Mit folgenden Tipps kannst du nach einer hitzigen Diskussion deinen Teil dazu beitragen, wieder Verbundenheit in der Beziehung herzustellen.

- **Prüfe dein Nervensystem, um sicherzustellen, dass es noch gut reguliert ist.** Wenn du dich entschuldigst oder darangehen möchtest, die Verbindung wiederherzustellen, sollte dein Körper sich ruhig und geerdet anfühlen. Bist du gestresst oder unter Druck, kannst du weder klar denken, noch dich präzise ausdrücken und den Gefühlen der anderen Person den nötigen Raum geben.

- **Sei genau.** Benenne klar das fragliche Verhalten, seine Auswirkung auf dich und deine Rolle dabei. (Wenn du nicht sicher bist, frage einfach nach.) Zum Beispiel: »Vorgestern Abend, als wir mit deinen Freunden weg waren und ich diesen Scherz gemacht habe, wollte ich nur witzig sein. Es tut mir echt leid, dass ich dich verletzt habe.« Oder: »Ich frage mich, wie du dich gefühlt hast, als ich letztens vor deinen Freundinnen diesen Witz gemacht habe.«
- **Hör zu, ohne in Abwehrhaltung zu gehen.** Das wird schwierig, wenn du aus einer Familie kommst, in der man die Gefühle des anderen ständig abgewertet hat. Vergiss nicht: Möglicherweise bist du nicht einverstanden mit dem, was die andere Person sagt, aber du solltest ihr den Raum geben, dir ihre Sicht der Dinge zu schildern.
- **Konzentriere dich auf die Gefühle der anderen Person, nicht auf deine eigenen.** Wenn du wie ich von emotional unterentwickelten Eltern großgezogen wurdest, wirst du den Drang verspüren, deine Sicht der Dinge darzustellen, weil du denkst, das Gespräch dürfe sich ausschließlich um dich und deine Gefühle drehen. Versuche, nicht in diese Gewohnheit zu verfallen, da echte und wichtige Entschuldigungen sich immer um die Gefühle des Gegenübers drehen, nicht um die eigenen.
- **Sage klar, was du in Zukunft anders machen wirst.** Mach deutlich, dass du die Veränderung in der Beziehung und die Wahrscheinlichkeit, dass das als negativ erlebte Verhalten sich wiederholt, durchaus als etwas betrachtest, was in deiner Verantwortung liegt. Mach deine Rolle dabei klar. Zum Beispiel: »Wenn ich müde oder gereizt bin, werde ich daran arbeiten, dass ich mir Zeit für mich nehme. Ich werde daran arbeiten, mir bewusst zu machen, was mich

aktiviert, denn es ist nicht in Ordnung, dass ich dich dann anblaffe.« Ich persönlich musste das ziemlich oft sagen!

- **Übe dich darin, dir zu vergeben.** Vergiss nicht: Wir alle haben im Laufe unseres Lebens schon einmal andere Menschen verletzt. Das gehört zum Menschsein einfach dazu. Nachdem du dich entschuldigt hast, kannst du Selbstfürsorge betreiben. Gehe mitfühlend mit dir um. Mach dir klar, dass du dein Bestes tust. Und nimm dir kurz Zeit, um dir zu gratulieren, weil du Verantwortung übernommen hast. Verschwende deine Aufmerksamkeit nicht an selbstkritische oder beschämende Gedanken.

* * *

Natürlich wünschen sich die meisten Menschen, als Erwachsene so geliebt zu werden, wie sie es als Kinder gelernt haben. Für die meisten Menschen ist dies aber mit Traumata verbunden, denn die entscheidende Frage ist, was wir als Kinder tun mussten, um uns sicher, wertgeschätzt und geliebt zu fühlen. Doch werden wir uns der Erwartungen bewusst, mit denen wir an andere Menschen herantreten, und übernehmen wir dann noch die Verantwortung für unsere unerfüllten kindlichen Bedürfnisse, werden wir zum bewussten Schöpfer unserer Erfahrung mit anderen Menschen, sodass nicht mehr das Trauma unser Handeln diktiert. Gehen wir selbstbestimmt an unsere Kontakte und Beziehungen heran, können wir uns mit den Menschen, mit denen wir Raum und Zeit teilen, viel authentischer verbinden. Zudem finden wir leichter Zugang zur Energie der uns umgebenden Natur. Diese lebensverändernde Kraft wirst du im nächsten Kapitel kennenlernen.

10
Die Verbindung mit der Gemeinschaft

Der Sommer 1993 in Washington war so drückend heiß wie tödlich. Die Stadt hatte zu jener Zeit eine der höchsten Kriminalitätsraten im ganzen Land, und die Temperaturen waren so hoch, dass sogar die leidenschaftlichsten Sonnenfans sich in klimatisierte Räume zurückzogen. Trotz der Hitze und der Gewalt kamen 4000 Menschen zusammen, um still zu meditieren. Ihre Absicht: die Kriminalitätsrate zu senken, indem sie ihre mentale Energie darauf konzentrierten, Frieden und Sicherheit für alle auszustrahlen.

Und es funktionierte. Am Höhepunkt des zweimonatigen Experiments waren die Gewaltverbrechen in Washington um 23 Prozent zurückgegangen.[53] Vor der Studie, die von dem Quantenphysiker John Hagelin durchgeführt wurde, hatte der Polizeichef der Hauptstadt gegenüber der Presse gemeint, dass solch ein massiver Rückgang nur zu erwarten sei, wenn mitten im Sommer ein halber Meter Schnee fiele.[54]

Was damals im Sommer passierte, blieb kein Einzelfall. Jahrzehnte der Forschung liefern den Beweis, und zwar in messbarer Form, dass Frieden, Harmonie, Gesundheit oder Wohlbefinden zunehmen, wenn Gruppen von Menschen ihren Fokus auf diese

Qualitäten richten. Eine weitere bemerkenswerte Studie stellte fest, dass während einer täglichen herzzentrierten Gruppenmeditation die Zahl der Toten im Krieg zwischen Israel und Libanon von 1983 um 76 Prozent zurückging.[55] Außerdem sank im Umfeld der Meditierenden die Zahl der Verbrechen, Verkehrsunfälle und Brände.

Die »Feldwirkung des Bewusstseins«, wie Hagelin das nannte, reicht weit über die bloße Meditation hinaus. Jede Praxis, die unser Nervensystem physiologisch beruhigt und eine Kohärenz zwischen Herz und Gehirn schafft, kann sich auch auf das Wohlbefinden anderer Menschen auswirken. Noch überraschender ist allerdings: Wenn wir uns zusammentun, um unsere mentale Energie auf bestimmte Gefühle, Absichten oder Resultate zu konzentrieren, dehnen sich diese Gefühle, Absichten oder Resultate auf die ganze Menschheit aus und beschränken sich keineswegs nur auf unser Dorf, unsere Stadt oder unser Land. Man spricht hier vom *nicht-lokalen Bewusstsein.*

Die Praxis des Betens und anderer Methoden der vorsätzlichen Formulierung bestimmter Intentionen lieferte einige der überzeugendsten Ergebnisse bei der Forschung an der Nicht-Lokalität des Bewusstseins. Kardiologen an der Duke University fanden heraus: Wenn Menschen verschiedener Glaubensrichtungen in aller Welt für 150 Herzpatienten beteten und dabei deren Namen nannten, dann verbesserte sich deren Gesundheit um 50 bis 100 Prozent im Vergleich zu Patienten, für die nicht gebetet wurde. Und das auch, wenn die Betenden Hunderte, ja Tausende von Kilometern entfernt waren.[56] Eine andere Studie an nahezu 1000 Herzpatienten zeigte ähnliche Resultate. Jene, für die auf nicht-lokaler Ebene gebetet wurde, wurden schneller gesund als die Patienten, für die man keine Gebete sprach.[57] Die Wissenschaftler weisen ausdrücklich darauf hin, dass ihre

Forschungen kein Beweis dafür sind, dass Gott existiert und Er/Sie auf Gebete reagiert. Aber sie sind ein Beleg, dass das kollektive Bewusstsein extrem mächtig ist.[58]

Natürlich hat dieser Begriff verschiedene Bedeutungen, aber ich definiere kollektives Bewusstsein als die gemeinsame Energie einer Gruppe von Menschen, ob es sich dabei nun um unsere Familie handelt, unseren Freundeskreis, unsere Arbeitskolleginnen, unsere Sportmannschaft oder unsere Universität, unser Unternehmen, unsere NGO beziehungsweise unser Dorf, unsere Stadt, unser Land. Es gibt auch ein *globales Bewusstsein*, das ist die gemeinsame Energie ausnahmslos aller Menschen, die zu einem bestimmten Zeitpunkt auf der Erde leben.

Unser kollektives Bewusstsein kann sich auf Ruhe ausrichten, auf Zusammenarbeit, Produktivität und Harmonie – oder auf Stress, Hektik, Angst und Chaos. Wenn du je das Gefühl hattest, dass jeder einzelne Mensch, der dir an einem bestimmten Tag begegnet ist, ein wenig gereizt war oder dass die Energie in deinem Büro, deiner Gemeinde oder sogar auf der ganzen Erde suboptimal war, dann hast du vermutlich die Wirkung des kollektiven oder globalen Bewusstseins verspürt.

Was aber bestimmt das kollektive Bewusstsein? Wir alle tun das, je nachdem, wie physiologisch sicher unser Nervensystem sich fühlt und wie es um unsere Kohärenz bestellt ist. Das liegt daran, dass das individuelle Sicherheitsgefühl, unsere ureigenste Herzkohärenz sich auf alle anderen Menschen in unserer Gruppe, ja auf die ganze Welt auswirkt. Das ist so, als spielten wir alle in einem gigantischen Dominospiel mit.

Die 8 Milliarden Herzen und Nervensysteme, die ständig miteinander kommunizieren, schicken eine gewaltige Welle unsichtbarer Signale durch die Welt, schneller und effektiver als jedes WLAN. Ob wir uns dessen nun bewusst sind oder nicht:

Wir beeinflussen uns alle gegenseitig in einer kontinuierlichen Rückkopplungsschleife.

Für mehr Beweise, wie kollektives und globales Bewusstsein wirken, sehen wir uns die Forschungsarbeiten des Global Consciousness Project (GCP) an. Diese international tätige Forschungsgruppe hat den Effekt von Hunderten von Ereignissen studiert, die eine globale emotionale Reaktion hervorriefen, zum Beispiel der Tod von Prinzessin Diana oder die Anschläge vom 11. September. In den letzten Jahrzehnten hat das GCP klare Belege gesammelt, dass global wirksame Ereignisse den Output von Zufallsgeneratoren verändern, quantenbasierten Generatoren, die Folgen von 0 und 1 ausspucken, und in der Forschung häufig eingesetzt werden. Die Werte, die diese Maschinen ausgeben, haben sich durch solche globalen Ereignisse in statistisch signifikanter Weise geändert, was heißt, dass dieser Effekt nicht mit dem Zufallsprinzip erklärt werden kann. Die Forschungsgruppe zog daraus den Schluss, dass unsere kollektive Energie für die Veränderungen verantwortlich ist.[59] Das GCP wird mitunter kritisiert, in seiner Arbeit voreingenommen zu sein. Doch man hat bislang etwa 500 globale Ereignisse analysiert und die Wissenschaftlerinnen und Wissenschaftler sind zu dem Ergebnis gelangt, dass ihre Resultate nicht anders interpretiert werden können.[60]

Auf jeden Fall lässt sich nicht leugnen, dass wir Menschen in einem Zustand kollektiver oder globaler Bewusstheit miteinander verknüpft sind. Wir bestehen alle aus denselben natürlichen Elementen. Wir teilen uns denselben Raum hier auf der Erde und tauschen in jeder einzelnen Sekunde unseres Daseins die Energie unserer Nervensysteme untereinander aus. Wir mögen den Großteil unserer Aufmerksamkeit und Energie mit jenen Menschen teilen, die in unserer unmittelbaren Umgebung leben, doch wir sind auch mit größeren Gruppen verbunden, sind Teil von Netzwerken und Systemen, ja Teil der Menschheit als Ganzes. Und eben weil wir miteinander verbunden sind, können wir als Individuen den Frieden unseres Körpers dazu einsetzen, die Körper in unserem Umfeld positiv zu beeinflussen.

Dein Herz wirkt auf andere Herzen ein

In Kapitel 8 haben wir erfahren, wie Co-Regulation wirkt und wie wir mithilfe unseres Nervensystems unseren Lieben das Gefühl von Sicherheit geben können, sodass sie in der Lage sind, sich für eine tiefer gehende Verbundenheit mit uns zu öffnen. Nun werden wir erforschen, wie wir durch Co-Regulation Sicherheit nicht nur auf unsere unmittelbare Umgebung ausstrahlen sondern auch auf Menschen, die denselben Gruppierungen und Gemeinschaften angehören wie wir, und sogar auf Menschen, mit denen wir nicht direkt in Kontakt stehen. Ich spreche vom Phänomen der *sozialen Kohärenz*, die sich einstellt, wenn unsere Herzkohärenz sich den Menschen in unseren Netzwerken und Systemen mitteilt.

Auf der einfachsten Ebene kann man sagen: Soziale Kohärenz geschieht, weil Güte buchstäblich ansteckend ist. Wenn wir grundlegende Herzgefühle wie Mitgefühl, Wertschätzung, Akzeptanz, Toleranz, Geduld, Vergebung und Liebe verkörpern, dann strahlen wir diese Gefühle durch sicht- und hörbare Signale aus, durch unsere Worte, Taten, unseren Tonfall und unseren Gesichtsausdruck. Dazu kommen noch die unsichtbaren Signale wie die Energie, die wir mit unserem Herzen und unserem Nervensystem aussenden. Dieser Effekt ist eine Form von *Entrainment*, der Synchronisation von Rhythmen zwischen Individuen. Wann immer wir mit anderen Menschen interagieren, ob sie uns nun nah oder fern sind, stellt sich unser individuelles System aktiv auf eine energetische Kommunikation mit ihnen ein. Dieses energetische Entrainment verwandelt das »Ich« von uns als Individuen in das »Wir« der Beziehungen zwischen uns.

Diese Synchronisierung der energetischen Kommunikation zwischen Menschen zeigt sich auch im Phänomen der *Gefühlsansteckung*. Du hast ja schon von den Meditationsstudien gelesen, die ich zu Beginn des Kapitels zitiert habe: Ein kleiner Prozentsatz von friedliebenden Menschen kann eine enorme Wirkung entfalten. Unter Gefühlsansteckung versteht man, dass Gefühle sich unter Individuen ausbreiten. Das liegt daran, dass wir unbewusst das Verhalten anderer Menschen nachahmen, wenn unser Gehirn die sogenannten *Spiegelneuronen* aktiviert. Diese Gehirnzellen fangen an zu feuern, wenn wir das Handeln anderer Menschen beobachten.[61] Spiegelneuronen helfen uns, uns in einen anderen Menschen hineinzuversetzen, seinen Gefühlszustand zu erspüren. Dadurch verbreitet sich unsere emotionale Energie und unsere Bindung an diese Person vertieft sich.[62]

Zum Thema der emotionalen Ansteckung gibt es unglaublich viele Forschungsarbeiten. Das liegt unter anderem daran, dass Unternehmen die Ergebnisse dazu verwenden, um Kaufentscheidungen von Konsumenten zu beeinflussen, aber auch um die Zufriedenheit und Loyalität ihrer Mitarbeiter zu stärken.[63] Die Marketingstrategien der Unternehmen präsentieren den Konsumenten bestimmte Bilder und motivieren sie so zum Kauf. Das ist natürlich ein Anlass zur Sorge, andererseits können uns diese Forschungsarbeiten viel darüber sagen, warum unser individuelles Sicherheitsgefühl für das kollektive Bewusstsein so wichtig ist.

Eine umfangreiche Studie an Facebook-Nutzern zeigte: Wenn die Forschung den Newsfeed so manipuliert, dass er mehr negative Inhalte anzeigte, produzierten die Nutzer in der Folge auch mehr negativen Content. Umgekehrt gilt dasselbe für positive Nachrichten und entsprechend positive Posts.[64] Eine andere bekannte Studie konnte nachweisen: Wenn Menschen andere großzügig handeln sehen, sind sie auch selbst freigebiger. Wer bei anderen großzügiges Verhalten beobachtet, zeigt sich darüber hinaus auch gegenüber Fremden freundlicher, einfühlsamer und hilfsbereiter.[65]

Die starke Botschaft für uns lautet: Wenn wir uns in einem Zustand sicherer Kohärenz befinden, ob wir nun mit anderen interagieren oder nicht, haben wir die Macht, soziale Kohärenz auf andere Menschen auszudehnen, auch auf jene, die nicht zu unserem unmittelbaren Umfeld gehören.

Deine Kohärenz macht deine Gruppe erfolgreich

Wenn wir Herzkohärenz verkörpern, tragen wir dazu bei, dass unsere Gruppen harmonischer, produktiver, effektiver und letztlich auch erfolgreicher werden. Wir können unsere einzigartigen Fähigkeiten, Talente und Gaben besser nutzen, tauchen leichter in den Flow-Zustand ein, werden produktiver, kreativer und können Probleme besser lösen. Und sind wir selbst im Flow, so stimulieren wir das Gehirn der Menschen in unserem Umfeld, sodass sie selbst leichter in diesen Zustand eintauchen können.[66]

Können wir diese Kohärenz aber nicht herstellen, dann bleiben wir eher – so die Forschung – in unseren Stressreaktionen stecken, sind wir wettbewerbs- und konfliktbetont, was uns ineffizient macht.[67] Nur wenn wir uns sicher fühlen und sozial zugewandt sind, können wir Andersartigkeit tolerieren, mit dem Ergebnis, dass wir weniger wettbewerbsorientiert und gestresst sind. Wenn wir die Dinge mit mehr Abstand betrachten, haben wir auch eher die Interessen der Gruppe im Blick und verhandeln, um den Nutzen für alle zu vervielfachen, statt nur auf unseren persönlichen Vorteil abzuzielen. Forschungsarbeiten zur individuellen Sicherheit und Herzkohärenz zeigen, dass eine einzelne Person ausreicht, um Konflikte in Familien, Büros, Organisationen, Sportteams und größeren Unternehmen zu reduzieren.[68] Und je mehr sich die Gehirnwellen zwischen Lehrpersonal und Schülern angleichen, desto effektiver wird die Kommunikation, was das Engagement der Klasse fördert und die soziale Dynamik verbessert.

Wer sich durch ein gemeinsames Sicherheitsgefühl verbunden fühlt, ist besser in der Gegenwart verankert, womit auch die Wahrscheinlichkeit steigt, den sich wiederholenden Stresszyklen zu entgehen. Sind wir ganz im gegenwärtigen Augenblick, können wir leichter von unserer Vorstellungskraft und Kreativität Gebrauch machen. Und wir können das schöpferische Potenzial in anderen besser erkennen und akzeptieren. Unser Sicherheitsgefühl und unsere Energie ermutigt andere, ihre einzigartigen Fähigkeiten, Talente und Gaben mit der Gruppe zu teilen. Darüber hinaus kann die Gruppe bei der Suche nach Problemlösungen auf einen größeren Fundus an Perspektiven zurückgreifen. Anders ausgedrückt: Soziale Kohärenz erlaubt allen in einer Gruppe, in ihren spezifischen Flow zu kommen und das zu tun, was sie am besten können, wovon wiederum die Gruppe als Ganzes profitiert. Studien belegen, dass in Unternehmen, Krankenhäusern, Sportmannschaften und Militäreinheiten, die an ihrer sozialen Kohärenz gearbeitet haben, das Level an körperlichem und geistigem Stress niedriger und/oder die Kommunikation besser ist, unter den Mitgliedern mehr Zufriedenheit herrscht sowie Produktivität und Problemlösungskapazitäten gesteigert wurden.[69]

Ich konnte die Effekte der sozialen Kohärenz an vielen meiner eigenen Communitys studieren, auch während des Aufbaus von »The Holistic Psychologist«. Als ich meine eigene Reise zur Heilung begann, wünschte ich mir authentischere Beziehungen zu jenen Menschen, mit denen ich Interessen und Ziele teilte, Menschen, mit denen ich ich selbst *sein* konnte. Mir war klar, wie wichtig das ist, und so richtete ich den Instagram-Account @the.holistic.psychologist ein. Mit dem Hashtag #selfhealers suchte ich Verbindung zu Menschen, die auf einem ähnlichen Heilungspfad unterwegs waren. Meine Hoffnung war damals, dass mit der Zeit eine sozial kohärente Community entstehen würde, in der die kollektive Sicherheit unseres Umfelds für alle einen Zugang zur Selbstheilung eröffnete. Um wahre Heilung zu finden, müssen wir uns sicher genug fühlen, um uns auszudrücken und unser Innerstes zu teilen, ohne uns groß auf individuelle Unterschiede zu konzentrieren oder Verurteilung befürchten zu müssen.

Bald nachdem Account und Hashtag angelegt waren, stießen Menschen aus aller Welt dazu, kommunizierten und verbanden sich miteinander. Dass wir so unterschiedlich waren und so verschiedene Wege gingen, fand durchweg Akzeptanz. Da ich weiß, dass so viele Menschen nicht die Mittel haben, die Hilfestellung zu erhalten, die sie brauchen war es mir ein Herzensanliegen, dass wirklich jede und jeder auf die Informationen und Übungen auf der Plattform zugreifen kann.

Nachdem der Account mehrere Monate lang online war, baten mich immer mehr Follower, doch einen sicheren Raum außerhalb der Sozialen Medien einzurichten. Das inspirierte mich dazu, den *SelfHealers Circle* zu gründen, eine private Community, deren Mitglieder sich darauf verlassen können, dass sie ein mitfühlendes Ohr finden, wenn sie die Resultate ihrer Selbsterforschungsübungen teilen wollen. Beides ist für Heilung und soziale Kohärenz unerlässlich. Ich bin heute noch voller Demut, wenn ich höre, welchen Einfluss dieser sichere Raum und die hilfreiche Community auf den Heilungsweg ihrer Mitglieder haben.

Soziale Kohärenz hat also Einfluss auf die Gemeinschaften, denen wir uns anschließen. Aber sie wirkt auch auf die Dynamik zufällig zustande kommender Gruppen, zum Beispiel auf die Gäste in einem Restaurant, auf Theaterpublikum, die Anwesenden einer Party und bei anderen sozialen Events. Dazu ein Beispiel:

Du hast vor Kurzem zusammen mit Kolleginnen eine Veranstaltung besucht, bist aber ein wenig später gekommen als die anderen. Als du den Raum betreten hast, konntest du spüren, dass die kollektive Energie angespannt war. Die Leute kannten einander nicht, das Gespräch geriet immer wieder ins Stocken. Da du selbst an jenem Abend sehr sicher, kohärent und voller Freude warst, konntest du dein herzkohärentes Selbst verkörpern: Du hast jeden Menschen angelächelt, hast Mitgefühl und Dankbarkeit ausgestrahlt und echtes Interesse an den Erfahrungen und Geschichten der Menschen im Raum gezeigt. Bald nach deinem Eintreffen veränderte sich die Dynamik im Raum. Immer mehr Menschen lächelten und konnten sich offen unterhalten. Ihre Körpersprache war plötzlich viel entspannter. Mit all dem Gelächter und den angeregten Gesprächen fühlte die Atmosphäre im Raum sich bald viel leichter an.

Und noch ein Beispiel: Stell dir ein volles Restaurant vor und eine Kellnerin, die ruhig ist und alles im Griff hat. Die Kellnerin im sozial kohärenten Zustand zeigt Verständnis für anspruchsvolle und unzufriedene Gäste. Sie baut eine Verbindung zu den Leuten auf und beschwert sich nicht bei Kollegen, wie schwierig ihre Tische sind. Deswegen halten die Kollegen auch nicht Ausschau, ob vielleicht in ihrem Bereich auch so schwierige Kundschaft sitzt. Die ausgeglichene Kellnerin sendet unsichtbare Botschaften der Kohärenz, was den anderen Menschen im Raum hilft, sich selbst zu regulieren. Gäste und Bedienungen, die anfangs gestresst oder gereizt wirkten, beruhigen sich und fangen an zu lächeln. Bald darauf ändert sich die Energie im Restaurant. Alles wirkt freundlicher und harmonischer. Da auch die Kellnerin diesen Stimmungswandel bemerkt, profitiert sie selbst ebenfalls von den »Nebenwirkungen« ihres Mitgefühls. Wie auch wir, wenn wir in unserem Alltag mitfühlender auftreten.

Dieser harmonische, sozial kohärente Zustand hat es uns Menschen überhaupt erst möglich gemacht, als Art zu überleben. Durch Verbundenheit und Gemeinschaftlichkeit ist sichergestellt, dass ein Teil der Gruppe für die Erfüllung unserer Grundbedürfnisse sorgt: Nahrung, Obdach, Kindererziehung und Gesundheitsfürsorge. So können sich andere der Kunst widmen, der Musik, der Technologie und allen möglichen anderen Interessen. Dies wiederum macht ihnen und ihren Mitmenschen Freude, verlängert unser aller Leben und macht es erfüllender.

Wie du soziale Kohärenz entwickelst

Nachhaltige soziale Kohärenz erfordert mehr als nur sicherzustellen, dass wir als Individuum nicht dysreguliert sind. Wir müssen auch fähig sein, anderen mit Mitgefühl, Einfühlungsvermögen und Hilfsbereitschaft zu begegnen. Wenn wir Mitgefühl verkörpern, senden wir an unsere Mitmenschen regulierende Signale, mit denen sie ihre eigene Sicherheit und Kohärenz steigern sowie sich mit der Gruppe verbundener fühlen können. Wir reagieren auch einfühlsamer, das heißt, dass wir mit anderen in ihrer emotionalen Welt präsent sind. Wir können aktiv zuhören, wenn jemand seine Erfahrungen mit uns teilt, und lassen uns nicht ablenken durch unsere Gefühle oder Gedanken, die dabei vielleicht aufkommen. Wir können Fragen stellen, um die Perspektive unseres Gegenübers besser zu verstehen, statt irgendwelche Vermutungen anzustellen, die mit seinem oder ihrem Standpunkt nicht zu tun haben.

Wenn wir soziale Kohärenz besitzen, dann merken wir auch eher, wann wir uns unsicher oder streitlustig fühlen. Das verschafft uns den Raum, uns wieder runterzubringen und uns zu erden, indem wir uns kurz von der Gruppe zurückziehen oder einen lieben Menschen kontaktieren, der uns bei der Co-Regulierung helfen kann. Haben wir dann wieder zu größerer Offenheit gefunden, können wir uns in gelingender Zusammenarbeit üben: Wir akzeptieren die Unterschiede zwischen den einzelnen Gruppenmitgliedern und konzentrieren uns auf die gemeinsamen Ziele der Gruppe. Wir sind neugierig auf die anderen, auch wenn wir bei bestimmten Themen nicht einer Meinung sind. Wir finden nämlich trotz aller Unterschiede Wege, um uns gemeinsam nach vorne zu bewegen – und das ohne unser persönliches Sicherheitsgefühl preiszugeben. Mit sozialer Kohärenz können wir ein *Ich* bleiben, auch wenn wir uns mit anderen zu einem *Wir* zusammentun.

Um unsere soziale Kohärenz zu steigern, ist es sinnvoll, Menschen zu suchen, in deren Gegenwart wir uns sicher und entspannt fühlen. Wenn wir Schwierigkeiten haben, uns in Gegenwart bestimmter Leute wohl und sicher zu fühlen, können wir klar kommunizieren, dass wir mehr Raum brauchen. Und entscheiden, dass wir erst wieder auf die anderen zugehen, wenn wir dazu bereit sind – und nicht ausgerechnet dann, wenn es uns an den inneren Ressourcen fehlt, die wir für diese Interaktion brauchen. Es ist zwar nicht möglich, stressige und belastende Erfahrungen generell zu vermeiden, doch die soziale Kohärenz verstärkt unsere Fähigkeit, mit Stress und anderen belastenden Emotionen zurechtzukommen. Wenn wir eine Art der Gemeinschaft pflegen, bei der alle Mitglieder sich sicher und entspannt fühlen, können wir in diesem Rahmen authentischere Bindungen eingehen. Eine Community zu finden, der du dich zugehörig fühlst, und sich in ihr zu verankern kann dir helfen, die nötige Sicherheit aufzubauen um auch in der restlichen Welt Kohärenz zu stiften.

Checkliste für soziale Kohärenz

Mit der folgenden Checkliste kannst du feststellen, wie weit deine soziale Kohärenz entwickelt ist. Sei dir gegenüber so ehrlich und objektiv wie möglich. Um an den Punkt zu kommen, den du erreichen möchtest, musst du zuerst ein realistisches Bild davon haben, wo du im Moment stehst. Lies dir die unten stehendenhenden Aussagen durch und kreuze an, was auf dich zutrifft.

- ○ Wenn ich bestimmte mediale Inhalte konsumiere (Fernsehen, Filme, Podcasts, Soziale Medien etc.), nehme ich wahr, wie ich mich währenddessen und danach fühle.
- ○ Ich kann erkennen, welche Beziehungen, Umstände oder Erfahrungen mir ein Gefühl der Leichtigkeit, der Hoffnung, der Weite und Entspannung vermitteln.
- ○ Ich kann erkennen, welche Beziehungen, Umstände oder Erfahrungen mir ein Gefühl der Unsicherheit geben, der Schwere, der Angst, der Sorge, der Anspannung und Enge.
- ○ Ich weiß, wann mir etwas zu viel wird. Dann kann ich um Hilfe bitten und sie auch annehmen.
- ○ Ich fühle mich mit den Menschen in meinem Umfeld sicher verbunden. Ich bin fähig, mich in diesen Beziehungen authentisch auszudrücken.
- ○ Ich kenne meine eigenen Bedürfnisse, aber auch die meiner Gruppe oder meines größeren Kollektivs.
- ○ Ich weiß, was ich am liebsten mache und was mir Freude bereitet.
- ○ Ich weiß, was mir wichtig ist und mir viel bedeutet. Ich arbeite regelmäßig daran, diese Werte zu verkörpern, und achte darauf, diese Ziele auch in meinen Beziehungen zu leben.
- ○ Ich weiß, was mich inspiriert und mich aufleben lässt.
- ○ Ich kann mit anderen in eine aktive und offene Kommunikation eintreten, in der wir ruhig und voller Neugier unsere Gedanken und Gefühle austauschen.
- ○ Ich versuche, Konflikte zu lösen, indem ich die gelebte Erfahrung und die Sichtweise anderer Menschen auffasse.

○ Ich feiere meine eigenen Erfolge, freue mich aber auch über den Erfolg der Menschen um mich herum.

Je mehr Aussagen du angekreuzt hast, desto ausgeprägter ist vermutlich deine soziale Kohärenz, sodass du in der Lage bist, die Erfahrung der Menschen in deinem Umfeld positiv zu beeinflussen. Während du deinen Weg weitergehst, kannst du diese Checkliste immer wieder hervorholen, um deine Fortschritte zu feiern.

Das globale Bewusstsein und du

Unser Körper nimmt ständig energetische Informationen aus unserem Umfeld auf. Im Zustand der Herzkohärenz können wir diese Information intuitiv einschätzen un1
d spüren, ob das kollektive oder globale Bewusstsein sich irgendwie verändert. Je inniger wir mit unserem Herzen verbunden sind, desto besser können wir spüren und interpretieren, was in der Welt vor sich geht.

Jeder Mensch, der heute auf der Erde lebt, beeinflusst das globale Bewusstsein, weil jeder unserer Körper Energie abgibt. Auch die Erde selbst strahlt Energie aus, die man auch als »Schumann-Resonanz« bezeichnet, elektromagnetische Wellen mit niederer Frequenz, die sich im Raum zwischen Erdoberfläche und Ionosphäre bilden. Die Ionosphäre ist die äußere Schicht der Erdatmosphäre.[70] Man bezeichnet die Schumann-Resonanz manchmal auch als »Herzschlag der Erde«. Jahrhunderte vor der Entdeckung dieses Energiefelds wurde es von Gelehrten und indigenen Heilerinnen als »Netz der Schöpfung« bezeichnet, eine vereinigende energetische Kraft, die alles zusammenhält. Und weil der Mensch aus den gleichen Elementen besteht, die unser Universum ausmachen (Wasserstoff, Stickstoff, Sauerstoff und Kohlenstoff), wird unser Körper von Veränderungen in der uns umgebenden Natur beeinflusst, zu denen auch Veränderungen des Herzschlags der Erde gehören.

Die natürliche Schumann-Resonanz liegt bei 7,8 Hertz, was den menschlichen Körper entspannt. Der Forschung zufolge machen niedrigere oder höhere Frequenzen uns schläfrig oder lösen einen Kampf- oder Fluchtreflex aus.[71] Schumann-Resonanzen ändern sich, wenn es Veränderungen in der Ionosphäre gibt. Ist dies der Fall, beeinflussen die Resonanzen auch unser Nervensystem. Sie verstärken oder verringern das kollektive Stressniveau und wirken sich auf unsere Gesundheit und unser Verhalten aus.[72] Erhöhte Sonnenaktivität und vermehrte geomagnetische Aktivität wirken sich auf unser autonomes Nervensystem (ANS) aus. Dabei verändert sich das Gleichgewicht zwischen Melatonin und Serotonin, was wiederum Einfluss hat auf Blutdruck, Immunsystem, Fortpflanzung sowie kardiologische und neurologische Prozesse. Einige Studien zeigen sogar, dass unser Körper zwei oder drei Tage vor der Veränderung des Erdmagnetfelds eine »antizipatorische Reaktion« zeigen kann. Diese beeinflusst die Herzfrequenz, die Herzfrequenzvariabilität, den Blutdruck und die Leitfähigkeit der Haut.[73]

Liegen die Schumann-Resonanzen bei entspannenden 7,8 Hertz, sind sie für uns extrem wohltuend. Eine Studie zeigte, dass Menschen, die einen Monat lang in einem unterirdischen, gegen Schumann-Resonanzen abgeschirmten Bunker lebten, unter Schlafproblemen, emotionaler Belastung und Migräne litten.[74] Ihre Gesundheit stabilisierte sich, sobald sie wieder in die Natur eintauchen konnten. Eine andere Studie zeigt, dass natürliche Schumann-Resonanzen uns helfen, schneller einzuschlafen und nachts nicht aufzuwachen.[75] Ich kann das nur bestätigen: Ich schlafe nachts besser, wenn ich tagsüber Kontakt mit der freien Natur hatte.

So wie die Erde unsere Energie und unsere Gesundheit beeinflusst, kann die Energie unseres globalen Nervensystems die natürlichen Frequenzen des Planeten verändern. Vereinfacht gesagt sind wir Menschen mit der Erde in einer kontinuierlichen Rückkopplungsschleife verbunden.[76] Unsere moderne Gesellschaft beeinflusst vermutlich sogar das natürliche Energiefeld der Erde durch all den Elektrosmog, den wir produzieren, durch die menschengemachten Magnetfelder von Wi-Fi, Fernsehern, Mikrowellen und GPS-Trackern. Forschungsarbeiten haben ergeben, dass diese niederschwelligen elektromagnetischen Felder (EMF) die natürliche Schumann-Resonanz der Erde von 7,8 Hertz in Höhen katapultieren, die den globalen Stress verstärken können.[77]

Angesichts der wissenschaftlich dokumentierten Beziehung zwischen der Erdenergie und unserer eigenen Energie wurde ein inspirierendes neues Projekt ins Leben gerufen: die Global Coherence Initiative (GCI). Ihr Ziel ist es, Menschen zusammenzubringen, damit sie im Zustand der Herzkohärenz einen positiven Einfluss auf die energetischen und geomagnetischen Felder der Erde ausüben. Um diesen Einfluss zu testen, haben Forschende an strategisch wichtigen Punkten ein Netzwerk hochsensibler Magnetfelddetektoren aufgestellt, die weltweit die Reaktion des Erdmagnetfelds aufzeichnen sollen. Diese Forschungsarbeiten sollten uns alle daran erinnern, unseren Teil dazu beizutragen, die Auswirkung der individuellen und globalen Stressfaktoren auf unseren Planeten zu verringern.

Werden wir uns unseres globalen Bewusstseins und der Erdenergie bewusst, verstehen wir vielleicht auch, warum wir uns an manchen Tagen ängstlich oder gestresst fühlen, obwohl es in unserem Leben gerade keine Belastungen gibt. Spüren wir diese grundlosen Ängste, können wir Selbstfürsorge und -regulierung betreiben oder Schritte unternehmen, um zur Co-Regulierung mit anderen zu finden. Das lindert den Effekt, den eine globale Inkohärenz auf unsere persönliche Energie hat. Dann können wir auch anderen Menschen mit mehr Einfühlungsvermögen begegnen, weil wir wissen, dass sie aufgrund der energetischen Aufruhr im globalen Bewusstsein noch ängstlicher oder verwirrter sind als wir. Wann immer möglich sollten wir wichtige Meetings oder schwierige Gespräche auf eine friedlichere Zeit verschieben.

Was du für die Schumann-Resonanz tun kannst

Nachfolgend findest du ein paar Tipps, wie du dich mit dem Herzschlag der Erde, ihrer natürlichen Energie wiederverbinden kannst. Die Vorschläge, die dich besonders ansprechen, solltest du öfter praktizieren.

- Verbringe mehr Zeit in der Natur, in einem Park, einem Wald, am Strand oder in einer anderen natürlichen Umgebung.
- Sorge für direkten Kontakt mit der Erde, indem du barfuß gehst, im Gras ein Nickerchen machst, tiefe und langsame Atemzüge an der frischen Luft nimmst oder einfach zu den Sternen aufblickst.
- Setze dir Grenzen, was die Zeit angeht, die du mit moderner Technologie verbringst, vor allem wenn diese elektromagnetische Strahlung aussendet. Nutze außerdem nach Möglichkeit Blaulichtfilter und Blaulichtbrillen.

- Höre dir während der Arbeit oder auch in der Freizeit Hintergrundmusik an, die auf Schumann-Resonanzen basiert. (Du findest sie auf YouTube.)

Wie bei allen Übungen, die ich dir in diesem Buch vorgestellt habe, gilt: Je öfter du sie machst, desto stärker wirst du dich mit der Erde verbunden fühlen.

Wie du dein Gewahrsein erweiterst

Wie die Erde bestehen auch wir Menschen aus Energie. Mit den folgenden Übungen kannst du dir deine energetische, von wechselseitiger Verbundenheit geprägte Beziehung zur Natur bewusst machen. Entscheide dich für einen der Sinneskanäle – visuell, auditiv oder energetisch – und übe so häufig, wie du kannst.

Übungen zur Erweiterung des Gewahrseins

Visuell: Richte deine Aufmerksamkeit auf ein beliebiges Objekt in deinem Gesichtsfeld. Dehne dann dein Gewahrsein aus, indem du immer mehr Objekte links und rechts davon aufnimmst. Dann öffnest du dein Gewahrsein für Objekte oberhalb und unterhalb deiner horizontalen Sichtachse. Das Ziel dieser Übung ist es, deine Umgebung sachte zu scannen und dein natürliches Gewahrsein so weit werden zu lassen, dass es immer mehr von deinem Sichtfeld umfasst.

Auditiv: Wenn du dich sicher fühlst, schließe die Augen. Richte deine Aufmerksamkeit auf die Geräusche, die in deiner unmittelbaren Umgebung erklingen. Dann weite dein Gewahrsein auf immer mehr und schwächere Geräusche aus, die von weiter weg kommen. Auch hier ist das Ziel nicht, dein Gehör zu strapazieren. Es geht vielmehr darum, dass du dein natürliches Gewahrsein wachsen lässt, sodass es immer mehr von deinem Hörbereich umfasst.

Energetisch: Übe dreimal die tiefe Bauchatmung. Richte dein Augenmerk dabei darauf, wie deine Bauchdecke sich beim Ein- und Ausatmen hebt beziehungsweise senkt. Weite dann dein Gewahrsein Schritt für Schritt auf deinen gesamten Körper aus, der sich mit dem Rhythmus des Atmens ausdehnt und zusammensinkt. Nun lässt du das Gewahrsein noch weiter werden, sodass es den Raum um dich herum umfasst. Es verlagert sich mit dem Fluss deines Atems hin zu deiner Umgebung. Weite schließlich dein Gewahrsein noch einmal aus, sodass es jetzt alles einschließt, was sich zwischen dir und den Dingen um dich herum befindet. Und alles, was vor dir kam und nach dir noch kommen wird.

Die folgende Übung trägt dazu bei, dass du dein Gewahrsein so weit werden lässt, bis es das globale Bewusstsein umschließt und du so deine eigene energetische Natur erlebst.

1. Such dir einen Ort, an dem du für fünf oder zehn Minuten ungestört bist. Lege oder setze dich hin und schließe, wenn sich das für dich sicher anfühlt, deine Augen.
2. Nimm zwei tiefe, langsame Atemzüge. Spüre nach, wie sich dein Körper entspannt.
3. Öffne dein Gewahrsein für die Luft um dich herum. Spüre, wie sie deine Haut berührt, deine Lungen und deinen Körper nährt und dir Geräusche zuträgt.
4. Lass dein Gewahrsein sich jetzt auch auf deinen Geist ausweiten und nimm die verschiedenen Gedanken war. Lass dich von ihnen nicht ablenken, sondern verweile ruhig in diesem Zustand des weiten Gewahrseins.
5. Verweile weiter in der Stille. Spüre deinen Körper im Raum und dehne dein Gewahrsein aus auf:

   - den Raum vor dir, so weit du ihn wahrnehmen kannst
   - den Raum hinter dir, so weit du ihn wahrnehmen kannst
   - den Raum links von dir, so weit du ihn wahrnehmen kannst
   - den Raum rechts von dir, so weit du ihn wahrnehmen kannst
   - den Raum über deinem Kopf, wobei du alle Geräusche und Bewegungen aufnimmst, so weit du sie wahrnehmen kannst
   - den Raum unter dir. Spüre nach, wie dein Körper die Erde berührt und ob du subtile Schwingungen wahrnehmen kannst.

6. Nimm dir einen Augenblick Zeit, um dein Gewahrsein auf die verschiedenen Geräusche in dir und außerhalb deiner selbst auszudehnen. Achte auf jedes Geräusch, aber auch auf den Raum zwischen den Geräuschen, ohne auf deine mentalen Kommentare und Bewertungen zu hören. Erlaube dir, ganz bequem in diesem weiten Gewahrsein zu ruhen.
7. Dehne deine Aufmerksamkeit nun auch auf die Gerüche um dich herum aus. Welche Aromen nimmst du wahr? Erlaube dir, im weiten Gewahrsein zu ruhen.
8. Nun lass dein Gewahrsein noch weiter werden, bis es die verschiedenen Momente der Vergangenheit umfasst, die dir jetzt in den Sinn kommen. Erlaube dir, entspannt in diesem weiten Gewahrsein zu ruhen.
9. Im nächsten Schritt lass dein Gewahrsein sich auf alle physischen Empfindungen in deinem lebendigen Körper ausdehnen, die du im Moment spürst. Entspanne dich abermals in dieses erweiterte Gewahrsein hinein.
10. Lass schließlich dein Gewahrsein die ganze Weite und Verbundenheit des Lebens umfassen. Spüre der grenzenlosen Unterstützung nach, die es in jedem Augenblick deines Daseins für dich bereithält. Und lass dich in dieses Gewahrsein hineinfallen.

Diese Übungen werden dir helfen, dein Gewahrsein als energetisches Wesen in Gleichklang mit der natürlichen Welt um dich herum wahrzunehmen. Die Energie der Erde trägt dazu bei, eine größere energetische Kohärenz zwischen Gehirn und Körper zu schaffen, die sich dann ausdehnen kann und zu einem kohärenten kollektiven Bewusstsein führt. Mehr Frieden und Mitgefühl zu verkörpern heißt, dass wir als Individuum die gesamte Menschheit beeinflussen können, wenn wir uns zur ultimativen energetischen Zusammenarbeit zusammentun – zur wahrhaftigen Veränderung der Welt um uns herum!

* * *

Nun sind wir auf den letzten Seiten dieses Buches angekommen, doch endet deine Reise hier noch nicht. Sie wird sich, so hoffe ich, durch dieses Buch verändern. Ich jedenfalls habe gelernt, dass das Leben stets im Wandel ist. Jahrzehntelang dachte ich, dass ich es irgendwann »geschafft« hätte, dass ich »fertig« wäre und mich in grenzenlosen Frieden, unendliche Liebe und Verbundenheit hinein entspannen könnte. Doch mittlerweile ist mir klar geworden, dass es kein Ende gibt, kein Ziel, an dem wir irgendwann ankommen. Wir tragen Frieden, Liebe und Verbundenheit in jedem Augenblick in uns. Und ähnlich wie die Natur und das Leben selbst wird sich unser Sein ständig verändern. Zu verkörpern, wer wir sind, ist ein Prozess ohne Ende.

Unsere frühesten Erfahrungen haben jeden und jede von uns zu dem Menschen gemacht, der wir damals sein mussten, um dazuzugehören und überleben zu können. Wir alle tragen den gesammelten Stress von Generationen in uns, die vor uns kamen, deren Mangel an Wissen und Möglichkeiten unseren Körper ebenso beeinflusste wie unseren Geist und uns in den Überlebensmodus bannte. Heute gelingt es nur wenigen Menschen, ihre Bedürfnisse zu erfüllen, und wir fühlen uns im eigenen Körper nicht sicher. Beides hält uns davon ab, unser authentisches Selbst zu leben oder mit anderen eine tiefe Bindung einzugehen, gleichgültig was wir sagen, wie sehr wir uns bemühen oder mit wem wir es zu tun haben.

Deine allerwichtigste Beziehung zu heilen – die zu dir selbst – ist der beste Weg, um andere zu lieben und in deinen Beziehungen Freude und Leichtigkeit zu finden. Sobald du dich mit dir sicher verbunden fühlst, mit deinem Körper, deinem Geist und deiner Seele, kannst du authentische Beziehungen zu anderen eingehen und die Zyklen durchbrechen, die dich in deiner Vergangenheit und der deiner Vorfahren festhalten.

Wenn du dich sicher fühlst, wirst du eher mit den Gefühlen fertig, die deine Erfahrung als Mensch prägen und wichtige Einsichten für deine alltäglichen Entscheidungen bereithalten. Du kannst auf die Stimme deines Herzens hören – deinen inneren Kompass, der immer in dir pocht. Sie leitet dich weiter auf deiner Reise ins Unbekannte. Und du hast Zugang zu der Liebe und dem Mitgefühl, die seit jeher in deinem Herzen wohnen, sodass du beides deinen Lieben und der Welt insgesamt anbieten kannst. Hast du die wahre Verbindung zu deinem Herzen freigelegt, kannst du die Liebe, die da ist und die dir von anderen zuteilwird, wahrnehmen und annehmen.

Ich gehe diesen Weg mit euch weiter. Ich nehme mir jeden Tag vor, dass ich mich für die Beziehung zu meinem Selbst engagiere, damit ich den Menschen und der Community in meinem Umfeld wirklich dienen kann. Um dieses Versprechen an mich selbst zu erfüllen, entscheide ich mich täglich neu dafür, die Verbindung zu meinem Herzen zu stärken und nicht aufzuhören zu lernen, wie sich authentische Liebe in Körper und Geist anfühlt.

Denn die Liebe kommt nicht von etwas oder jemandem außerhalb unserer selbst – sie lebt in jedem von uns. Wenn wir Zugang finden zum grenzenlosen Fluss der Güte und des Mitgefühls, die im Herz jedes und jeder Einzelnen schon immer da waren, dann können wir uns von der Liebe leiten lassen.

Und im Einklang mit dieser liebenden Führung *werden* wir die Liebe selbst.

Nachwort

Die unerwartete Wahrheit meines Herzens

Du kennst das vielleicht, wenn es in einer deiner langjährigen Beziehungen auch einmal eine Zeit gab, in der fast jedes Wort, jeder Blick, jeder Vorfall – ganz gleich, wie nebensächlich – zu einem Streit führte, zu verletzten Gefühlen und festgefahrenen Situationen. Vielleicht lag allen Interaktionen in dieser Beziehung irgendwie eine Spannung zugrunde. Und auch wenn ihr irgendwann einmal großartig miteinander ausgekommen seid, gab es nun kaum noch Momente der Entspannung oder Liebe.

Vor einigen Jahren war das so zwischen Lolly, Jenna und mir. Der Zustand dauerte einige Monate an. Das Problem war nicht, dass wir keine Verbindung zu unseren Herzen hatten, sondern dass wir nicht auf das hörten, was sie uns sagten. Für viele Menschen sind die intuitiven Signale ihres Herzens kaum zu hören, noch schwieriger ist es, ihnen zu folgen. Vor allem dann, wenn die Botschaft unseres Herzens nicht zu den Konventionen oder zu den Erwartungen passt, die wir selbst oder die Gesellschaft an uns richten. Wenn wir aber nicht der Wahrheit unseres Herzens folgen, so ungemütlich (oder neu) sie auch sein mag, besteht die Gefahr, dass wir in dysfunktionalen Beziehungszyklen stecken bleiben und Spannungen oder Konflikte mit anderen Menschen nicht lösen können. Obwohl ich das auf intellektueller Ebene immer wusste, brauchte es einen unvergesslichen Morgen mit Jenna, bevor ich es tatsächlich verstand.

Jenna war die Erste, die sich mir und Lolly anschloss, als wir das Projekt »The Holistic Psychologist« lancierten. Wenn du *Heile. Dich. Selbst.* gelesen hast, erinnerst du dich vielleicht an die Geschichte: An dem Tag, an dem wir mit dem SelfHealers Circle online gingen, brach unser Server zusammen, weil so viele Menschen sich anmelden wollten. Lolly und ich, die wir all den Menschen, die Teil unserer Community werden wollten, unbedingt helfen wollten, gerieten in Panik. An jenem Tag schrieb uns Jenna, die schon lange Mitglied der Community war, dass sie unsere Vision teile und uns deshalb unterstützen wolle. Wir lasen ihre Nachricht nur wenige Sekunden, nachdem sie sie geschickt hatte, was bei einer Online-Community von mehreren Millionen Menschen durchaus bemerkenswert ist. Ein klassisches Beispiel für Synchronizität.

Wir telefonierten, und es war schnell klar, dass Jenna unsere Werte, unsere Vision und unseren Weg der Heilung teilte. Sie bot uns eine professionelle Partnerschaft an, die Lolly und ich nicht für möglich gehalten hatten. Wir arbeiteten drei Monate virtuell zusammen, bevor Jenna von Kalifornien nach Philadelphia flog, wo Lolly und ich zu jener Zeit lebten, damit sie auch Lolly persönlich kennenlernte.

Jenna wurde sehr schnell zu einem unverzichtbaren Mitglied unseres Teams. Jennas Begabung für Kommunikation und Leadership ergänzte unsere Fähigkeiten perfekt. So konnte sich jede von uns auf die Bereiche unseres schnell wachsenden Business konzentrieren, in denen sie am besten war. Unsere berufliche Beziehung erblühte schnell und offenbarte viele Synergie-Effekte, aber wir wurden auch sehr schnell zu Freundinnen.

Einige Monate, nachdem Jenna zu uns gestoßen war, zogen Lolly und ich nach Los Angeles. Wir hatten uns das schon längere Zeit überlegt, weil wir das Wetter dort mochten, und auch die Möglichkeiten, die sich für uns dort boten. Jenna war einige Jahre zuvor ebenfalls von der Ostküste nach Kalifornien gezogen. Nun bezog sie eine Wohnung am Venice Beach, in fußläufiger Entfernung von unserem Wohnort, und wir arbeiteten noch enger zusammen als zuvor.

Im ersten Jahr funktionierte unsere Zusammenarbeit glänzend. Meistens kam Jenna morgens vorbei und trank mit uns Kaffee. Dann wurde gearbeitet bis Mittag, bis wir zusammen aßen. Danach ging die Arbeit weiter, manchmal bis spät in die Nacht. Da sich immer mehr Menschen aus aller Welt unserer SelfHealer-Bewegung anschlossen, verbrachten Jenna, Lolly und ich mehr und mehr Zeit zusammen. Unsere »Bürostunden« zogen sich immer öfter bis in die Nacht oder den frühen Morgen. Wir aßen auch abends zusammen und verbrachten die Wochenenden miteinander.

Bald bildeten sich bei uns dreien wöchentliche Rituale heraus: der Taco-Dienstag oder der Wochenmarkt-Freitag, bei dem wir Obst, Gemüse und Blumen auf dem Markt gleich um die Ecke erstanden. Wir feierten unsere Errungenschaften gemeinsam, zum Beispiel, als die englischsprachige Ausgabe von *Heile. Dich. Selbst.* auf der Bestsellerliste der New York Times Platz 1 erreichte. Damit dehnte sich unsere Gemeinschaft in alle Welt aus. Irgendwann begingen wir auch all unsere Geburts- und Feiertage gemeinsam.

Mit der Zeit aber stellten sich Spannungen ein. Wir reagierten zunehmend gereizt, und Unsicherheit machte sich breit, träge und unaufhaltsam wie ein Ölfilm auf Wasser. Wir fingen an, über Kleinigkeiten zu streiten, über so simple Dinge wie dass jemand vergessen hatte, auf dem Markt eine bestimmte Obstsorte zu kaufen oder ein bestimmtes Wort in einem Text zu verwenden. Obwohl Jenna den Großteil ihrer Zeit mit uns verbrachte, hatte sie immer noch ihre eigene Wohnung ein paar Blocks entfernt. Nach der Arbeit wurde sie oft traurig, weil sie einerseits nach Hause wollte, andererseits aber nicht von uns weg. Auch Lolly und ich waren hin- und hergerissen. Wir wollten ja, dass sie blieb, waren aber auch nicht sicher, wie wir mit der Trauer und dem Schuldgefühl umgehen sollten, die uns mitunter befielen, wenn sie abends ging. Und so schlossen wir uns gegenseitig oft aus. Wir waren passiv-aggressiv zueinander und nahmen viele Dinge sehr persönlich. Je mehr Zeit wir miteinander verbrachten, desto stärker wurden die Spannungen. Irgendwann wurden sie so intensiv, dass sie beinahe mit Händen zu greifen waren.

Durch unsere Fürsorge und unser Mitgefühl füreinander merkten wir, dass wir als Team sowohl private als auch berufliche Probleme hatten. Wir waren durchaus bereit zu schwierigen Gesprächen, aber so oft wir uns auch voller Offenheit füreinander zusammensetzten, die Dynamik, die sich zwischen uns eingeschlichen hatte, ging davon nicht weg.

Dann, an einem Freitag, kam Jenna schon recht früh bei uns vorbei. Es war 6.00 Uhr morgens, und sie fragte, ob sie mit jeder von uns allein reden könnte. Sie war auf dem Weg zu einer Freundin in der Stadt, mit der sie auf dem Wochenmarkt einen Kaffee trinken wollte. Lolly und ich sollten dann für unser Freitagmorgenritual zu ihnen stoßen.

Die Wohnung, in der Lolly und ich lebten, war vergleichsweise klein. Also suchten Jenna und ich uns einen ruhigen Platz im hinteren Schlafzimmer und schlossen die Tür. Ich saß auf dem Bett, ihr gegenüber. Wir sahen uns in die Augen und atmeten tief ein und aus. Ich merkte gleich, dass sie mir etwas sagen wollte, das ihr Herz und ihren Geist belastete: Ihr Gesicht war knallrot, als sie mich ansah und nach Worten suchte. Da ich spürte, wie schwer es ihr fiel, das zu sagen, was sie auf dem Herzen hatte, sah ich sie einfach ruhig an. Ich stellte ganz bewusst die Verbindung zu meinem Herzen her und hielt für sie den Raum. Ich saß still da und gab ihr alle Zeit, die sie brauchte, um zu sagen, was sie wollte.

Jenna atmete tief ein und aus, dann legte sie die Hand aufs Herz und sprach über die Spannungen, die sich zwischen uns eingeschlichen hatten. Sie meinte, sie hätte viel Zeit darauf verwendet, ihr Innenleben zu erforschen, ihr Herz zu befragen und ihren Part an den immer stärker werdenden Spannungen zu erkunden. Das passte zu ihr: Jenna hatte den Großteil ihres Lebens damit zugebracht, intuitiv und bewusst auf ihr Herz zu hören, seine Wahrheit zu entdecken und seiner Führung zu folgen. Und sie meinte, dass der Kurs, den wir in diesem Monat im SelfHealers-Zirkel anboten, sie inspiriert habe. Thema dieses Kurses – »Mutige Authentizität« – war, wie wir die Wahrheit unseres Herzens leben können. Und sie habe die Wahrheit ihres Herzens unvermittelt erkannt.

Und so sprach Jenna mutig ihre Herzenswahrheit aus: dass Lolly und ich für sie mehr seien als nur Freundinnen oder Kolleginnen. Sie liebte uns beide innig. Sie wüsste nicht, wie ich darauf reagieren würde oder ob wir beide bereit wären, eine andere Art von Beziehung mit ihr auszuprobieren, aber sie persönlich würde auf ihr Herz hören und seine Wahrheit finden wollen. Jenna schlug vor, dass Lolly und ich uns alle Zeit der Welt nehmen sollten, um herauszufinden, wie es uns mit diesem Vorschlag ging. Und gleichgültig, was dabei herauskäme, würde sie stets unsere gemeinsame Arbeit weiterführen wollen. Würden wir ihre Gefühle nicht erwidern und daraus keine Liebesbeziehung zwischen uns entstehen, würde sie das akzeptieren. Dann könnten wir Grenzen festlegen, die uns helfen würden, unsere berufliche Beziehung klarer zu definieren.

Als ich Jenna ansah und ihr zuhörte, begann mein Herz wie verrückt zu pochen. Eine Mischung aus Nervosität und Erregung machte sich in meinem Körper bemerkbar. Gleichzeitig verspürte ich eine enorme Erleichterung, obwohl ich nicht wusste, ob diese sich auf mich bezog, auf Jenna oder auf uns drei. Doch mir war auch sofort klar, dass Jenna die unausgesprochene Ursache unserer Spannungen erkannt hatte.

Ich saß immer noch auf dem Bett und alles, was ich sagte, war, dass ich ihr aus ganzem Herzen dankte, dass sie mir das alles mitgeteilt hatte. Ich wusste, ich brauchte Zeit, um zu verarbeiten, was sie gesagt hatte, bevor ich darauf reagieren konnte. Ich wusste auch, dass sie von mir erwartete, dass ich nun meinerseits mein Herz befragte. Jenna lächelte mich liebevoll an und wir umarmten einander, bevor sie loszog, um sich mit ihrer Freundin zu treffen. So hatte ich die Möglichkeit, unser Gespräch zu verarbeiten. Und Lolly und ich konnten herausfinden, wie sich jede von uns mit Jennas Wahrheit fühlte.

Wir beschlossen, unseren Kaffee im Coffeeshop in der Nähe zu trinken. Da Jenna auch mit Lolly gesprochen hatte, musste ich ihr nicht erst erzählen, worum es ging. Wir sahen uns an und fragten einander, wie die andere zu dieser neuen Information stand. Unser Gespräch dauerte nicht lange: Wir fanden schnell heraus, dass wir beide offen waren für das, was Jenna uns mitgeteilt hatte, und dass wir uns auf diese Neugier einlassen wollten. Ich wusste, dass Lolly für mich immer das Beste gewünscht hatte. Mir ging es mit ihr genauso. Daher war unsere Entscheidung eindeutig: Wir würden der jeweils anderen die Freiheit lassen, diese Möglichkeit auszuprobieren.

Aus der Rückschau erkennen sowohl Lolly als auch ich, wo wir das intuitive Ping unseres Herzens überhört hatten. Ich spürte eine Starre im Herzen, wann immer Jenna erzählte, dass sie andere Menschen datete. Lolly ihrerseits verdrehte die Augen, wenn Jenna erzählte, sie hätte eine Ex getroffen. Auf diese Weise unterdrückten wir die Signale unseres Herzens. An jenem Morgen wurde uns beiden klar, dass wir eben nicht der Wahrheit unseres Herzens gefolgt waren. Und dass wir alle drei uns von der Vorstellung angezogen fühlten, unsere Liebe auszuweiten. Und obwohl ich niemanden kannte, der mir hätte sagen können, wie solch eine unkonventionelle Beziehung funktionieren könnte, sagte mein Herz mir, dass ich seinen Signalen folgen sollte. An diesem Punkt meines Weges wusste ich, dass ich zuhören musste.

Nachdem Lolly und ich den Coffeeshop verlassen hatten, trafen wir uns mit Jenna und ihrer Freundin auf dem Wochenmarkt. Wir sprachen nicht über das, was gerade geschehen war. Stattdessen wollten wir uns die Zeit und den Raum geben, uns aufeinander einzulassen, ohne den Druck, über Entscheidungen zu reden. Und so schlenderten wir durch den Markt, sogen das Kaleidoskop der Düfte und Farben ein und bewunderten frische Orchideen, Lilien, reife Melonen und Pfirsiche in den Farben eines kalifornischen Sonnenuntergangs. An jenem Morgen schien mir der Wochenmarkt noch lebendiger und schöner als sonst, mit dem Duft der Zitrusfrüchte und der frisch geschnittenen Blumen, und ich war erfüllt von der offenen Freude und der wiedergefundenen Harmonie in den beiden Beziehungen, die in meinem Leben am wichtigsten sind.

Jennas Entscheidung, an jenem Freitagmorgen die Wahrheit ihres Herzens auszusprechen, veränderte die Dynamik. Die Spannungen und Auseinandersetzungen, die passiv-aggressiven Kommentare und verletzten Gefühle lösten sich augenblicklich in Luft auf, als unsere Kommunikation ehrlicher, effektiver und entspannter wurde. Von nun an waren wir nicht nur Liebespartnerinnen, sondern auch bessere Freundinnen und produktivere

Kolleginnen. Emotional haben wir uns zu einer sehr viel erfüllenderen Liebe hin entwickelt, die uns allen erlaubt, geschätzt zu werden für das, was wir *sind.* Denn unsere Beziehung und Liebe wuchs zu einem Ganzen zusammen. Ich werde Jenna für ihre mutige Authentizität immer dankbar sein, die Wahrheit ihres Herzens zu erkennen und auszudrücken. Ihre Ehrlichkeit ermöglichte mir, Zugang zu der meinen zu finden.

In meinem ganzen Leben hätte ich niemals geglaubt, dass ich einmal an diesen Punkt kommen würde – zu einer erweiterten Beziehung. Und doch hier bin ich. Es hat mich wirklich überrascht, und ich kann mir vorstellen, dass das auch auf euch zutrifft. Daher ist mir wichtig, eines klarzumachen: Ich schlage nicht vor, dass dies der Weg ist, den jede und jeder von euch gehen sollte.

Ich werde meinen Weg weiter mit euch teilen, schon um zu zeigen, was es uns kosten kann, die Verbindung zu unserem Herzen aufzugeben. Und um zu verdeutlichen, wie viel Kraft uns die Verbundenheit mit dem Herzen schenkt. Dein Herz flüstert dir natürlich andere Dinge zu: eine neue Wohnung, eine andere Stadt, einen neuen Beruf oder gar keinen. Die Botschaften unseres Herzens sind so verschieden, wie wir Menschen es sind. Ich hoffe, dir ist mittlerweile klar, dass die Signale deines Herzens es immer wert sind, gehört, interpretiert und befolgt zu werden. Sie sind deine Quelle der inneren Führung. Dein Herz spricht jetzt, in diesem Moment, zu dir, und seine Weisheit ist grenzenlos. Die Frage ist: Bist du bereit zuzuhören?

Dein menschliches Herz ist unglaublich stark und auf die unterschiedlichste, einzigartige Weise fähig zur Liebe. Jede und jeder von euch hat ein Herz, dessen Befähigung zur Liebe keine Grenzen kennt, wie auch immer diese Liebe für dich aussehen mag.

An all die Herzen, die in diesem Augenblick diese Worte lesen: Ihr *seid bereits* die Liebe, die ihr sucht.

Danksagung

Wie bei allem, was ich je gemacht habe, möchte ich mich bei allen bedanken, die sich von meiner Arbeit inspiriert fühlen und sie mittragen. Wenn wir offen und neugierig auf die Ideen und Perspektiven anderer reagieren, haben wir die Chance, uns selbst und die Welt klarer zu sehen.

Ich kann hier leider nicht jeden Menschen nennen, der mich auf meinem Weg bis heute beeinflusst hat. Ich bin dankbar für alle Beziehungen, die Teil meines Weges waren oder noch sein werden und mir erlauben, mich selbst zu erkennen und zu lieben, sodass ich weiter lernen kann, wie wir uns besser kennen und lieben lernen können.

An meine globale Community der SelfHealer: Danke, dass ihr meinen Weg zum authentischen Selbstausdruck in dieser Welt unterstützt. Im Zusammenspiel mit euch sehe ich vieles von mir selbst und fühle mich daher weniger allein.

An meine Familie, vor allem meinen Vater und meine Schwester: Ihr macht es mir möglich, meine eigene Heilung an erste Stelle zu setzen und ein stärkeres Fundament für vertrauensvollere und sicherere Beziehungen aufzubauen. Danke, dass ihr mich in meinem Werden unterstützt.

An meine Lebenspartnerinnen Jenna und Lolly: Ihr zeigt mir die Liebe in einer Weite, die ich vorher nicht gekannt habe. Lolly: Ich bin dir ewig dankbar für deine Fähigkeit, dich selbst ganz anzunehmen, und für deine natürliche Neugier, die dich andere Perspektiven schätzen und verstehen lässt. Jenna: Ich bin dir ewig dankbar für deine Fähigkeit, stets in tiefer Verbundenheit mit deinem Herzen zu leben und für deine natürliche Neugier auf ein herzbestimmtes Leben.

An all die Lehrerinnen und Lehrer, die mir durch die Jahrhunderte ihre Weisheit und Erfahrung vermittelt haben: Möge mein Weg unserer kollektiven Weisheit neue Einsichten hinzufügen, sodass alle, die nach uns kommen, einen Nutzen davon haben.

An all unsere Vorfahren: Meine Verbundenheit mit allen Menschen, die vor uns gelebt haben, zeigt mir, dass ich vernetzt bin mit allem, was ist und je sein wird. Möge jeder Mensch, der dies liest, Zugang zu eurer grenzenlosen Natur finden.

An mein Team – Brittany, Cristen, Furkan, Mike, MJ und Tia: Ich danke euch für eure tägliche Arbeit, mit der ihr diese Erkenntnisse verkörpert, und für eure Zusammenarbeit im Dienste unserer Community.

An Dado, der ein so wichtiger Teil meines Schaffens und eine ewige Inspiration geworden ist: Danke, dass du deine Gaben mit mir teilst und wir auf diese Weise lebensverändernde Botschaften in die Welt hinaussenden können.

An Sarah Toland, deren offener und neugieriger Wunsch, diese Arbeit zu verstehen und zu übersetzen, dazu beigetragen hat, dieses schöne Geschenk ans Kollektiv möglich zu machen.

An das Team bei Harper Wave – Amanda, Emma, Karen, Julie, Yelena: Danke, dass ihr unsere Vision sehen könnt und von ganzem Herzen die Entstehung dieser Werke unterstützt.

Und an das Design-Team des Verlages – Jo, Leah und Suzy: Eure hingebungsvolle Mühe hat das Buch zu einem Kunstwerk gemacht.

Danke an das Produktionsteam, dessen grenzenloser Einsatz dieses Buch möglich gemacht hat.

Und schließlich danke ich allen, die den Weg zur Wahrheit ihres Herzens weitergehen wollen, die sich unserer globalen Bewegung anschließen, um die Welt um uns herum zu verändern, und die andere inspirieren werden, dasselbe zu tun.

Anmerkungen

1 E. Ron de Kloet, Melly S. Oitzl, Marian Joels, »Stress and Cognition: Are Corticosteroids Good or Bad Guys?«, in: *Trends in Neurosciences* 22, Nr. 10 (1999), S. 422–426, https://pubmed.ncbi.nlm.nih.gov/10481183/.

2 John Bowlby, »The Nature of the Child's Tie to His Mother«, in: *International Journal of Psychoanalysis* 39, Nr. 5 (1958), S. 350–373.

3 Daniel Siegel, *Wie wir werden, die wir sind: Neurobiologische Grundlagen subjektiven Erlebens und die Entwicklung des Menschen in Beziehungen*, Paderborn 2006, S. 23.

4 Louise C. Hawkley, John T. Cacioppo, »Loneliness Matters: A Theoretical and Empirical Review of Consequences and Mechanisms«, in: *Annals of Behavioral Medicine* 40, no. 2 (2010), S. 218–227, https://www.ncbi.nlm.nih.gov/pmc/articles/PMC3874845/.

5 Daniel Siegel, *Wie wir werden, die wir sind,* a. a. O., S. 16.

6 »In Brief: The Science of Early Childhood Development«, von: *Center on the Developing Child*, Harvard University, https://developingchild.harvard.edu/resources/inbrief-science-of-ecd/.

7 John Horgan, »What God, Quantum Mechanics and Consciousness Have in Common«, in: *Scientific American*, 14. April 2021, https://www.scientificamerican.com/article/what-god-quantum-mechanics-and-consciousness-have-in-common/.

8 Kory Taylor, Elizabeth B. Jones, *Adult Dehydration*, Treasure Island 2022, https://www.ncbi.nlm.nih.gov/books/NBK555956/.

9 Lisa Feldman Barrett, »The Theory of Constructed Emotion: An Active Inference Account of Interoception and Categorization«, in: *Social Cognitive and Affective Neuroscience* 12, Nr. 1 (Januar 2017), S. 1–23, https://doi.org/10.1093/scan/nsw154.

10 Ali M. Alshami, »Pain: Is It All in the Brain or the Heart?«, in: *Current Pain and Headache Reports* 23, Nr. 12 (November 2019), https://link.springer.com/article/10.1007/s11916-019-0827-4.

11 »A Deeper View of Intuition«, von: *HeartMath Institute*, 26. August 2019, https://www.heartmath.org/articles-of-the-heart/a-deeper-view-of-intuition/.

12 Rollin McCraty, Mike Atkinson, Raymond Trevor Bradley, »Electrophysiological Evidence of Intuition: Part 2. A System-wide Process?«, in: *Journal of Alternative and Complementary Medicine* 10, Nr. 2 (April 2004), S. 325–336, https://pubmed.ncbi.nlm.nih.gov/15165413/.

13 Timothy T. Brown, Terry L. Jernigan, »Brain Development Dur-ing the Preschool Years«, in: *Neuropsychology Review* 22, Nr. 4 (2012), S. 313–333, https://www.ncbi.nlm.nih.gov/pmc/articles/PMC3511633/.

14 Lena Lim, Chiea Chuen Khor, »Examining the Common and Specific Grey Matter Abnormalities in Childhood Maltreatment and Peer Victimization«, in: *BJPsych Open* 8, Nr. 4, (12. Juli 2022), S. e132, https://pubmed.ncbi.nlm.nih.gov/35817782/.

15 Marieke J. H. Begemann et al., »Childhood Trauma Is Associated with Reduced Frontal Gray Matter Volume: A Large Transdiagnos-tic Structural MRI Study«, in: *Psychological Medicine* 53, Nr. 3 (Juni 2021), S. 1–9, https://pubmed.ncbi.nlm.nih.gov/34078485/.

16 Zoya Marinova, Andreas Maercker, »Biological Correlates of Complex Posttraumatic Stress Disorder — State of Research and Future Directions«, in: *European Journal of Psychotraumatology* 6, Nr. 1 (April 2015), S. 2591, https://www.ncbi.nlm.nih.gov/pmc/articles/PMC4401823/.

17 Monique C. Pfaltz et al., »Are You Angry at Me? Negative Interpretations of Neutral Facial Expressions Are Linked to Child Maltreatment but Not to Posttraumatic Stress Disorder«, in: *European Journal of Psychotraumatology* 10, Nr. 1 (November 2019), S. 1682929, https://www.ncbi.nlm.nih.gov/pmc/articles/PMC6853207/.

18 Lisa Feldman Barrett, »The Theory of Constructed Emotion: An Active Inference Account of Interoception and Categorization«, in: *Social Cognitive and Affective Neuroscience* 12, Nr. 1 (Januar 2017), S, 1–23, https://doi.org/10.1093/scan/nsw154.

19 Ebda.

20 David Q. Stoye et al., »Maternal Cortisol Is Associated with Neonatal Amygdala Microstructure and Connectivity in a Sexually Dimorphic Manner«, in: *eLife*, 24. November 2020, S. e60729, https://pubmed.ncbi.nlm.nih.gov/33228850/.

21 Wendy Menigoz et al., »Integrative and Lifestyle Medicine Strategies Should Include Earthing (Grounding): Review of Research Evidence and Clinical Observations«, in: Explore 16, Nr. 3 (Mai–Juni 2020), S. 152–160, https://doi.org/10.1016/j.explore.2019.10.005.

22 Ebda.

23 »The Connection Between Leaky Gut and Leaky Brain«, von: Mindd Foundation, https://mindd.org/connection-leaky-gut-leaky-brain.

24 Edward Reynolds, »Vitamin B12, Folic Acid, and the Nervous System«, in: *Lancet. Neurology* 5, Nr. 11 (November 2006), S. 949– 960, https://www.thelancet.com/article/S1474-4422(06)70598-1/fulltext.

25 »Vitamin D and Your Health: Breaking Old Rules, Raising New Hopes«, in: Harvard Health Publishing, 13. September 2021, https://www.health.harvard.edu/staying-healthy/vitamin-d-and-your-health-breaking-old-rules-raising-new-hopes.

26 Hércules Rezende Freitas et al., »Fatty Acids, Antioxidants and Physical Activity in Brain Aging«, in: *Nutrients* 9, Nr. 11 (November 2017), S. 1263, https://pubmed.ncbi.nlm.nih.gov/29156608/.

27 Giada De Palma et al., »Effects of a Gluten-Free Diet on Gut Microbiota and Immune Function in Healthy Adult Subjects«, in: *British Journal of Nutrition* 102, Nr. 8 (2009), S. 1154–1160, https://pubmed.ncbi.nlm.nih.gov/21327021/.

28 Beate Wild et al., »Acupuncture in Persons with an Increased Stress Level — Results from a Randomized-Controlled Pilot Trial«, in: PLOS ONE 15, Nr. 7

(Juli 2020), S. e0236004, https://journals.plos.org/plosone/article?id=10.1371/journal.pone.0236004.

29 Sarah J. Schubert, Christopher W. Lee, Peter D. Drummond, »Eye Movements Matter, But Why? Psychophysiological Correlates of EMDR Therapy to Treat Trauma in Timor-Leste«, in: Journal of EMDR Practice and Research 10, Nr. 2 (2016), S. 70–81, https://psycnet.apa.org/record/2016-25839-002.

30 »Health Outcome Studies,« HeartMath Institute, https://www.heartmath.org/research/science-of-the-heart/health-outcome-studies/.

31 Ebda.

32 John Armour, »Intrinsic Cardiac Neurons«, in: *Journal of Cardiovascular Electrophysiology* 2, Nr. 4 (August 1991), S. 331–341, https://onlinelibrary.wiley.com/doi/abs/10.1111/j.1540-8167.1991.tb01330.x.

33 Mitchell B. Liester, »Personality Changes Following Heart Transplantation: The Role of Cellular Memory«, in: *Medical Hypotheses* 135 (2020), S. 109468, https://pubmed.ncbi.nlm.nih.gov/31739081/.

34 »Energetic Communication«, in: HeartMath Institute, https://www.heartmath.org/research/science-of-the-heart/energetic-communication/.

35 Ebda.

36 J. A. Armour, »Anatomy and Function of the Intrathoracic Neurons Regulating the Mammalian Heart«, in: Zucker, I.H., Gilmore, J.P. (Hrsg.), *Reflex Control of the Circulation* (Boca Raton 1991), S. 1–37.

37 Rollin McCarty, »The Social Heart: Energy Fields and Consciousness«, in: *Pathways to Family Wellness*, https://pathwaystofamilywellness.org/new-edge-science/the-social-heart-energy-fields-and-consciousness.html.

38 Rollin McCraty, Maria Zayas, »Intuitive Intelligence, Self-Regulation, and Lifting Consciousness«, in: *Global Advances in Health and Medicine* 3, Nr. 2 (2014), S. 56–65, https://www.ncbi.nlm.nih.gov/pmc/articles/PMC4010961/.

39 »A Deeper View of Intuition«, von: HeartMath Institute, 26. August 2019, https://www.heartmath.org/articles-of-the-heart/a-deep-er-view-of-intuition/.

40 Saeed Rezaei et al., »Nonlocal Intuition: Replication and Paired-Subjects Enhancement Effects«, in: *Global Advances in Health and Medicine* 3, Nr. 2 (2014), S. 5–15, https://pubmed.ncbi.nlm.nih.gov/24808977/.

41 »Intuition Research: Coherence and the Surprising Role of the Heart«, von: HeartMath Institute, https://www.heartmath.org/research/science-of-the-heart/intuition-research/.

42 McCraty, Zayas, »Intuitive Intelligence, Self-Regulation, and Lift-ing Consciousness«, in: *Global Advances in Health and Medicine* 3, Nr. 2 (2014), S. 56–65, https://www.ncbi.nlm.nih.gov/pmc/articles/PMC4010961/.

43 »Coherence«, von: HeartMath Institute, https://www.heartmath.org/research/science-of-the-heart/coherence/.

44 W. A. Tiller, Rollin McCraty, M. Atkinson, »Cardiac Coherence: A New, Noninvasive Measure of Autonomic Nervous System Order«, in: *Alternative Therapies in Health and Medicine* 2, Nr. 1 (Februar 1996), S. 52–65, https://pubmed.ncbi.nlm.nih.gov/8795873/.

45 »Energetic Communication«, von: HeartMath Institute, a. a. O.

46 Richard Wiseman, Marilyn Schlitz, »Experimenter Effects and the Remote Detection of Staring«, in: *Journal of Parapsychology* 61, Nr. 3 (1997), S. 197–

208, https://www.researchgate.net/pub-lication/238231060_Experimenter_effects_and_the_remote_detection_of_staring.

47 Penney Peirce, *Frequency: The Power of Personal Vibration*, New York 2011.

48 Martha G. Welch et al., »Family Nurture Intervention in the NICU Increases Autonomic Regulation in Mothers and Children at 4–5 Years of Age: Follow-up Results from a Randomized Controlled Trial«, in: *PLOS ONE* 15, Nr. 8 (August 2020), S. e0236930, https://www.ncbi.nlm.nih.gov/pmc/articles/PMC7402490/.

49 Madalynn Neu et al., »Effect of Holding on Co-Regulation in Preterm Infants: A Randomized Controlled Trial«, in: *Early Human Development* 90, Nr. 3 (March 2014), S. 141–147, https://pubmed.ncbi.nlm.nih.gov/24480604/.

50 »Children's Social and Emotional Development Starts with Co-regulation«, von: National Institute for Children's Health Quality, https://www.nichq.org/insight/childrens-social-and-emotional-development-starts-co-regulation.

51 Read Montague, *Your Brain Is (Almost) Perfect: How We Make Decisions*, New York 2007.

52 Ebda.

53 John S. Hagelin et al., »Effects of Group Practice of the ›Transcendental Meditation‹ Program on Preventing Violent Crime in Washington, D.C.: Results of the National Demonstration Project, June–July 1993«, in: *Social Indicators Research* 47, Nr. 2 (1999), S. 153–201, http://www.jstor.org/stable/27522387.

54 »Washington Meditation Project Reverses Violent Crime Trend by 23.3%«, von: *World Peace Group*, https://research.miu.edu/maharishi-effect/reduced-violent-crime-in-washington-dc.

55 »Lebanon Peace Project Reduces War Deaths by 76%«, von: World Peace Group, https://www.worldpeacegroup.org/lebanon_peace_project_research.html.

56 »Prayer and Healing«, in: Duke Today, 30. November 2001, https://today.duke.edu/2001/11/mm_prayerand.html.

57 William S. Harris et al., »A Randomized, Controlled Trial of the Effects of Remote, Intercessory Prayer on Outcomes in Patients Admitted to the Coronary Care Unit«, in: *Archives of Internal Medicine* 159, Nr. 19 (Oktober 1999), S. 2273 – 2278, https://pubmed.ncbi.nlm.nih.gov/10547166/.

58 Larry Dossey, »Spirituality, Prayer, and Medicine: What Is the Fuss Really About?«, in: *Virtual Mentor* 7, Nr. 5 (Mai 2005), S. 390– 394, https://doi.org/10.1001/virtualmentor.2005.7.5.oped2-0505.

59 R. D. Nelson, »Multiple Field REG/RNG Recordings During a Global Event«, in: *Electronic Journal for Anomalous Phenomena* 98, Nr. 3 (1977), https://noosphere.princeton.edu/ejap/diana/nelson_eJAP.htm.

60 Peter A. Bancel, »Searching for Global Consciousness: A 17-Year Exploration«, in: *Explore* 13, Nr. 2 (2017), S. 94–101, https://pubmed.ncbi.nlm.nih.gov/28279629/.

61 Eliska Prochazkova, Mariska E. Kret, »Connecting Minds and Sharing Emotions Through Mimicry: A Neurocognitive Model of Emotional Contagion«, in: *Neuroscience and Biobehavioral Reviews* 80 (2017), S. 99–114, https://pubmed.ncbi.nlm.nih.gov/28506927/.

62 Carolina Herrando, Efthymios Constantinides, »Emotional Contagion: A Brief Overview and Future Directions«, in: *Frontiers in Psychology* 12 (Juli 2021), https://pubmed.ncbi.nlm.nih.gov/34335425/.

63 Ebda.

64 Adam D. I. Kramer, Jamie E. Guillory, Jeffrey T. Hancock, »Experimental Evidence of Massive-Scale Emotional Contagion Through Social Networks«, in: *Psychological and Cognitive Sciences* 111, Nr. 24 (Juni 2014), S. 8788–8790, https://pubmed.ncbi.nlm.nih.gov/24889601/.

65 Jamil Zaki, »Kindness Contagion«, in: *Scientific American*, 26. Juli 2016, https://www.scientificamerican.com/article/kindness-contagion/.

66 Takayuki Nozawa et al., »Prefrontal Inter-Brain Synchronization Reflects Convergence and Divergence of Flow Dynamics in Collaborative Learning: A Pilot Study«, in: *Frontiers in Neuroergonom-ics* 2 (2021), S. 19, https://doi.org/10.3389/fnrgo.2021.686596.

67 Heidi Hoel, Kate Sparks, Cary L. Cooper, »The Cost of Violence/Stress at Work and the Benefits of a Violence/Stress-Free Work-ing Environment«, Bericht von der International Labour Organization, 1. Januar 2001, https://www.ilo.org/wcmsp5/groups/public/@ed_protect/@protrav/@safework/documents/publication/wcms_108532.pdf.

68 Rollin McCraty, »New Frontiers in Heart Rate Variability and Social Coherence Research: Techniques, Technologies, and Implications for Improving Group Dynamics and Outcome«, in: Frontiers in Public Health 5 (Oktober 2017), https://pubmed.ncbi.nlm.nih.gov/29075623/.

69 »Social Coherence: Outcome Studies in Organizations«, von: Heart Math Institute, https://www.heartmath.org/research/science-of-the-heart/social-coherence/.

70 »Schumann Resonance«, von: *National Aeronautics and Space Administration* (NASA), https://www.nasa.gov/mission_pages/sun-earth/news/gallery/schumann-resonance.html.

71 »Schumann Resonances and Their Effect on Human Bioregulation«, von: *Bioregulatory Medicine Institute*, 7. Februar 2020, https://www.biologicalmedicineinstitute.com/post/2019/09/20/schumann-resonances-and-their-effect-on-human-bioregulation.

72 Viktor Stolc et al., »The Impact of the Schumann Resonances on Human and Mammalian Physiology«, in: Informationsschrift, vorgestellt während der NASA Biological and Physical Sciences Decadal Survey, 31. Oktober 2021, http://surveygizmore-sponseuploads.s3.amazonaws.com/fileuploads/623127/6378869/154-48a5766284d47dc2523cb38d856654f6_STOLCVIKTOR.pdf.

73 Rollin McCraty et al., »Synchronization of Human Autonomic Nervous System Rhythms with Geomagnetic Activity in Human Subjects«, in: *International Journal of Environmental Research and Public Health* 14, Nr. 7 (Juli 2017), S. 770, https://pubmed.ncbi.nlm.nih.gov/28703754/.

74 E. Jacobi, O. Richter, Gertrud Krüskemper, »Simulated VLF-Fields as a Risk Factor of Thrombosis«, in: *International Journal of Biometeorology* 25, Nr. 2 (1981), S. 133–142, https://doi.org/10.1007/BF02184461.

75 Yu-Shu Huang et al., »The Subjective and Objective Improvement of Non-invasive Treatment of Schumann Resonance in Insomnia —A Randomized

and Double-Blinded Study«, in: *Nature and Science of Sleep* 14 (Juni 2022), S. 1113–1124, https://pubmed.ncbi.nlm.nih.gov/35707548/.

76 »Global Coherence Research: The Science of Interconnectivity«, von: HeartMath Institute, https://www.heartmath.org/gci/research/global-coherence/.

77 »Schumann Resonances and Their Effect on Human Bioregulation«, von: *Bioregulatory Medicine Institute*, 7. Februar 2020, https://www.brmi.online/post/2019/09/20/schumann-resonances-and-their-effect-on-human-bioregulation.

Sachregister

Personenregister